我々が経験する全症例こそが真実であり新たな教科書となる

# 産婦人科医のための分娩ケースブック

## 重要72症例に学ぶ臨床ビューポイント

**母体搬送のタイミングが先読みできる！**

**CTGのピットフォールがわかる！**

大野泰正
大野レディスクリニック　院長

# 序　文

　私は高次医療施設において長く専門領域である周産期医療に従事したのち、一次医療施設責任者として地域周産期医療を担い20年が経過しました。『産婦人科診療ガイドライン：産科編』作成委員と評価委員を5期15年間担当、厚生労働省有識者会議「周産期医療と救急医療の確保と連携に関する懇談会」委員、日本産婦人科医会医療安全部委員などを担当し、一貫して高次医療経験者である一次医療施設医師としての視点から、多くの問題点を抽出し、解決策策定に関与してきました。

　私は常に以下の信念で周産期医療を行っています。

　「妊婦と我々の信頼関係と絆が分娩を乗り越える力となる」「命がけで出産に臨む妊婦に対し、我々は情熱と高いスキルを持ちチームとしてサポートする必要がある」「我々が経験する全症例こそが真実であり、それらが新たな教科書となる」

　私たちがスキルアップを要する時、教科書に答えが見つかるとは限りません。各自が経験したヒヤリハット症例こそが真実であり教科書なのです。私もこれまで壁にぶつかった時に多くの教科書や論文に答えを探しましたが、実臨床に有用で満足する教科書にはなかなか巡り合えませんでした。また、一次医療施設での対応と高次医療施設での対応の双方を明確に記載した教科書を見たことがありません。

　そのような思いから、本書『産婦人科医のための分娩ケースブック：重要72症例に学ぶ臨床ビューポイント』は、一般論を羅列した教科書的スタイルではなく、実際に経験した症例を提示して、そこから自分が悩み考えた全てを解説とした独自のテイストで執筆しました。産婦人科医や周産期医療に携わる医療スタッフにとって、本書が真の意味で実臨床に役立つことを切望しています。


　2025年3月

大野レディスクリニック院長

**大野泰正**

# CONTENTS

序文…**3**

## 妊娠期

**SECTION 1** 妊婦がさまざまな不快症状を訴えたらどうする？
―妊娠中のマイナートラブルへの対応― … **10**
【症例1】

**SECTION 2** 妊婦に発熱とバイタル異常を認めたらどうする？
―劇症型A群溶連菌感染症への対応― … **21**
【症例2】

**SECTION 3** 妊産婦が重度の頭痛を訴えたらどうする？
―妊産婦頭痛への対応― … **27**
【症例3】【症例4】

**SECTION 4** 胎動減少とNST異常所見を認めたらどうする？
―胎動減少への対応― … **34**
【症例5】

**SECTION 5** 妊婦健診で蛋白尿を認めたらどうする？
―妊娠蛋白尿のリスクとピットフォール― … **42**
【症例6】【症例7】【症例8】

**SECTION 6** 妊娠24週の妊婦が突発性下腹部激痛を訴えたらどうする？
―早産予防管理と限界― … **48**
【症例9】

**SECTION 7** 頻回な腹痛、性器出血、胎動減少を訴えたらどうする？
―常位胎盤早期剥離への対応― … **57**
【症例10】【症例11】【症例12】【症例13】

**SECTION 8** 妊娠中に下肢深部静脈血栓症と診断されたらどうする？
―静脈血栓塞栓症合併妊娠への対応― … **67**
【症例14】

**SECTION 9** 妊娠中に高度の血小板減少を認めたらどうする？
―血小板減少性紫斑病合併妊娠への対応― … **76**
【症例15】

**SECTION 10** 妊婦が激しい動悸と息苦しさを訴え異常な頻脈を認めたらどうする？
―上室頻拍を含む不整脈合併妊婦への対応― … **83**
【症例16】

**SECTION 11** 妊産褥期に精神症状の異常を認めたらどうする？
―精神疾患合併妊産褥婦への対応― … **93**
【症例17】【症例18】【症例19】【症例20】

## 分 娩 期

**SECTION 12** 臍帯脱出が起こったらどうする？
— 臍帯脱出への対応と超緊急帝王切開術 — … **106**
【症例21】

**SECTION 13** 胎動減少・消失とNST・CTG異常所見を
認めたらどうする？
— 母児間輸血症候群への対応 — … **112**
【症例22】【症例23】

**SECTION 14** 分娩中に母体発熱と胎児頻脈を認めたらどうする？
— 絨毛膜羊膜炎への対応 — … **121**
【症例24】【症例25】

**SECTION 15** 分娩中、薬剤投与時にバイタル異常を認めたらどうする？
— アナフィラキシーショックへの対応 — … **130**
【症例26】【症例27】

**SECTION 16** 分娩後に大量出血を起こしたらどうする？
— 子宮型羊水塞栓症による産科危機的出血への対応 — … **139**
【症例28】【症例29】

**SECTION 17** 分娩時、児頭は出たが肩と身体が出なかったらどうする？
— 肩甲難産への対応 — … **147**
【症例30】

**SECTION 18** 分娩中に続発性微弱陣痛から分娩遷延（停止）したら
どうする？
— 分娩遷延、分娩停止への対応 — … **158**
【症例31】【症例32】

**SECTION 19** 子宮内反症を認めたらどうする？
— 子宮内反症への対応 — … **171**
【症例33】

**SECTION 20** 胎盤娩出直後に大量出血を認めたらどうする？
— 常位癒着胎盤への対応 — … **180**
【症例34】

**SECTION 21** 分娩時、腟会陰縫合したにもかかわらず
肛門から多量の出血を認めたらどうする？
— Ⅲ度、Ⅳ度腟会陰裂傷への対応 — … **187**
【症例35】

**SECTION 22** 分娩中にけいれんを起こしたらどうする？
— 分娩時子癇への対応 — … **194**
【症例36】

**SECTION 23** 妊産婦に中枢神経系異常症状を認めたらどうする？
─妊産婦脳卒中への対応─ … **201**
【症例37】【症例38】【症例39】【症例40】【症例41】【症例42】【症例43】

**SECTION 24** 分娩周辺期に高血圧と上腹部痛を認めたらどうする？
─HELLP症候群への対応─ … **214**
【症例44】【症例45】

**SECTION 25** 分娩中、産褥期に初めて高血圧を認めたらどうする？
─分娩時発症高血圧、産褥期発症高血圧とHDP発症時期別分類の新提案─ … **220**

**SECTION 26** 「自宅で出産した」「陣痛が強く病院まで間に合わない」との連絡があったらどうする？
─医療施設外分娩への対応─ … **231**
【症例46】

### 産褥期・新生児

**SECTION 27** 分娩後24時間以降に異常な性器出血を認めたら？
─後期分娩後異常出血：RPOCへの対応─ … **244**
【症例47】【症例48】

**SECTION 28** 分娩後に「尿が出ない」「尿が漏れる」と訴えたらどうする？
─産後下部尿路症状への対応─ … **251**
【症例49】

**SECTION 29** 産褥期に「息切れ、動悸、浮腫」の増悪を認めたらどうする？
─周産期心筋症への対応─ … **257**
【症例50】

**SECTION 30** 正常分娩で元気に出生した児が直後に心肺停止に陥ったらどうする？
─新生児迷走神経反射の怖さと新生児蘇生─ … **264**
【症例51】

**SECTION 31** 妊娠中のGBSスクリーニング陰性にもかかわらず新生児GBS感染症になった？
─妊娠中GBSスクリーニングと新生児GBS感染症─ … **271**
【症例52】【症例53】

## CTG series

**SECTION 32** CTG判読の基本と波形分類 … **280**
【症例54】【症例55】

**SECTION 33** 分娩進行中に突然の胎児徐脈を認めたらどうする？
―胎児徐脈の原因― … **290**
【症例56】【症例57】【症例58】【症例59】【症例60】【症例61】【症例62】
【症例63】【症例64】

**SECTION 34** 妊娠中に胎児不整脈を認めたらどうする？
― 胎児不整脈への対応― … **305**
【症例65】【症例66】

**SECTION 35** 突然、長時間持続する子宮収縮と胎児徐脈を
認めたらどうする？
―持続性子宮収縮への対応― … **313**
【症例67】【症例68】【症例69】【症例70】

**SECTION 36** 新生児の状態が予想外に悪いとき何を考える？
―CTGのピットフォール：母体心拍混入― … **321**
【症例71】【症例72】


INDEX … **329**　　　あとがき … **334**　　　著者紹介 … **335**

# 妊　娠　期

# SECTION 1

## 妊婦がさまざまな不快症状を訴えたらどうする？
### ── 妊娠中のマイナートラブルへの対応 ──

### 症例 1

　30歳、G2P1、合併症や問題となる既往歴はなかった。妊娠7週ごろから悪心・嘔吐がひどく脱水傾向を認め、外来での補液療法を7回行ったが電解質異常は認めなかった。同時期から頭痛が頻回に出現し、アセトアミノフェン頓服で対応した。妊娠12週ごろから便秘が増悪し、3日に1回硬便が少量出る、便秘と下痢を繰り返す状態であり、酸化マグネシウムを連日投与したが改善しないため、センノシドを併用した。

　妊娠14週ごろ、通勤中の駅のホームで立ちくらみから意識消失発作を起こし救急搬送されたが、搬送時には意識は回復し頭部MRIも異常なしであった。妊娠24週ごろから夜間頻尿と腹部・背部の強度の掻痒感のため睡眠不足になり、抗ヒスタミン外用薬と副腎皮質ステロイド外用薬を使用した。同時期から両側耳閉感を訴え、耳鼻科で妊娠によるものと言われた。散発的な鼻出血も訴えたが、血小板数正常で血液疾患合併もないため経過観察とした。

　妊娠28週ごろから腹部緊満が増え、子宮頸管長の短縮を認め、仕事内容の見直しとリトドリン塩酸塩内服で対応した。同時期から右下肢静脈瘤（右下腿静脈怒張と右外陰部腫脹）を認め、弾性ストッキングの着用により下腿静脈瘤はわずかに改善した。妊娠30週ごろから左坐骨神経痛、体位変換時に恥骨周囲に鋭い痛みが出現し、妊婦用骨盤ベルトによる対症療法を行った。同時期から夜間の両下腿のツリ（こむら返り）が頻回に出現し、「三陰交」「承山」のツボ刺激療法を開始してこむら返りは改善した。妊娠32週ごろから右肋骨下部痛と夕食後の胃痛・胸焼けがひどくなり、後者に対して夕食を小分けにして食べる指導と胃炎潰瘍治療薬であるアズレンスルホン酸ナトリウム投与で対応した。妊娠34週ごろから慢性的な不眠を訴えた（夜間頻尿、夜間の胎動増加、呼吸困難感、下肢のむずむず感、分娩や育児に対する漠然とした不安など）が睡眠導入薬の投与は控えた。同時期から左手Ⅱ～Ⅳ指のしびれを訴えたが、手根管症候群を疑い様子観察とした。妊娠38週に腟から大量の液体流出を認め受診したが、破水ではなく尿漏れであった。

妊娠 39 週 6 日に同様の液体流出感で来院、破水と診断して入院、経腟分娩で 2,884g、Apgar スコア 1 分値 9 点 /5 分値 10 点の女児を出産した。産後は頭痛、頻尿、下肢静脈瘤、肋骨下部痛、胸焼け、皮膚搔痒感など妊娠中に認めた多くの症状は消失し、産褥 5 日目に退院となった。産後 1 カ月健診では、内診所見および超音波検査所見では異常はなかったが、エジンバラ産後うつ病質問票（Edinburgh Postnatal Depression Scale；EPDS）10 点で産後うつのリスク群と判断し、当院助産師によるケアを行い保健センターによるサポートを依頼することとした。

## 妊娠中のマイナートラブルとは

　本症例では妊娠中に多くの症状を訴えた。妊娠中に妊婦が自覚する不快な症状は「マイナートラブル（minor symptoms）」と表現されるが、報告によって含まれる症状に違いがある。わが国で 1989～2006 年に 4 つの調査報告がなされて以降、約 20 年間マイナートラブルに関する本格的な調査報告はなかった。その理由として、マイナートラブルの原因が妊娠に伴うホルモン環境変化と精神的変化、胎児発育に伴う生理的変化と精神的変化にあり、医学的に母児への悪影響が少ないとされていること、自然軽快例が多く、妊婦のセルフケアに任されていることにある。しかし、この 20 年間で妊婦の高年齢化や SNS などの普及によるライフスタイルの変化により、マイナートラブルの種類や頻度も変化している可能性がある[1]。

　WHO recommendation や海外のガイドラインにおいて解説される主症状には、悪心・嘔吐、胸焼け、こむら返り、腰背部痛、骨盤痛、便秘、下肢静脈瘤、手根管症候群、帯下増加、不眠などがある[2,3]。

　わが国におけるマイナートラブルに関する大規模調査報告は少ない。新川による全国 11 医療施設 623 妊婦を対象としたマイナートラブルに関する調査報告[1] では、初産・経産別の 1 人当たりのマイナートラブル発症数に有意差はないが、就労妊婦に比して未就労妊婦、特に未就労初産婦においてマイナートラブル発症数が多かった（表）。

　筆者が臨床にて経験してきた代表的症状と、予想される症状発現時期を図に示す。本項では、各種症状の原因や対策、マイナートラブルに関する調査報告について解説したい。

## 【表】わが国の調査報告によるマイナートラブルの発症頻度（%）と症状発現時期

| | 全体（n = 623） | 妊娠初期(n=56) | 妊娠中期(n=201) | 妊娠後期(n=366) |
|---|---|---|---|---|
| 頻　尿 | 93.4 | 90.9 | 93 | 94.0 |
| 全身倦怠感 | 92.3 | 92.9 | 91.5 | 92.6 |
| 眠　気 | 85.7 | 91.1 | 86.6 | 84.4 |
| 帯下増加 | 83.4 | 83.9 | 80.5 | 84.9 |
| 便　秘 | 80.7 | 82.1 | 79.0 | 81.4 |
| イライラ | 80.3 | 78.6 | 80.1 | 80.6 |
| 胃部圧迫感 | 78.2 | 64.3 | 74.0 | 82.6 |
| 皮膚乾燥 | 77.0 | 89.1 | 81.5 | 74.0 |
| 骨盤痛 | 75.8 | 66.1 | 68.2 | 81.4 |
| 腰背部痛 | 74.1 | 58.9 | 66.5 | 80.5 |
| 不　眠 | 73.8 | 69.6 | 66.7 | 78.4 |
| 抑うつ気分 | 70.3 | 70.4 | 69.5 | 70.8 |
| 嘔気（悪心） | 68.1 | 83.9 | 68.7 | 65.3 |
| 動悸・息切れ | 67.8 | 67.9 | 61.2 | 71.5 |
| 乳房緊満 | 65.9 | 78.6 | 70.4 | 61.4 |
| 目まい・立ちくらみ | 61.8 | 66.1 | 65.7 | 59.1 |
| 下肢浮腫 | 60.3 | 42.9 | 53.5 | 66.8 |
| 尿失禁 | 60.1 | 41.1 | 57.2 | 64.7 |
| こむら返り | 57.4 | 30.4 | 46.8 | 67.4 |
| 皮膚搔痒感 | 55.1 | 60.7 | 56.2 | 53.7 |
| 胸焼け | 48.1 | | | |
| 頭痛・頭重感 | 45.5 | | | |
| 呼吸困難感 | 43.0 | | | |
| 痔 | 34.7 | | | |
| 妊娠線 | 32.2 | | | |
| 鼻出血 | 22.4 | | | |
| 手根管症候群 | 13.6 | | | |
| 下肢静脈瘤 | 13.3 | | | |

（文献 1 より引用改変）

## 妊娠中のマイナートラブル対処法（各論）

### 1. 頭　痛 (p.27、3「妊産婦が重度の頭痛を訴えたらどうする？：妊産婦頭痛への対応」を参照)

　妊娠中の黄体ホルモン（プロゲステロン）分泌増加による末梢血管拡張、ストレスによる自律神経系の乱れ、体形変化に起因する極度の肩凝り、などが頭痛の原因と考えられる。妊娠中の頭痛は、妊娠前半期に多く妊娠進行に伴い軽減し、予後良好な一次性頭痛（片頭痛：片側性で拍動性、緊張性頭痛：両側性で非拍動性、群発頭痛：一側性で眼窩〜眼窩上部）が多い。片頭痛は血流増加により悪化するため、

| 症　状 | 妊娠初期 | 妊娠中期 | 妊娠後期 |
|---|---|---|---|
| 悪心・嘔吐 | ■ |  | ■ |
| 頭　痛 | ■ | ■ |  |
| 便　秘 |  |  | ■ |
| 立ちくらみ | ■ |  |  |
| 頻　尿 |  |  |  |
| 皮膚掻痒感 |  |  |  |
| 耳閉感 |  |  |  |
| 鼻出血 |  |  |  |
| 下肢静脈瘤 |  |  | ■ |
| 腰背部痛、坐骨神経痛 |  |  | ■ |
| 骨盤帯痛 |  |  | ■ |
| こむら返り |  |  | ■ |
| 不　眠 |  |  | ■ |
| 手根管症候群 |  |  |  |
| 尿漏れ |  |  | ■ |
| 抑うつ気分 |  |  |  |

　低頻度　　■高頻度

**【図】 マイナートラブルの代表的な症状と症状発現時期**

(筆者作成)

冷却シートや冷タオルで疼痛部位を冷やすことも有効である。一次性頭痛の場合は、アセトアミノフェン（カロナール®）による治療を開始する。ロキソプロフェンナトリウム水和物（ロキソニン®）は、妊娠初期・中期では投与量に注意して使用可能だが、妊娠後期は使用禁忌である。症状が改善されない重症例では、二次性頭痛（頭頚部外傷、脳卒中、感染症、精神疾患など）鑑別目的で脳神経外科や脳神経内科へ紹介する。

## 2. 便　秘

　妊娠中のプロゲステロン分泌増加による消化管蠕動運動低下と消化管通過時間延長が便秘の原因と考えられる。Bradley は、妊娠中の便秘発症率が初期24％、中期26％、後期16％で、鉄剤内服と便秘既往が妊娠中の便秘発症リスクをそれぞれ3.5倍、3.6倍高めると報告した[4]。Ponce は、妊娠中の便秘発症率が初期30％、中期19％、後期22％で、下剤使用により便秘発症率が初期11％、中期15％、後期14％に低下すると報告した[5]。治療薬としては、制酸薬（酸化マグネシウムなど）が安全とされる。酸化マグネシウムで泥状便となる場合は、投与量を調整するかポリエチレングリコール（モビコール®）などへの変更を検討する。緩下薬（アロー

ゼン®、プルゼニド®、ラキソベロン®）は有益性投与だが、子宮収縮の誘発に注意する必要がある。

## 3. 悪心・嘔吐

　悪心・嘔吐は妊婦の 50％に認められ、原因には妊娠性（妊娠悪阻、逆流性食道炎、便秘、HELLP 症候群など）と非妊娠性（消化器疾患、肝機能障害、中枢神経障害、精神疾患、甲状腺機能亢進症、虚血性心疾患、薬剤性など）がある。

　妊娠悪阻は、妊娠に起因する消化器症状（悪心・嘔吐、食欲不振）を主とした症候で、妊娠 5〜6 週ごろに発症して 12〜16 週までに自然治癒、全妊婦の 50〜80％に見られる。

　重症妊娠悪阻は、重症化により脱水、代謝異常を起こし医療介入が必要である。妊娠初期に分泌増加する卵胞ホルモン（エストロゲン）、プロゲステロン、ヒト絨毛性ゴナドトロピン（human chorionic gonadotropin；hCG）による脳内嘔吐中枢刺激が妊娠悪阻の原因と考えられる。重症化リスク因子には、経産、若年妊娠、胞状奇胎、多胎妊娠、多産、心理的要因（夫婦関係、家族関係、不安やストレス）などがある。重症妊娠悪阻における母体合併症は、精神障害（うつ病、不安症、不眠症、認知行動機能障害、感情的ストレス）、電解質異常（低ナトリウム血症、低カリウム血症）、食道損傷（マロリーワイス症候群）、脳動脈攣縮、深部静脈血栓症に起因する肺塞栓症、ビタミン $B_1$ 不足によるウェルニッケ脳症などがある。

　Ismail は重症妊娠悪阻合併妊婦の 50.5％が妊娠中の潜在的精神障害（うつ病、不安症、不眠症、認知行動機能障害、感情的ストレス）を発症すると報告した[6]。

　Mitchell-Jones は前向きコホート研究において、入院治療を要する重症妊娠悪阻は妊娠中および産褥期うつ病の発症危険度をおのおの 14.4 倍、5.2 倍上昇させると報告した[7]。

　James は重症妊娠悪阻が肺塞栓症の発症リスクを 2.5 倍上昇させると報告した[8]。

　1979〜96 年のわが国のウェルニッケ脳症合併妊娠 50 例の検討では、平均発症時期は妊娠 14 週、経産婦 68％、妊娠悪阻出現から発症までの平均期間は 5.2 週、発症時のビタミン $B_1$ 異常低値 77％、平均体重減少 13.6kg、死亡 2 例、93％に後遺症を認めた[9]。

　妊娠悪阻の管理の基本は、①心身の安静とストレスの低減（休務安静）、②水分補給の促進、③脱水に対する輸液療法、④ビタミン類の添加、⑤制吐薬の使用、⑥ウェルニッケ脳症と肺塞栓症の予防である。輸液療法のポイントは、①水電解質補給、②栄養補給、③糖質、タンパク質、脂質、栄養素（ビタミンなど）投与である。輸液療法には、水電解質輸液、末梢静脈栄養法、中心静脈栄養法がある。

## 4. 動 悸 (p.83、10「妊婦が激しい動悸と息苦しさを訴え異常な頻脈を認めたらどうする？：上室頻拍を含む不整脈合併妊婦への対応」を参照)

　動悸とは、「普段より心臓の鼓動を強く感じたり、速く感じたり、脈が乱れるように感じる」症状である。妊娠中のプロゲステロン分泌増加による自律神経系の乱れ、ストレスや不安による自律神経系の乱れ、貧血、妊娠初期における一過性甲状腺機能亢進症などが妊娠中の動悸の原因と考えられる。動悸は子宮収縮抑制薬（リトドリン塩酸塩）の副作用（頻脈、動悸・息切れ、手の震え）の１つでもある。ただし、不整脈、心不全、低血糖、甲状腺機能亢進症、脱水などが原因の場合があるため、症状が持続する場合は鑑別診断が必要となる。

　妊娠時一過性甲状腺機能亢進症は、妊婦の1.5～3％に見られ、妊娠初期に過剰分泌されたhCGが甲状腺を刺激して一時的な甲状腺機能亢進症を発症するもので、妊娠13週ごろまでには治まることが多い。通常、治療の必要はないが、重症例では抗甲状腺薬の投与が必要となる。非妊時ではチアマゾール（メルカゾール®）が第一選択だが、妊娠時ではチアマゾール奇形症候群が問題となるため、プロピルチオウラシル（プロパジール®）が第一選択となる。

## 5. 胸焼け

　胸焼けは、胃食道逆流症、逆流性食道炎の代表的症状である。逆流性食道炎では胃酸が食道へ逆流することにより食道粘膜に炎症を起こし、胸焼け、胸が詰まるような痛み、ゲップ、酸っぱいものが込み上げる症状を自覚するが、喉の違和感や慢性的な咳の原因となることもある。妊娠中のプロゲステロン分泌増加による食道括約筋弛緩性胃食道逆流と、増大妊娠子宮による腹圧上昇が胸焼けの原因と考えられる。胸焼けは妊婦の20～80％で見られ、妊娠の進行に伴い増加する傾向がある。Dowswell、Reyは、高年妊婦、経産婦、胸焼け既往症例、妊娠中体重過増加症例が胸焼けの頻度を上昇させると報告した[10, 11]。

　胸焼けの治療法は、逆流性食道炎対策（禁酒・禁煙、小分けにして食べる、食後数時間は横にならない、睡眠時に頭を高くする）とともに、$H_2$受容体拮抗薬（ファモチジン、シメチジン）、プロトンポンプ阻害薬（オメプラゾールナトリウム、エソメプラゾールマグネシウム水和物）などを使用できる。

## 6. 目まい・立ちくらみ

　目まいには、回転性目まいと非回転性目まいがあり、原因は耳鼻科疾患（良性発作性頭位目まい、前庭神経炎、メニエール病、突発性難聴）、脳疾患（脳卒中、脳腫瘍）、貧血、自律神経失調など多岐にわたる。妊娠中は初期から中期にかけての

各種ホルモン（hCG、プロゲステロン、エストロゲンなど）分泌の急激な増減があり、自律神経系のバランスを崩すことで目まいが起こりやすくなる。

立ちくらみは、起立性低血圧や神経調節性失神の俗称で、立ち上がったときや風呂から出たときに目の前が真っ白になり血の気が引くように感じる状態で、妊娠中には目まいと同様の原因で頻度が増える。立ちくらみの対処法としては、ゆっくり起き上がること、貧血傾向であれば鉄分を補給することなどがある。回転性目まいが持続する場合は、救急外来を受診して炭酸水素ナトリウム（メイロン®）の静脈内投与を行うこともある。

## 7. 頻尿、膀胱炎

増大妊娠子宮による膀胱圧迫刺激を脳が「膀胱内に尿がたまった」と誤判断することが妊娠中の頻尿の原因と考えられ、妊娠経過とともに発症率が高くなる。夜間も頻尿が続くため不眠の原因となる。また、妊娠中はプロゲステロン分泌増加による尿路系筋肉の弛緩や増大妊娠子宮による尿管圧迫などにより膀胱炎の発症頻度が上昇する。膀胱内細菌が尿管を逆流すると、腎盂腎炎を発症するため注意が必要である。妊娠性頻尿と膀胱炎との違いは、排尿時痛や血尿の有無である。

## 8. 皮膚搔痒感

妊娠中に妊娠性搔痒（湿疹は伴わない全身のかゆみ）、妊娠性痒疹（湿疹を伴うかゆみ）、妊娠性搔痒性蕁麻疹様丘疹（全身性赤色蕁麻疹様丘疹を伴う非常に強いかゆみ）を認めることが多い。妊娠性搔痒と妊娠性痒疹の頻度は3～5％、妊娠性搔痒性蕁麻疹様丘疹の頻度は0.3％との報告がある。胆道圧迫による胆汁うっ滞、ビタミンB不足、エストロゲン分泌増加、エクリン汗腺機能亢進による多汗や汗疹が原因と考えられる。抗ヒスタミン薬、副腎皮質ステロイド外用薬などで対応する。

## 9. 精神的不安定 （イライラ、抑うつ気分）（p.93、11「妊産褥期に精神症状の異常を認めたらどうする？：精神疾患合併妊産褥婦への対応」を参照）

妊娠中や産後に、イライラや抑うつ気分などの精神的不安定を感じる妊産婦は少なくない。産後の精神的不安定にはマタニティブルーズや産後うつがある。前者は一過性であるが、後者は持続性で治療を要する場合が多い。妊娠中の精神的不安定には妊娠うつがある。

妊娠うつの症状には、「すぐイライラする」「気持ちが落ち込みやすく涙もろい」「何をしても楽しいと感じない」「体がだるい」「寝つきが悪い」「他人との交流が面倒になる」「気力がない」がある。原因としては、身体的ストレス（悪阻、食欲不

振、便秘、不眠、体形変化）、精神的ストレス（妊娠前の生活との違い、パートナーの不協力、出産・育児への不安）の他にホルモンバランスの崩れがある。プロゲステロンは感情の起伏やイライラなどの精神状態に関与する。非妊時にはエストロゲン分泌は卵胞期に増加、プロゲステロン分泌は黄体期に増加して月経期に減少する。プロゲステロン分泌が増加する月経前の心身の不安定は、月経前症候群として知られている。妊娠中は両ホルモン分泌が持続するため、精神的に不安定となる。

　山本依志子は早期妊産婦死亡（妊娠中～産褥42日）の原因の13%、後期妊産婦死亡（産褥43日～1年）の原因の39%が自殺によるものと報告した（論文未発表）。スウェーデンの産褥期自殺に関する全国悉皆調査によると、産褥期自殺に対する危険度は、気分障害（うつ病、双極性障害）133.9倍、精神病性障害（統合失調症）83.7倍、パーソナリティー障害2.4倍であった[12]。

## 10. 骨盤帯痛

　骨盤帯の中には、後側に仙腸関節（仙骨と腸骨の間）と前側に恥骨結合（両側恥骨がつながる）がある。これらは女性ホルモンの作用で軟らかく保たれ、出産時にはさらに軟らかく開いて児娩出を助ける。妊娠中は子宮弛緩ホルモン（リラキシン）の作用により骨盤周囲の筋肉や靱帯が緩むと同時に妊娠子宮による恥骨結合などへの負荷が増大するため、腰椎、仙腸関節、恥骨部に痛みを生じる。骨盤帯痛の発症率は4～84%と報告間で大きな差があるが、妊娠後期に多いとされる。多くの妊婦が訴える「体位変換時や起立時における恥骨～鼠径靱帯周囲の鋭い痛み」も骨盤帯痛の一種である。Bjellandは、経産婦、肥満妊婦、肉体労働、精神的苦痛などが発症リスク因子であると報告し[13]、Richardsは適切なエクササイズ、理学療法、骨盤ベルト、鍼灸が疼痛緩和に有効と報告した[14]。

## 11. 腰背部痛、坐骨神経痛

　妊娠子宮が増大すると、妊婦の身体はバランスを保とうとして腰が反りがちになる。腰が反ると腰に負担がかかり、神経圧迫から坐骨神経痛につながる。また、リラキシン分泌増加により緩んだ骨盤が神経を圧迫したり、骨盤をゆがませたりすることで腰への負担が増加する。症状としては、殿部痛、下肢痛、下肢のしびれなどである。重症化するとまれに下肢麻痺が生じるが、分娩に支障が出ることはほとんどない。治療法としては、骨盤ベルト着用、湿布、鎮痛薬（アセトアミノフェン）、安静、妊娠中に可能なストレッチ、重症例に対しては神経ブロックがある。

## 12. 帯下増加

妊娠中のかゆみや悪臭を伴わない白色帯下増加の原因は、エストロゲン分泌増加による腟内表在性粘膜細胞の排出であり治療を要さない。一方、通常の腟内は乳酸桿菌（ラクトバチルス）により酸性に保たれバランスの取れた環境になっているが、妊娠や抗菌薬の使用により常在菌のバランスが崩れると、カンジダ菌やトリコモナスが異常増殖し、かゆみを伴うカンジダ腟炎や悪臭を伴うトリコモナス腟炎が発症し治療を要する。

## 13. こむら返り

「こむら返り」は、腓腹筋けいれん（腓腹筋における不随意的な疼痛を伴う急激なけいれん）の俗称である。妊娠中の発症率は 30〜50％とされ、妊娠中期から後期、特に夜間に発症する傾向がある。腓腹筋けいれんの発症機序には、脊髄前角細胞の自発放電による運動単位の収縮とする説や、運動ニューロンの筋肉へ至る末梢神経の過剰興奮性によるとする説がある。腓腹筋けいれんに対するカルシウム投与、ビタミン $B_1$ 投与、ビタミン $B_6$ 投与、マグネシウム投与の有効性が報告されているが、特効的治療法は確立していない。

われわれは、「三陰交」「承山」の 2 カ所に磁気粒鍼を用いたツボ刺激療法の妊娠中腓腹筋けいれんに対する有効性を報告した[15]。有効性は、「三陰交」刺激によるヒラメ筋内側線維および筋腱移行部の筋弛緩作用、「承山」刺激による腓腹筋弛緩作用および腓腹神経興奮抑制作用の相乗効果による作用と考えられた。当院では、この方法により 80％以上の改善率を得ており、これまで特効的治療法がなかった腓腹筋けいれんに苦しむ妊婦の QOL 向上に有用と考えられる。

## 14. 不 眠

こむら返り、骨盤帯痛、不安、夜間の胎動、夜間頻尿などにより、妊婦の睡眠は障害される。妊婦の不眠はホルモン変化や器質的変化が関与している。妊娠初期におけるプロゲステロン分泌増加が日中傾眠による昼夜逆転を引き起こし、妊娠中期におけるエストロゲン分泌増加が眠りを浅くし寝付きを悪くする。90％以上の妊婦が不眠を訴えるとの報告もある。Murray は、重症不眠や睡眠時間 6 時間未満が分娩遷延、帝王切開術率上昇（4.5〜5.2 倍）、産褥うつのリスクを増加させると報告した[16]。特効治療はないが、適度な運動、バランスの良い食事、規則正しい生活、ストレスをため込まない、自分だけではないと認識することが大事である。睡眠薬の多くは胎児の形態異常の発生率を上昇させないとされるが、使用方法は慎重に検

討する必要がある。

## 15. 下肢静脈瘤

　静脈瘤は、静脈内で血液の逆流を防いでいる静脈弁の働きが鈍くなり、血液が逆流を起こし表在静脈が膨れて瘤のように見えるもので、妊婦では下肢と陰部に好発する。悪化すると血栓性静脈炎を発症することがある。妊娠中は循環血液量が増加して血管を拡張すると同時に、妊娠中のプロゲステロン分泌増加も血管を拡張させる。また、増大子宮が周囲臓器とともに大静脈も圧迫するため、下半身の血流が滞りやすくなる。こうして静脈内圧が高まり、静脈弁の機能障害が生じて静脈瘤が発症する。Carr、Beebe-Dimmer は、妊婦の 70～80％が静脈瘤を発症し、静脈瘤家族歴、経産婦、高年妊婦が静脈瘤の発症リスク因子だと報告した[17, 18]。妊娠中の下肢静脈瘤治療に関する明確なエビデンスは存在しない。Carr は、一般人において長時間の立位姿勢の回避、弾性ストッキング着用、下肢挙上が静脈瘤症状を改善させたと報告した[17]。一方、Thaler は、弾性ストッキングは下肢静脈瘤を予防あるいは改善させなかったが、静脈瘤に伴う症状（下肢痛、違和感、浮腫）を改善したと報告した[19]。妊娠中の下肢静脈瘤の多くは分娩後に改善するため、外科的治療はまれである。

## 16. 手根管症候群

　手根管症候群は、手根管内での正中神経圧迫により発症し、妊娠中期から後期にかけて見られるが、発症率は 2～72％と報告間で大きな差がある。手根管症候群は、手のしびれ、知覚異常、疼痛、浮腫を引き起こし、手の感覚機能と運動機能を障害する。症状は夜間に出現することが多く、過度の運動や自転車のハンドルを握るような手首を返す姿勢を長時間続けると悪化する。妊娠高血圧症候群、過度の体重増加、妊娠糖尿病、浮腫は手根管症候群の悪化因子とされる。Padua は手根管症候群の症状は分娩後に改善するが、50％は 1 年、30％は 3 年持続すると報告した[20]。治療法の基本は装具による手首の固定で、次段階の治療法は手根管の中へのステロイドの直接注射で、最終的治療法は手根管開放術である。

### ■引用・参考文献
1) 新川治子ほか. 現代の妊婦のマイナートラブルの種類，発症率及び発症頻度に関する実態調査. 日本助産学会誌. 23（1），2009，48-58.
2) WHO. "Interventions for common physiological symptoms". WHO recommendations on antenatal care for a positive pregnancy experience. 2016, 74-84.
3) Australian Government Department of Health. "Common conditions during pregnancy". Clinical practice guidelines. 2020, 273-91.
4) Bradley, CS. et al. Constipation in pregnancy：prevalence, symptoms, and risk factors. Obstet Gynecol.

110（6），2007，1351-7.

5）Ponce, J. et al. Cochrane Database of Systematic Reviews. 2,2001, CD001142.

6）Ismail, SK. et al. Review on hyperemesis gravidarum. Review Best Pract Res Clin Gastroenterol. 21（5），2007, 755-69.

7）Nicola Mitchell-Jones, N. et al. Association between hyperemesis gravidarum and psychological symptoms, psychosocial outcomes and infant bonding: a two-point prospective case-control multicentre survey study in an inner city setting. BMJ Open. 2020;10:e039715.

8）James AH, et al. Venous thromboembolism during pregnancy and the postpartum period: incidence, risk factors, and mortality. Am J Obstet Gynecol. 194（5），2006, 1311-5.

9）兼子和彦ほか．妊娠悪阻に伴う Wernicke-korsakoff 症候群：妊産婦死亡の予防に関する研究．平成8年度厚生省心身障害研究報告．1977, 199-200.

10）Dowswell, T. et al. Interventions for heartburn in pregnancy. Cochrane Database Syst Rev. 2008（4），2008, CD007065.

11）Rey, E. et al. Gastroesophageal reflux symptoms during and after pregnancy：a longitudinal study. Am J Gastroenterol. 102（11），2007, 2395-400.

12）Lysell, H. et al. Maternal suicide-Register based study of all suicides occurring after delivery in Sweden 1974-2009. PLoS One. 13（1），2018, e0190133.

13）Bjelland, EK. et al. Pelvic girdle pain in pregnancy：the impact of parity. Am J Obstet Gynecol. 203（2），2010, 146 e1-6.

14）Richards, E. et al. Does antenatal physical therapy for pregnant women with low back pain or pelvic pain improve functional outcomes? A systematic review. Acta Obstet Gynecol Scand, 91（9），2012, 1038-45.

15）大野泰正ほか．妊娠中の腓腹筋痙攣（こむら返り）に対する磁気粒鍼によるツボ刺激療法の効果の検討．周産期医学．37（3），2007, 389-91.

16）Murray, I. et al. "Change and adaptation in pregnancy". Myles textbook for midwives. 16th ed. Edinburgh, Churchill Livingstone Elsevier, 2014, 143-77.

17）Carr, SC. Current management of varicose veins. Clin Obstet Gynecol. 49（2），2006, 414-26.

18）Beebe-Dimmer, JL. et al. The epidemiology of chronic venous insufficiency and varicose veins. Ann Epidemiol. 15（3），2005, 175-84.

19）Thaler, E. et al. Compression stockings prophylaxis of emergent varicose veins in pregnancy：a prospective randomised controlled study. Swiss Med Wkly. 131（45-6），2001, 659-62.

20）Padua, L. et al. Systematic review of pregnancy-related carpal tunnel syndrome. Muscle Nerve. 42（5），2010, 697-702.

# SECTION 2

## 妊婦に発熱とバイタル異常を認めたらどうする？

―― 劇症型 A 群溶連菌感染症への対応 ――

### 症例 2

　31 歳、G2P1、うつ病（多剤服用）合併あり。妊娠 5 週 3 日、妊娠反応陽性にて当院初診、子宮内に胎嚢を確認した。妊娠 7 週 4 日、当院 2 回目受診、胎児心拍を確認、CRL（crown-rump length：頭殿長）＝ 11mm、母体の全身状態は良好であった。

　妊娠 8 週 4 日（12 月）、嘔吐、下痢、発熱あり、近隣の内科診療所を受診して胃腸風邪と診断された。同日に少量の性器出血が出現し、妊娠 8 週 5 日の夜から多量の性器出血を認めた。妊娠 8 週 6 日、15 時 20 分、夫から「家内が胃腸風邪にかかり、2 日前から性器出血があり、今は多量で腹痛もひどい。本人は呂律が回らず、今まで見たことがないほど意識がもうろうとしていて電話に出られない」との電話連絡があったため、至急来院するよう指示した。

　15 時 50 分、来院するも動けない状態だったためエレベーターで LDR に移動させた。衣服をまくり上げると、腹部と外陰部が異様に赤黒く変色して、まるで重度の凍傷のようであった。経腟超音波検査で子宮内に胎嚢がなくダグラス窩に液体貯留がないことから、流産と診断した。顔色は不良で意識ももうろうとしており受け答えが十分できない状態で、心拍数 139 回 / 分、体温 37.9℃、血圧測定できず、頚動脈拍は非常に弱く、静脈ルートも確保できないため、ショック状態と判断し速やかに高次医療施設への搬送を決定し救急要請をした。救急車内では血圧 119/72mmHg で同乗医師と会話できる状態であった。16 時 31 分、A 地域周産期母子医療センターER に到着、血液検査は白血球数 1 万 1,200/μL、ヘモグロビン 16.8g/dL、血小板数 14 万 5,000/μL、CRP 46、AST（aspartate aminotransferase）93U/L、クレアチンキナーゼ 2,039U/L、クレアチニン 4.7mg/dL、D ダイマー> 100 であったが、到着時点で平熱だったこともあり敗血症性ショックではなく循環血液量減少性ショックと判断された。ICU にて FFP（新鮮凍結血漿）、輸液、昇圧薬を中心とした治療が開始され、セフェム系抗菌薬（セフトリアキソンナトリウム水和物［ロセフィン®］）1g が投与された。その後熱発し、23 時ごろから血圧低下と異常な腹部膨隆を認め腹腔

内出血を疑わせた（実際は大量の汚れた腹水であった）。血液検査は白血球数 2,700/μL、ヘモグロビン 10.7 g/dL、血小板数 6 万 5,000/μL、AST 133U/ L、クレアチンキナーゼ 6,556U/L、クレアチニン 3.2 mg/dL、カリウム 2.7mEq/L であった。患者状態は急激に悪化し、翌日の午前 1 時 30 分に治療の かいなく死亡となった。咽頭培養、血液培養、腟培養、腹水培養全てから A 群 溶血性連鎖球菌（GAS）が検出された。

## 妊産婦死亡と敗血症

WHO による系統的解析（n ＝ 223 万 1,500）[1] では感染症（敗血症）は全世界の妊産婦死亡原因の第 3 位（11%）で、わが国の全国調査（2010〜22 年）[2] でも感染症（劇症型 A 群溶連菌感染症 [group A *Streptococcus* toxic shock syndrome；GAS-TSS] など）は妊産婦死亡原因の第 5 位（8%）を占める重篤な合併症である。

### 1. 敗血症の定義

敗血症の概念はヒポクラテスの時代から存在し、敗血症（sepsis）の語源はギリシャ語で「崩壊／腐敗」を意味する「septikos」から成るといわれる。2016 年に発表された「敗血症および敗血症性ショックの国際コンセンサス定義第 3 版 (Sepsis-3)」は、敗血症を「感染に対する制御不能な宿主反応に起因した生命を脅かす臓器障害」、敗血症性ショックを「適切な輸液負荷にもかかわらず平均血圧 65mmHg 以上を維持するのに昇圧薬が必要な状態」と定義し、救急外来や一般病棟では qSOFA（quick sepsis-related organ failure assessment）スコア（呼吸数＞ 22 回／分、意識レベル低下 [Glasgow Coma Scale；GCS ＜ 15 点]、収縮期血圧＜ 100mmHg）のうち 2 項目以上を満たせば積極的に敗血症を疑うよう推奨している。オセアニア産婦人科学会は妊婦の敗血症を modified qSOFA スコア (呼吸数＞ 25 回／分、意識レベル低下 [GCS ＜ 15 点]、収縮期血圧＜ 90mmHg) でスクリーニングすることを推奨している。

### 2. 妊産婦が重症化しやすい病原体

妊産婦が感染すると重症化しやすく注意を要する感染症の病原体は、A 群溶連菌 (GAS)、B 群溶連菌（GBS）、リステリア菌、結核菌、肺炎球菌、水痘帯状疱疹ウイルス、インフルエンザウイルスなどがある。2009 年の新型インフルエンザウイルス（H1N1）パンデミックに関する WHO の報告では、H1N1 感染症による全

体の死亡率 0.5％に比較して妊婦の死亡率が 6〜10％と 10 倍以上高かったと報告している[3]。英国の報告では、妊産婦の積極的な敗血症対策により妊婦の敗血症による死亡率は 2006〜08 年の 1.1/10 万人から 2009〜2012 年の 0.5/10 万人へと大幅に減少したが、GAS は依然として周産期感染症や敗血症の代表的病原体であるとしている。

## 劇症型 A 群溶連菌感染症（GAS-TSS）

GAS は咽頭炎、軟部組織炎、筋炎の起因菌であり、抗菌薬によりほぼ制圧されると考えられていたが、1980 年代に重篤な敗血症性ショックになる劇症型溶連菌感染症（溶連菌による毒素性ショック症候群、STSS）が次々と報告され、わが国でも 1988 年に四肢の急速な壊死により多臓器不全になった死亡例が報告された。STSS の原因菌のほとんどは GAS（GAS-TSS）であるが、まれに GBS（GBS-TSS）もある。GAS-TSS の致死率は 30〜50％で、多くは発症から 48 時間以内で死に至るともいわれる。1994 年に英国報道機関が GAS を「人食いバクテリア」と報道して広く知られるようになった。GAS 感染は 12〜4 月の冬場に多く、妊娠中に GAS 感染を起こしている子どもとの接触は発症リスク因子となり得る。

### 産科領域における GAS-TSS

産科領域における GAS-TSS は「分娩型」「産褥型」の 2 型が知られているが、両者は経過が大きく異なる。

#### 分娩型

「分娩型」は劇症化しやすく分娩を境に状態が急激に悪化して数時間で死に至る例が多い。妊娠後期の妊婦において、主に上気道からの血行性子宮筋層感染により発症して陣痛を誘発し分娩進行させるとともに、子宮筋層で異常増殖した GAS が強い子宮収縮により血液中に多量に放出され、急激に敗血症性ショックが進行して高率に母児死亡をもたらす病態とされる。分娩型 GAS-TSS は非妊時の STSS に比較して進行が早く死亡率が極めて高い。わが国における分娩型 GAS-TSS の報告例のほとんどが妊娠後期で、症例のような妊娠早期の報告は少ない[4]。

#### 産褥型

「産褥型」は経過が数日単位で進行し、分娩型に比較して母児死亡率は概して低い。「産褥型」では経腟的感染が多く、妊娠期に比較して減少した子宮血流により劇症化までの時間的猶予があり、救命できる可能性が高いと推測できる。劇症化の病態機序は不明だが、劇症化した場合の GAS による好中球機能障害、さまざまな

2 3

外毒素産生、多くのサイトカイン放出から多臓器不全に至ると考えられる。

**わが国での報告例**

　わが国の妊産婦死亡報告（2010～16年、317例）[5]によると24例（7%）が敗血症によるものであった。敗血症の原因菌は、GAS が13例（54%）、クラミジアが2例、結核菌が2例、大腸菌が1例、髄膜炎菌が1例、EB（エプスタイン・バール）ウイルスが1例であった。13例中10例が妊娠中発症（妊娠9～39週）で、3例が産褥3日目発症であった。妊娠中発症10例中7例は入院後24時間以内に死亡、9例は入院時に既に胎児死亡であった。

## GAS-TSS の診断

### 1. GAS-TSS の臨床症状

　妊産婦の GAS-TSS は、発熱、咽頭炎、消化器症状、全身倦怠感、筋肉痛など非特異的臨床症状で発症することが多いため早期に診断することは難しい。分娩型 GAS-TSS の場合は強度の子宮収縮から、性器出血、急速な児娩出、胎児死亡を伴うことが少なくない。劇症化すると、皮膚や軟部組織の壊死様変化（変色）、全身紅斑性発疹、全身チアノーゼ、ショック状態（血圧低下、心拍数増加）を呈するため症状からの診断は困難ではないが、劇症化後に時間をかけて診断する猶予はない。

### 2. オーバートリアージを恐れず精査する

　スクリーニング検査としての GAS 免疫学的迅速試験（簡易検査）や培養検査は次の①～③の理由で必ずしも有用ではないとされる。①咽頭培養の陽性率は成人で5%、保育園や幼稚園勤務成人で5～10%といわれる。②妊婦の腟培養での GAS 陽性率0.3%に対して STSS 発症率は0.006%であり、保菌者が必ずしも発症するわけではない。③正常産褥婦では非妊婦の約20倍の頻度で腟内に GAS が検出される。

　しかし、臨床所見にて敗血症性ショックであり、咽頭簡易検査などで GAS 陽性の場合には GAS-TSS を想定した治療戦略を立てることは可能である。STSS を含む敗血症が疑われた場合は迷わず血液培養、腟培養、咽頭培養、尿培養などを行う。もちろん劇症化後は全身の培養検査で検出される。GAS-TSS を疑った場合は、たとえオーバートリアージになったとしても精査を怠らないことが肝要である。

　国立感染症研究所は GAS-TSS の菌株遺伝子検査で最も多く見られる GAS の emm 遺伝子（M 蛋白コード遺伝子）型は emm1 型であり、劇症例の54%を占め

たと報告しているが、その結果は臨床現場で壮絶な戦いが行われた後に判明するものである。

恐らく多くの医療スタッフ（医師も含めて）はGAS-TSSの経験がないであろう。上述の臨床症状（特に発熱とショック状態）を認めた場合はオーバートリアージになっても構わないので、STSSを含む敗血症性ショックを疑えるようスキルアップしてほしい。

## 3. 届出の義務

また、ショック症状、次の症状の2つ以上（冠不全、腎不全、ARDS［acute respiratory distress syndrome：急性呼吸窮迫症候群］、DIC［播種性血管内血液凝固］、軟部組織炎、全身性紅斑性発疹、けいれん・意識消失などの中枢神経症状）、血液体液組織からの病原体検出を認めた場合、感染症法12条1項規定に基づき7日以内に届出を要する。

## GAS-TSS の治療

STSSなど敗血症性ショックに対する治療戦略は、早期の感染症対策（抗菌薬投与、感染巣コントロール）と適切な循環管理（低下した心拍出量や酸素供給量の改善、組織の酸素需給バランスの維持）が中心となる。

### 1. 求められる早急な治療開始

特にGAS-TSSは経過が早く急激に悪化するため、簡易検査陽性例や培養検査結果未着でもGAS-TSSが疑われる場合は速やかな集学的治療開始が必要である。バイタルサイン、尿量、中心静脈圧などをモニタリングしながら輸液投与、輸血投与、呼吸管理、抗ショック療法、循環作動薬（ドパミン、ノルアドレナリン、アドレナリン、バソプレシンなどの昇圧薬とドブタミン塩酸塩などの強心薬）投与、抗菌薬大量投与（アンピシリン2g、4時間ごと＋クリンダマイシン600～900mg、8時間ごと）を中心に行い、免疫グロブリン投与、持続的血液濾過透析、エンドトキシン吸着療法、遺伝子組み換えヒトトロンボモジュリン製剤投与なども考慮する。

### 2. 治療開始の遅れとともに高まる死亡率

Kumarらは、敗血症性ショック患者において抗菌薬投与が1時間遅れるごとに死亡率が7.6％増加すると報告している[6]。抗菌薬投与開始が敗血症診断から1時間以内であれば死亡リスクが低下するとの報告もある。「日本版敗血症診療ガイド

ライン」でも診断から 1 時間以内の抗菌薬投与が推奨されている[7]。Stevens らは、GAS 筋炎マウスを用いペニシリンとクリンダマイシンの効果を比較した結果、ペニシリンは感染成立時に投与開始しなければ効果がなく、クリンダマイシン（GAS の M 蛋白と外毒素の産生を抑制する）は投与開始が遅れても効果が持続すると報告した[8]。

　本症例では、上記抗菌薬の大量投与が行われたとしても患者の救命は困難であった可能性が高いが、搬送到着時の血液検査結果と臨床症状から循環血液量減少性ショックではなく敗血症性ショックを疑い治療を開始することが重要であろう。

## 今回の VIEWPOINT

❶ 妊産婦の GAS-TSS は、発熱、咽頭炎など非特異的臨床症状で発症することが多く早期診断は難しいが、劇症化すると短時間で死に至ると認識する。　[一次]　[高次]

❷ 一次医療施設で敗血症を疑った場合は、躊躇せず集学的治療が可能な高次医療施設へ搬送する。　[一次]

❸ GAS-TSS が疑われる場合は集学的治療（バイタルサイン、尿量、中心静脈圧などをモニタリングしながら輸液投与、輸血投与、呼吸管理、抗ショック療法、循環作動薬投与、抗菌薬大量投与など）を開始する。　[高次]

❹ STSS と診断された場合は、感染症法 12 条 1 項規定に基づき 7 日以内に届出を要する。　[高次]

### ■引用・参考文献

1) Say, L. et al. Global causes of maternal death：a WHO systematic analysis. Lancet Glob Health. 2（6）, 2014, e323-33.
2) 妊産婦死亡症例検討評価委員会／日本産婦人科医会. "妊産婦死亡報告事業での事例収集と症例検討の状況について：2010～2022 年に報告され、事例検討を終了した 558 例の解析結果". 母体安全への提言 2022. 13, 2023, 9-26.
3) Writing Committee of the WHO Consultation Clinical Aspects of Pandemic（H1N1）2009 Influenza. Clinical aspects of pandemic 2009 influenza A（H1N1）virus infection. N Engl J Med. 362（18）, 2010, 1708-19.
4) 佐藤美香子ほか. 妊娠早期の劇症分娩型 A 群レンサ球菌感染症の 1 救命例. 日本集中治療医学会雑誌. 17（1）, 2010, 39-42.
5) Tanaka, H. et al. The most common causative bacteria in maternal sepsis-related deaths in Japan were group A Streptococcus：A nationwide survey. J Infect Chemother. 25（1）, 2019, 41-4.
6) Kumar, A. et al. Duration of hypotension before initiation of effective antimicrobial therapy is the critical determinant of survival in human septic shock. Crit Care Med. 34（6）, 2006, 1589-96.
7) 日本集中治療医学会 Sepsis Registry 委員会. 日本版敗血症診療ガイドライン. 日本集中治療医学会雑誌. 20（1）, 2013, 124-73.
8) Stevens, DL. et al. The eagle effect revisited：efficacy of clindamycin, erythromycin, and penicillin in the treatment of streptococcal myositis. J Infect Dis. 158（1）, 1988, 23-8.

# SECTION 3

## 妊産婦が重度の頭痛を訴えたらどうする？
### —— 妊産婦頭痛への対応 ——

### 症例 3

　30 歳、G1P0、時々軽度の片頭痛がある以外は高血圧や頭頚部疾患などの既往歴はなかった。今回の妊娠中にも時々頭痛を認めたが、アセトアミノフェン（カロナール®）頓服で対応できる程度であった。

　妊娠 26 週 0 日の朝、言語障害（話そうと思っても言葉が出てこない）、視覚障害（両眼視野が暗くなる）を伴う中等度から重度の頭痛を認めたため当院に来院した。来院時、血圧 118/79mmHg、尿蛋白半定量（－）、意識障害や麻痺はなく言語障害と視覚障害は改善していたが頭痛は継続していたため、脳卒中などの二次性頭痛精査目的で A 地域周産期母子医療センター脳神経外科に紹介となった。頭部 MRI では脳卒中などの異常所見は認めなかったため経過観察となったが、診断は「前兆を伴う片頭痛」であった。

　それ以降は前兆のない片頭痛はあるものの中枢神経系異常症状は認めず、妊娠 39 週 6 日に経腟分娩で 2,984g、Apgar スコア 1 分値 9 点 /5 分値 9 点の男児を出産し、産後も正常に経過して産褥 5 日目に退院となった。

### 症例 4

　24 歳、G3P2、高血圧、頭頚部疾患や頭痛などの既往歴はなかった。第 1 子妊娠時は正常経腟分娩、第 2 子妊娠時は双胎にて B 地域周産期母子医療センターで帝王切開分娩であった。今回の妊娠中も頭痛は認めず問題なく経過していた。

　妊娠 35 週 5 日、23 時に「今朝 7 時ごろから右前頭部激痛がありアセトアミノフェン（カロナール®）を 3 時間ごとに内服するも全く効かず、悪心と冷汗がひどい」との電話連絡があったため、すぐに来院するよう指示した。翌日午前 2 時に夫と来院したが、血圧 125/66mmHg、尿蛋白半定量（1 ＋）、視覚障害、意識障害、麻痺などはなく脳卒中は疑われず、来院後頭痛が軽減したため帰宅とし午前中の外来に再受診するよう指示した。

　9 時に来院、血圧 118/89mmHg、尿蛋白半定量（±）、右前頭部痛が重度で

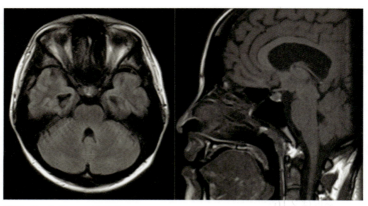

**【図1】症例4の頭部MRI**
中央部高輝度：下垂体出血像

通常の一次性頭痛とは考え難く、B地域周産期母子医療センターに紹介となった。頭部CTで下垂体軽度腫大が見られ、頭部MRIにて同部位に高輝度領域を認め「下垂体卒中」が疑われた（図1）。頭痛はスマトリプタンコハク酸塩（イミグラン®）で改善したが、分娩方法は慎重な管理下での選択的（予定）帝王切開とした。

妊娠38週2日の入院時の頭部MRIにて病変の縮小を認め、38週3日に麻酔科医による脊椎麻酔の下、予定帝王切開術で3,114g、Apgarスコア1分値8点/5分値9点の女児を出産した。術後は神経内科、脳神経外科、眼科などで保存的に管理され、下垂体病変は消失した。

## 妊娠中の頭痛

妊産婦が頭痛を訴えることは決して珍しくない。特に妊娠前半期に多く、妊娠経過とともに軽減する傾向があり、多くの場合は片頭痛などの一次性頭痛で予後は良好である。しかし、頭痛は脳卒中の初発神経症状でもある。また分娩中に重度の頭痛を訴えることもあるが、間違っても全ての頭痛を陣痛によるものと短絡的に考えてはならない。重要なことは一次性頭痛と二次性頭痛とを鑑別して適切な対応を取ることであり、われわれはまず頭痛に対する知識を身に付けねばならない。

## 頭痛の原因疾患

頭蓋内で痛覚を有するのは血管系と硬膜の一部、軟膜、くも膜の一部で、脳実質

は疼痛を感じない[1]。国際頭痛学会、日本頭痛学会[2] 共に、頭痛を一次性頭痛と二次性頭痛とに大分類している。一次性頭痛には、片頭痛、緊張性頭痛、群発頭痛、三叉神経痛、自律神経性頭痛などがある。二次性頭痛の原因は、頭頸部外傷、脳卒中、感染症、精神疾患、ホメオスターシス障害、物質（カフェイン、アルコール、薬物など）またはその離脱によるものなど多種多様である。

脳卒中における頭痛は、血腫や脳浮腫による頭蓋内外の血管野硬膜圧迫や脳血管解離により誘発される。くも膜下出血では重度の頭痛が初発症状だが、他の脳卒中では初発症状としての頭痛は比較的少ない[1]。

虚血性脳卒中の発症因子として片頭痛の可能性が示唆されている。1966～2004年の片頭痛と虚血性脳卒中との関連を調べた研究では、片頭痛患者における脳卒中発症相対危険度は 2.16 倍と報告されている[3]。表 1 に一次性頭痛、表 2 に脳卒中による頭痛の発症頻度や症状の特徴について示す。

## 症例の振り返り

当院における検討では、頭痛の既往歴に関係なく、妊婦の約 30％が妊娠中に頭痛を訴え、頻度は妊娠初期に明らかに増加し、その後減少、消失した。当院通院中

【表 1】 一次性頭痛の種類と特徴

| 種　類 | 症状の特徴 |
|---|---|
| 片頭痛 | 前兆のない片頭痛発作は 4～72 時間持続する。片側性、拍動性の頭痛、中等度～重度の強さで、日常的動作により頭痛が増悪する。前兆のある片頭痛発作は、持続時間 60 分未満の前兆症状（視覚症状、感覚症状、言語症状、脱力、構音障害、回転性目まい、耳鳴、難聴、複視）の後に前述同様の頭痛が出現する。わが国の片頭痛有病率は 8.4％で、20～40 歳代女性で高い。30 歳代女性、40 歳代女性の有病率はおのおの 20％、18％である[4]。片頭痛の起源は脳血管や三叉神経終末由来とする末梢起源説と、脳幹由来とする中枢起源説が提唱されているが未確立である。誘発因子は、ストレス、睡眠不足、月経周期、天候変化、空腹、アルコールなどがある。 |
| 緊張性頭痛 | 一次性頭痛の中で最も多い頭痛の一つである。緊張性頭痛の頭痛発作は 30 分～7 日間持続する。両側性、非拍動性の頭痛で、軽度から中等度の強さであり、日常的動作により増悪しないことが特徴である。わが国における緊張性頭痛の有病率は 22％で、男性よりも女性で高かった[5]。発症機序は不明で病態生理に関する研究が最も遅れている。以前は心因性とされていたが、末梢性疼痛メカニズム、中枢性疼痛メカニズムの関与が示唆されている。緊張性頭痛の誘発因子は、肥満、運動不足、喫煙などがある。 |
| 群発頭痛 | 群発頭痛は、重度から極めて重度の頭痛が、一側性の眼窩部、眼窩上部、側頭部に 15～180 分間持続する。結膜充血、流涙、鼻漏などの頭部副交感神経系の自律神経症状を伴うことが特徴である。有病率は 56～401 人 /10 万人で、片頭痛より少ない。20～40 歳代に多く[6]、男性における有病率は女性の 3～7 倍とされる。群発頭痛の誘発因子は、アルコール、喫煙などがある。 |

29

## 【表2】 脳卒中による頭痛の特徴

| 脳血管障害の種類 | 頭痛の頻度と特徴 |
|---|---|
| くも膜下出血 | くも膜下出血では頭痛は必発である。脳動脈瘤破裂直後に激烈な頭痛が出現し以後漸減する。激痛の原因は大量の血液が脳主幹動脈周囲に急激に流入し、直接血管を刺激圧排するためとされる。頭痛の部位は、頭部全体20%、両側性局所性63%、片側性17%である。前交通動脈瘤では頭全体あるいは両側性頭痛90%、片側性頭痛10%である。内頚動脈瘤と中大脳動脈瘤では25%が片側性頭痛を訴え、大半が動脈瘤破裂側の頭痛を訴える。くも膜下出血の初発神経症状は、頭痛（47.5%）、意識障害（41.7%）、嘔気・嘔吐（22.0%）、けいれん（1.3%）であった[7]。 |
| 脳出血 | 被殻出血の13〜46%、視床出血の19〜57%、小脳出血の50〜94%、橋出血の23〜38%に頭痛が見られ、小脳出血では頭痛を認める頻度が高い[1]。脳出血の初発神経症状は、片麻痺（49.7%）、意識障害（35.1%）、失語（26.0%）、構音障害（16.7%）、頭痛（8.4%）、けいれん（1.2%）であった[7]。 |
| 脳梗塞 | 脳梗塞による頭痛は比較的まれとされていたが、内頚動脈、中大脳動脈領域の脳梗塞では21%、後大脳動脈、椎骨動脈領域の脳梗塞では67%に頭痛が見られる。内頚動脈閉塞時の頭痛は同側前頭部から側頭部、中大脳動脈閉塞時の頭痛は同側眼窩後部、後大脳動脈閉塞時の頭痛は同側後頭部、椎骨動脈閉塞時の頭痛は肩、頚、後頭下部に見られる。脳一過性虚血発作において、頭痛は非常にまれな症状である。脳梗塞の初発神経症状は、片麻痺（52.2%）、構音障害（26.8%）、失語（17.7%）、意識障害（14.9%）、頭痛（3.4%）、けいれん（0.4%）であった[7]。 |
| 脳静脈洞血栓 | 頭痛は最も早期に出現する症状で、頭蓋内圧亢進によるとされる。片側性の持続性頭痛が多い。 |
| 未破裂脳動静脈奇形 | 脳動静脈奇形を伴う患者に前兆のある片頭痛様発作を認めることがある。 |

の妊婦で自宅での重度頭痛のため家族が救急車出動を要請して高次医療施設で精査されたケースは3例あるが、いずれも妊娠初期であり、頭部MRIなどによる精密検査の結果、片頭痛と診断された（データ未発表）。症例3における言語障害、視覚障害は結果的には片頭痛の前兆症状であったが、脳卒中の初発神経症状との区別が困難であり精密検査を依頼した。脳卒中は頭部画像検査で初めて除外診断されるため、紹介という方針は間違っていない。

　Melhadoらは、妊婦1,101人の前方視的研究から、93%が妊娠中に頭痛を認め（83%が片頭痛）、頭痛は妊娠中期、後期以降に消失したと報告した[8]。Sancesらは、妊娠直前に片頭痛を認めていた妊婦49人の11%、53%、79%が、おのおの妊娠初期、中期、後期に頭痛が消失したと報告した[9]。Rasmussenらは、妊娠が前兆のない片頭痛の発症と関連があると報告した[10]。妊娠は片頭痛のパターンを変化させ、症例3のように前兆症状発症のトリガーになり得るが、同症状は脳卒中でも見られるため注意を要する。

症例4に見られた重度の頭痛はくも膜下出血などの脳卒中を想起させ、即座に高次医療施設への搬送となったが、結果は「下垂体卒中」という、われわれには聞き慣れない疾患であった。下垂体卒中の病態は下垂体線腫による梗塞あるいは出血性梗塞であり、初発神経症状は頭痛（63～96％）、嘔吐（32％～78％）、視力・視野障害（48～88％）、意識障害（12～22％）とされる。脳卒中との鑑別が困難な理由は、両者の症状が似ていること、下垂体卒中の多くが梗塞であり、頭部CTでは診断しにくいことにある[11]。Grand'Maisonらは文献レビューにおいて、妊娠中の下垂体卒中の多くは重度の頭痛を伴い、42％が外科的治療、31％がブロモクリプチンで治療されたが、周産期予後は良好であったと報告している[12]。

## 妊産婦に重度の頭痛を認めた場合の対応

妊産婦が頭痛を訴えた場合、臨床症状の特徴、神経学的異常所見の有無、発症妊娠週数、患者背景や既往症、血圧値などにより、一次性頭痛と二次性頭痛との鑑別を試みる。一次性頭痛の場合はアセトアミノフェンなどの鎮痛薬による治療を開始するが、症状が改善されない重症例では脳神経外科や脳神経内科への紹介を考慮する。片頭痛の前兆症状と脳卒中の中枢神経系症状は区別が困難な場合があり要注意である。二次性頭痛を疑った場合、特に生命予後不良な脳卒中の鑑別診断が重要であり、それは頭部画像検査（CTあるいはMRI）により行う。脳卒中による頭痛の場合、脳神経外科医や脳神経内科医との共同管理を早急に開始できるかが生命予後を左右するため、関連科との連携を日頃から綿密にしておく必要がある（図2）。

しかし、われわれは頭痛や脳卒中の初発神経症状についての知識が少な過ぎる。「重度の頭痛」＝「片頭痛だろう」と短絡的に考えず、最悪のケースを想定してオーバートリアージを恐れずに高次医療施設での診断を依頼すべきである。

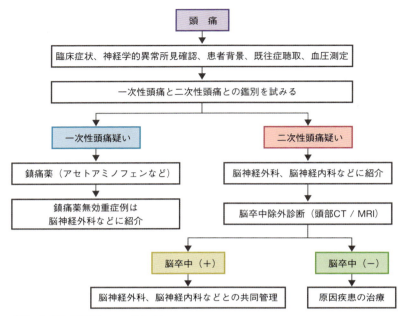

【図2】頭痛鑑別アルゴリズム

## 今回の VIEWPOINT

❶頭痛を訴えた場合、臨床症状の特徴、神経学的異常所見の有無、発症時期、患者背景や既往症、血圧値などにより、一次性頭痛と二次性頭痛との鑑別を試みる。 一次 高次

❷二次性頭痛を疑った場合、さらに詳細な鑑別診断を行うため高次医療施設へ紹介する。 一次

❸一次性頭痛と二次性頭痛との鑑別診断において脳卒中との鑑別が重要であり、それは頭部画像検査で行う。 高次

❹脳卒中による頭痛の場合、脳神経外科医や脳神経内科医による早急な治療の開始が生命予後を左右する。 高次

■引用・参考文献

1) 荒木信夫ほか. "脳卒中の主要症候：頭痛". 脳卒中ビジュアルテキスト. 第4版. 東京, 医学書院, 2015, 77-8.

2) 慢性頭痛の診療ガイドライン作成委員会編. 慢性頭痛の診療ガイドライン 2013. 日本神経学会／日本頭痛学会監修. 東京, 医学書院, 2013, 368p.

3) Etminan, M. et al. Risk of ischaemic stroke in people with migraine：systematic review and meta-analysis of observational studies. BMJ. 330（7482）, 2005, 63-5.

4) Sakai, F. et al. Prevalence of migraine in Japan：a nationwide survey. Cephalalgia. 17（1）, 1997, 15-22.

5) Takeshima, T. et al. Population-based door-to-door survey of migraine in Japan：the Daisen study. Headache. 44（1）, 2004, 8-19.

6) Imai, N. et al. Clinical profile of cluster headaches in Japan：Low prevalence of chronic cluster headache, and uncoupling of sense and behavior of restlessness. Cephalalgia. 31（5）, 2011, 628-33.

7) 小林祥泰. "急性期脳卒中の実態：脳卒中の病型別にみた初発神経症状の頻度". 脳卒中データバンク 2015. 東京, 中山書店, 2015, 26-7.

8) Melhado, EM. et al. Headache during gestation：evaluation of 1101 women. Can J Neurol Sci. 34（2）, 2007, 187-92.

9) Sances, G. et al. Course of migraine during pregnancy and postpartum：a prospective study. Cephalalgia. 23（3）, 2003, 197-205.

10) Rasmussen, BK. et al. Migraine with aura and migraine without aura：an epidemiological study. Cephalalgia. 12（4）, 1992, 221-8.

11) 北条雅人ほか. 下垂体卒中の診断と治療. 日本内分泌学会雑誌. 86 Suppl, 2010, 25-6.

12) Grand'Maison, S. et al. Pituitary apoplexy in pregnancy：a case series and literature review. Obstet Med. 8（4）, 2015, 177-83.

# SECTION 4

## 胎動減少とNST異常所見を認めたらどうする？
―― 胎動減少への対応 ――

### 症例5

30歳、G1P0、血液型はA型Rh（＋）、子宮下部に6cm大の子宮筋腫を合併していたが、妊娠中は順調に経過していた。妊娠21週3日の妊婦健診では推定胎児体重461g（±0SD［標準偏差］）、羊水量も正常で特段の異常を認めなかった。

妊娠25週1日（日曜日）19時30分、妊婦から「昨日から胎動を感じない」との電話連絡があったため至急来院するよう指示した。20時35分に当院へ来院して当直代務医師が診察した。超音波断層法では胎児心拍を正常脈で認め、胎動も確認できた。念のためNST（non-stress test）を施行したが（図1）、胎児心拍数基線150bpmが確認できたとして約5分間のみのモニタリングで問題なしと判断し帰宅とした。

妊娠25週3日（火曜日）の妊婦健診の超音波断層法では推定胎児体重876g（－0.1SD）、胎児心拍を正常脈で確認、胎動も認め、羊水量も正常範囲、臍帯動脈PI（pulsatility index：末梢血管抵抗指標）＝1.19で問題ないように思われた。念のためNSTを施行したところ（図2）、胎児心拍数基線145bpmであったが基線細変動は消失、一過性頻脈を認めず、高度遷延一過性徐脈を認めた。胎児機能不全（non-reassuring fetal status；NRFS）と判断し、A地域周産期母子医療センターへ母体搬送となった。搬送先でのNSTでは軽度一過性徐脈を認め（詳細不明）、超音波検査にて単一臍帯動脈を認めるものの臍帯動脈血流に

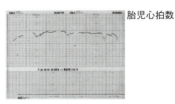

**【図1】妊娠25週1日の夜間、当院受診時のNST**
胎児心拍数基線150 bpm、基線細変動中等度、一過性頻脈不明、一過性徐脈不明（評価のための検査時間が不十分）

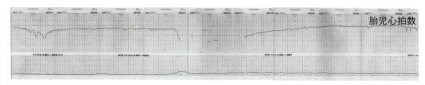

**【図2】妊娠25週3日、当院妊婦健診時のNST**
胎児心拍数基線145 bpm、基線細変動減少〜消失、一過性頻脈なし、高度遷延一過性徐脈あり（波形レベル5相当）

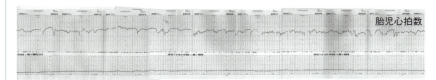

**【図3】妊娠24週6日、著明な胎動減少を主訴に当院受診した別妊婦のNST**
胎児心拍数基線140 bpm、基線細変動中等度、一過性頻脈あり、一過性徐脈なし（波形レベル1相当）

異常を認めず、妊娠25週という胎児未熟性も考慮して妊娠継続方針となった。

妊娠25週4日、臍帯動脈PI上昇と中大脳動脈PI低下を認め（brain sparing effect）、胎児循環動態の悪化と判断、胎児肺成熟促進目的でステロイド（リンデロン®）を筋肉注射し、妊娠25週5日に帝王切開術にて770g、Apgarスコア1分値2点/5分値3点の男児を娩出した。児は速やかに気管挿管しNICU管理となり、母親は術後7日目に退院となった。臍帯動脈は2本存在したが、臍帯の新生児臍部付着部位に極度の過捻転と狭窄を認め、それにより臍帯動脈の1本が閉塞したため急速に胎児循環動態が悪化したと推測された。（図3は症例5とは別の妊婦、著明な胎動減少を主訴に受診したときのNST）

## 胎動とは

初産妊婦は、妊娠18〜20週、経産妊婦は妊娠16〜18週に胎動を感じ始める。胎動は妊娠32週ごろまで増加し、正期産期まで一定傾向で推移するが減少はしない。妊娠進行に伴い胎児中枢神経系が発達し、胎動の性質は変化する。胎動は筋骨格系や胎児中枢神経系の成熟と強く関連すると考えられている。胎動は妊婦の知覚や感覚により判断され、多くの物理的要素以外にも社会的（教育レベルなど）や精神的要素（心配性や不安症など）が妊婦の胎動感覚に影響を与える。

## 胎動カウント

妊婦の感覚的要素に左右されがちな「胎動」を評価する方法として胎動カウントがある。胎動カウントには、一定時間内に感じた胎動数を毎日記録する方法や、決まった時間に胎動10回を感じるのに要した時間を毎日記録する方法が提唱されている。10回胎動カウントに2時間以上かかれば異常とする施設もあるが、申告すべき時間に関するコンセンサスはない。「妊婦に胎動カウントをさせ胎動減少時に来院させること」が周産期死亡を減少させるかについては意見が分かれている。

2015年のCochrane Database Systematic Review[1]では、「胎動カウントを臨床医療に取り入れるだけのエビデンスはなく、さらなる大規模研究が必要」とされた。2016年のSystematic Review[2]でも、胎動カウントの有用性を示す十分な結果は示されなかった。2020年のSystematic Review[3]では、胎動カウントと周産期予後との関連性の有無について報告間差があるとしつつ、「妊婦に対して胎動減少の重要性を啓発するべき」と推奨している。

## 胎動減少の原因と対応

胎動減少の原因には、常位胎盤早期剥離、母児間輸血症候群、胎児発育不全、羊水過少、喫煙、飲酒、薬剤使用（麻酔薬、麻薬系薬剤）、鎮静、副腎皮質ステロイド、胎児睡眠などがある。妊婦の「胎動減少」感覚は、胎児異常とは無関係な要素（妊婦肥満、胎盤前壁付着、妊婦活動性、妊婦運動パターン、高年妊婦、長就労時間妊婦など）の影響も受ける[3]。

De Bernisは、2015年に全世界で妊娠後期死産が推定270万件（140万件が分娩前胎児死亡、130万件が分娩時死亡）あったと報告した[4]。胎動の減少や消失が胎児死亡に先立って認められるとの報告が多くある。Warlandが子宮内胎児死亡を経験した妊婦1,714人における胎児死亡前の胎動を検討したところ、「胎動に変化なし」28.0％、「胎動が少し減少した」15.9％、「胎動が著しく減少した」30.5％、「胎動が消失した」3.2％、「胎動が少し増加した」7.9％、「胎動が著しく増加した」8.5％であった[5]。胎動減少を主訴に受診した妊婦（図3）に対しては、後述のような方法で胎児健常性を評価する必要がある。

## 胎動減少時の胎児健常性（well-being）の評価法

胎児健常性評価とは、胎児が胎児機能不全（non-reassuring fetal status）な

【表】胎児 well-being 評価法による偽陰性率・偽陽性率

|  | 偽陰性率 | 偽陽性率 |
|---|---|---|
| NST | 0.19〜0.61% | 55〜60% |
| CST | 0.04% | 35〜65% |
| BPS | 0.07〜0.08% | 40〜50% |
| m-BPP | 0.08% | 60% |

偽陰性率：正常結果が出たにもかかわらず 1 週間以内に死産となる確率
偽陽性率：異常結果が出たにもかかわらず新生児には異常がない確率
m-BPP（modified biophysical profile）：NST + AFI（amniotic fluid index）、
　　　　　　　　　　　　　　　　　　羊水インデックス

(文献 6, 7 より引用改変)

のか健常（reassuring fetal status）なのかを評価することである。胎児健常性評価法には、胎児心拍数モニタリング（NST、CST [contraction stress test]）、超音波検査により胎児呼吸様運動、胎動、筋緊張、羊水量を観察する biophysical profile scoring（BPS）、胎児血流ドプラ波形などがある。胎児心拍数モニタリング、胎児呼吸様運動、胎動は胎児の現状を反映し、羊水量減少や胎児血流ドプラ波形異常、胎児成長停止は慢性的子宮内環境の悪化を示唆する。胎児健常性評価法の有用性を表[6,7]に示す。どの方法も、偽陰性率（正常結果が出たにもかかわらず 1 週間以内に死産となる確率）は非常に低いが、偽陽性率（異常結果が出たにもかかわらず新生児には異常がない確率）は非常に高い。胎児健常性評価のポイントは、子宮内環境悪化に伴う各種パラメータの経時的変化（図 4）[8]を考慮しつつ総合的に判断することである。

## 胎児健常性評価における NST の意義と限界

NST は、1975 年に Freeman、Lee により提唱され、1970 年代までに広く普及した非侵襲的な胎児健常性評価法である。NST は妊娠 22 週以降の全妊婦が対象となる。

### 1. 一過性頻脈による判定

NST の判定には一過性頻脈の有無を用いる。一過性頻脈は中枢神経が正常かつ中枢神経系の酸素化と心臓の反応が正常であることを示唆し、一過性頻脈の出現頻度と振幅は妊娠週数とともに増加する。

Pillai は 43 妊婦（NST 合計 267 記録、各 90〜100 分間観察）を対象として在胎週数と一過性頻脈出現率の変化を検討した[9]。対象妊婦の半数以上が妊娠 24 週

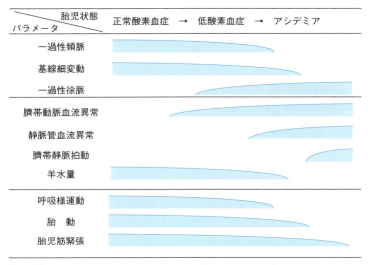

**【図4】子宮内環境悪化に伴う胎児パラメータの変化**
各パラメータの出現・消失をもって、胎児状態を総合的に判断する

（文献8より引用改変）

以降に初めて一過性頻脈を認め、対象妊婦のほとんどが妊娠30週までには一過性頻脈を認めた（図5）。

　胎動に伴い20分間に2回以上の一過性頻脈を認めるものをreactiveと判定し、それ以外をnon-reactiveと判定する。

## 2. reactive

　NSTがreactiveの場合は、その時点での胎児健常性良好と判断でき感受性は高い。NSTの偽陰性率（reactiveにもかかわらず1週間以内に子宮内胎児死亡となった率）はBPSの偽陰性率より高い（表）。Smithは、reactive NSTから1週間以内に子宮内胎児死亡となった56例の検討から、NSTでは急性低酸素事象は予想できないと報告した[10]。Visserは、慢性低酸素血症の15％はreactiveを示す可能性があると報告した[11]。

## 3. non- reactive

　NSTがnon-reactiveの場合は、その時点での胎児健常性を保証できない可能性があるが、胎児アシドーシスに特異的な所見ではなく、母体薬物投与、胎児中枢

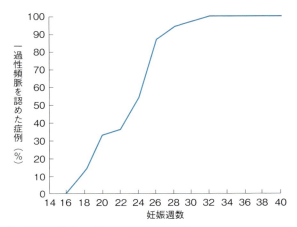

【図 5】 在胎週数と一過性頻脈の出現率

(文献 9 より引用改変)

神経系の未熟性、胎児睡眠（non-REM 睡眠）、胎児中枢神経疾患でも認める。妊娠 24～28 週では約 50％、妊娠 28～30 週では約 15％が胎児未熟性から non-reactive となる。non-REM 睡眠は 20～30 分持続するため、NST の観察時間が短い場合は偽陽性率が高くなる。NST 施行時は十分な観察時間をとり、non-reactive の場合は NST を継続するか別方法で胎児健常性を再評価する必要がある[12]。

## 症例の振り返り

妊婦が胎動減少を主訴に時間外受診した時点の対応は適切だっただろうか。確かに超音波検査と NST により胎児健常性の評価が行われた。超音波検査で胎児心拍と胎動を確認し、羊水量が正常であることも確認している。NST で胎児心拍数基線が正常範囲にあることも確認している。しかし、NST を 5 分間で終了したことが本症例の真の状況を見落とすことにつながった可能性が否定できない。もしも、NST を 40 分間施行していたら、異常所見を認めたかもしれない。その時点で妊娠 25 週 3 日の NST と同様の異常所見を認め、高次医療施設へ搬送したとしても結果は同じであったと思われる。しかし、「妊娠 25 週の NST は胎児健常性の評価に十分有用である（図 5 参照）」ことと、「胎児健常性の評価には 40 分間程度の NST が必要である」ことをわれわれは認識せねばならない。

## 単一臍帯動脈

　本症例で指摘された単一臍帯動脈（single umbilical artery；SUA）は、全出生の 0.2〜1.5％に見られる。SUA の 13〜33％は消化管閉塞や泌尿器・生殖器疾患などの形態異常を合併し、染色体異常である確率が高いが、形態異常の合併がない SUA は染色体異常の確率は低い[13]。

　本来 2 本あるべき臍帯動脈の 1 本が形成されない器質性 SUA と、臍帯動脈そのものは 2 本存在するが何らかの原因により 1 本が閉塞した機能性 SUA に分類され、機能性 SUA は胎児機能不全を発症することが多いとされる。本症例は機能性 SUA であった。

## brain sparing effect

　超音波検査による胎児血流評価には、臍帯動脈や中大脳動脈の末梢血管抵抗を用いることが多い。Pulsatility Index（PI）は測定部位より末梢の血管抵抗を表す指標で、周産期医療において日常的に計測されている。低酸素により胎児状態が悪化した場合は、胎児は本能的に胎児脳への酸素供給量を確保するため、脳動脈の血管抵抗を減らし脳への血流再分配（brain sparing effect）を行う。この変化は胎児状態の悪化を意味するので、本症例でも急速遂娩に踏み切ることとなった。

### 今回の VIEWPOINT

❶胎児死亡に先立って胎動の減少や消失が認められることが多いと認識する。 一次 高次

❷妊婦が胎動減少や消失を自覚したときは、分娩機関に連絡するよう妊婦健診で啓発する。 一次 高次

❸胎動減少を主訴に受診した場合は、超音波検査、NST、BPS などで胎児健常性を評価する。 一次 高次

❹胎児健常性が確認できない場合は、高次医療施設での管理に移す。 一次

❺NST、超音波検査（羊水量、胎動、呼吸様運動、臍帯動脈、中大脳動脈、下大静脈などの血流計測）などにより胎児健常性を評価する。 一次 高次

❻胎児状態の悪化を認めた場合は、慎重に児娩出を決断し、新生児科管理に移行させる。 高次

## ■引用・参考文献

1）Mangesi, L. et al. Fetal movement counting for assessment of fetal wellbeing. Cochrane Database Syst Rev. 2015（10), 2015, CD004909.
2）Winje, BA. et al. Interventions to enhance maternal awareness of decreased fetal movement：a systematic review. BJOG. 123（6), 2016, 886-98.
3）Bekiou, A. et al. Reduced fetal movements and perinatal mortality. Mater Sociomed. 32（3), 2020, 227-34.
4）De Bernis, L. et al. Stillbirths：ending preventable deaths by 2030. Lancet. 387（10019), 2016, 703-16.
5）Warland, J. et al. An international internet survey of the experiences of 1,714 mothers with a late stillbirth：the STARS cohort study. BMC Pregnancy Childbirth. 15（1), 2015, 172.
6）藤森敬也. "胎児機能不全と胎児 well-being 評価法". 胎児心拍数モニタリング講座：大事なサインを見逃さない!. 改訂 4 版. 大阪, メディカ出版, 2021, 23.
7）Signore, C. et al. Antenatal testing：A reevaluation. Obstet. Gynecol. 113, 2009, 687-701.
8）藤森敬也ほか. 胎児子宮内環境評価の新たな展開と可能性「慢性子宮内環境悪化に伴う胎児パラメータの変化と子宮内環境評価」. 日本新生児学会雑誌. 39, 2003, 708-15.
9）Pillai, M. et al. The development of fetal heart rate patterns during normal pregnancy. Obstet Gynecol. 76（5 Pt 1), 1990, 812-6.
10）Smith, CV. et al. Fetal death following antepartum fetal heartrate testing：a review of 65 cases. Obstet Gynecol. 70（1), 1987, 18-20.
11）Visser, GH. et al. Antepartum heart rate patterns in small-for-gestational-age third-trimester fetuses：correlations with blood gas values obtained at cordocentesis. Am J Obstet Gynecol. 162（3), 1990, 698-703.
12）小野恭子ほか. NST の意義と限界. 周産期医学. 37（3), 2007, 349-53.
13）Martinez-Payo, C. et al. Perinatal results following the prenatal ultrasound diagnosis of single umbilical artery. Acta Obstet Gynecol Scand. 84（11), 2005, 1068-74.

# SECTION
# 5

## 妊婦健診で蛋白尿を
## 認めたらどうする？

── 妊娠蛋白尿のリスクとピットフォール ──

### 症例 6

　32 歳、G1P0。妊娠 34 週 3 日の妊婦健診では血圧 115/67mmHg、尿蛋白半定量（±）と異常なかった。妊娠 36 週 2 日の妊婦健診で血圧 121/81mmHg、尿蛋白半定量（4＋）、下肢に重度の浮腫を認め、妊娠蛋白尿と診断し、妊娠高血圧腎症（preeclampsia；PE）のハイリスクと考え家庭血圧測定（home blood pressure measurement；HBPM）を開始した。同日夜の家庭血圧値（home blood pressure；HBP）は 144/101mmHg、妊娠 36 週 3 日朝の HBP が 200/100mmHg に上昇したため妊婦から当院に連絡があり、即座に来院するよう指示した。来院時血圧は 221/120mmHg と PE 重症で子癇や脳卒中のリスクが差し迫っていると判断し、ヒドララジン塩酸塩を点滴しながら A 地域周産期母子医療センターへ救急搬送した。

　その後も血圧コントロール不良のため妊娠 36 週 6 日に緊急帝王切開術を施行し、2,608g、Apgar スコア 1 分値 8 点 /5 分値 9 点の女児を娩出した。術後はニフェジピンにて血圧は正常化し、産褥 6 日目に母児共に退院となった。

### 症例 7

　27 歳、G1P0。妊娠 35 週 2 日の妊婦健診では血圧 128/61mmHg、尿蛋白半定量（±）と異常なかった。妊娠 36 週 1 日の妊婦健診では血圧 134/48mmHg、尿蛋白半定量（1＋）にて妊娠蛋白尿で妊娠高血圧症候群（hypertensive disorders of pregnancy；HDP）のリスクありと判断し、HBPM を開始した。HBP は 126～137/65～82mmHg で推移した。妊娠 37 週 3 日の妊婦健診では血圧 144/69mmHg、尿蛋白半定量（4＋）、尿中 P/C（尿中蛋白／クレアチニン）比＝ 2.15、下肢と顔面に浮腫を認め PE と診断し、B 地域周産期母子医療センターへ紹介し管理入院となった。

　メチルドパ水和物で血圧が正常化したため、妊娠 38 週 2 日に子宮収縮薬による分娩誘発を行ったが、同日深夜に子癇発作を発症し緊急帝王切開術を施行、

2,804g、Apgar スコア 1 分値 6 点 /5 分値 8 点の女児を娩出した。術後はメチルドパ水和物、アムロジピンベシル酸塩で血圧は正常化し産褥 6 日目に母児共に退院したが、蛋白尿が持続したため腎臓内科管理となった。

### 症例 8

27 歳、G1P0。妊娠 28 週 6 日の妊婦健診では血圧 108/57mmHg、尿蛋白半定量（−）と異常なかった。妊娠 30 週 5 日の妊婦健診では血圧 126/84mmHg、尿蛋白半定量（2 ＋）、尿中 P/C 比 = 0.513 にて妊娠蛋白尿と診断し HBPM を開始した。HBP は 120 ～ 135/65 ～ 85mmHg で推移した。妊娠 32 週 5 日の妊婦健診では血圧 147/97mmHg、尿蛋白半定量（4 ＋）、下肢に浮腫を認め PE と診断し、C 地域周産期母子医療センターへ紹介し管理入院となった。

入院時血圧は 120/90mmHg であったが、翌日の血圧は 160/110mmHg に上昇、蛋白尿 3g/ 日にて PE 重症として慎重に管理していたが、妊娠 33 週 1 日に常位胎盤早期剝離を発症したため緊急帝王切開術を施行、1,453g、Apgar スコア 1 分値 1 点 /5 分値 4 点、臍帯動脈血 pH 7.25 の女児を娩出した。胎盤剝離面積は 70% 以上であった。術後 ICU にて DIC（disseminated intravascular coagulation：播種性血管内血液凝固）治療を行い、幸い母児共に退院となった。

## 妊娠高血圧症候群の定義の変遷と妊娠蛋白尿

1985 年に「妊娠中毒症」という疾患名が発表され「妊娠に高血圧、蛋白尿、浮腫の 1 つもしくは 2 つ以上の症状が見られるもの」と定義された。2004 年に「妊娠中毒症」から「妊娠高血圧症候群（pregnancy induced hypertension；PIH）」に改称され、定義も「妊娠 20 週以降、分娩後 12 週まで高血圧が見られる場合、または高血圧に蛋白尿を伴うもの」と変更された。さらに、妊娠高血圧症候群の英文表記が HDP（hypertensive disorders of pregnancy）に変更され、2018 年に病型分類に高血圧合併妊娠（chronic hypertension；CH）を加え、高血圧に母体臓器障害や子宮胎盤機能不全を認める場合は蛋白尿がなくても妊娠高血圧腎症（PE）とするなどが変更された。

一方、妊娠蛋白尿は「妊娠 20 週以降、分娩後 12 週までに高血圧を伴わず蛋白尿のみが見られるもの」である。つまり、2004 年までは妊娠蛋白尿は「妊娠中毒症」に含まれていたが、2004 年以降は HDP（PIH）の疾患概念から削除された。妊娠蛋白尿は産科合併症と関係なく[1]、予後も正常妊娠とほとんど変わらない[2]と

の報告や、HDP が高血圧主体で考えられ蛋白尿の有無に重きを置かない海外での趨勢などを背景にして HDP（PIH）から削除された。しかし、本症例のように妊娠蛋白尿から短期間で PE に増悪する症例もあり、妊娠蛋白尿が過小評価される傾向を危惧する意見も増えつつある。

## 妊婦健診における蛋白尿のスクリーニング方法と診断

　妊婦健診での蛋白尿スクリーニングは随時尿の試験紙法（テステープ）による尿蛋白半定量によって行う。試験紙法での 1 ＋、2 ＋、3 ＋はそれぞれ 30 〜 100mg/dL、100 〜 300mg/dL、300 〜 1,000mg/dL に相当するが、1 ＋には偽陽性が多く単回の尿蛋白半定量 1 ＋のみでは蛋白尿と見なさないのが妥当とされる。わが国の多施設共同研究によると、試験紙法での 1 ＋、2 ＋、3 ＋の蛋白尿（P/C 比≧0.27）正診率はそれぞれ 22％、79％、99％で[3]、蛋白尿（P/C 比≧ 0.27）を認めた正常血圧妊婦の 25％が後に PE を発症したとの報告もある[4]。

　2018 年の HDP 定義分類では、2 回以上の随時尿を用いた試験紙法で 2 回以上連続して≧ 1 ＋が検出された場合に蛋白尿と診断することを許容するとあるが[5]、『産婦人科診療ガイドライン：産科編 2023』（以下、『ガイドライン 2023』）では妊婦健診での尿蛋白半定量で≧ 2 ＋を 1 回でも認めた場合も蛋白尿スクリーニング陽性と判断し対応することを勧めた。蛋白尿スクリーニング陽性の場合、24 時間尿中蛋白量≧ 300mg か尿中 P/C 比≧ 0.3 をもって診断するが、実施できないときは蛋白尿スクリーニング陽性と判断された場合を蛋白尿と診断する。

## 妊娠蛋白尿の初期対応：家庭血圧測定（HBPM）

　妊娠中の HBPM は高血圧の鑑別診断（高血圧か白衣高血圧か）や妊婦健診時以外の血圧推移の評価に有用である。特に、妊婦健診で正常血圧かつ蛋白尿陽性の場合（妊娠蛋白尿）、HBPM を行うことでその後の血圧推移が評価でき、PE への悪化を早期に判断し得る。一次医療施設で認めた妊娠蛋白尿症例を全て高次医療施設へ紹介することは現実的ではないし、その必要もないと思われる。しかし、本症例のように妊娠蛋白尿から短期間で PE に増悪する症例は存在するため、少なくとも HBPM を考慮するべきである。

　症例 6 は HBPM により妊娠蛋白尿から PE 重症への急激増悪を早期に発見し最悪の事態を免れ、HBPM により救命できたと言っても過言ではない。HBPM は起床後と就寝前に測定して、非妊時基準である血圧 135/85mmHg を妊娠中の高血

圧の診断基準とするのが妥当とされる[6]。当院では妊娠蛋白尿症例や HDP のハイリスク症例に対して積極的に HBPM を行っている。収縮期血圧 ≧ 140mmHg を厳重注意基準値、収縮期血圧 ≧ 150mmHg を報告基準値にしているが、HBPM の収縮期血圧値 100〜110mmHg の患者が 130mmHg 以上を頻回に認めるようになったら、その段階で既に注意を要すると説明している。医療施設へ連絡するべき血圧値に関するエビデンスはないため、各医療施設で報告基準値を設定しておくことが望ましい。

## 愛知県分娩施設における蛋白尿陽性妊婦の管理に関する調査結果

　筆者らは愛知県周産期医療協議会調査研究事業として愛知県全域悉皆調査を実施しており、結果は「AICHI DATA」として論文報告している[7, 8]。AICHI DATA 2016[9] によると、妊婦健診で尿蛋白半定量 1 ＋を認めた場合は 53％の施設が特別な対応を行わないとしたが、2 ＋を認めた場合はほとんどの施設が何らかの対応策を講じていた。対応策は「蛋白尿精密検査を行う（56％）」「次回妊婦健診を早める（43％）」「HBPM を開始する（33％）」の順で多かった。蛋白尿精密検査は、随時尿蛋白定量（65％）、尿中 P/C 比（47％）が多かった。

## 高次医療施設への紹介のタイミング

　『ガイドライン 2023』では、PE、加重型妊娠高血圧腎症（superimposed preeclampsia；SPE）、妊娠高血圧（gestational hypertension；GH）重症、CH 重症は原則として入院管理が望ましいとした。

　本症例において妊娠蛋白尿が PE に進展した段階で、高次医療施設への紹介や搬送が必要と考える。症例 7 では PE と診断して高次医療施設へ紹介した 6 日後に子癇を発症し、症例 8 ではわずか 3 日後に常位胎盤早期剝離を発症したことは注意ポイントである。

## 高次医療施設における HDP の管理

### 1. HDP の重篤な母体合併症

　HDP の重篤な母体合併症には、HELLP 症候群、子癇、脳卒中などがあり、次に述べる症状を認めた場合は該当疾患の可能性を疑う。HELLP 症候群は上腹部痛、

嘔吐などの消化器系異常症状を呈する。子癇の主症状はけいれんで、視覚障害などの前駆症状を認めることがある。妊産婦脳卒中は片麻痺、意識障害、構音障害、強度の頭痛、嘔吐、けいれんなどの中枢神経系異常症状を呈する。

## 2. 高血圧緊急症

『ガイドライン2023』では、収縮期血圧≧160かつ/または拡張期血圧≧110mmHgを複数回認めた場合は「高血圧緊急症」を念頭に置き速やかに降圧を行うとした。経口降圧薬には、メチルドパ水和物、ラベタロール塩酸塩、ヒドララジン塩酸塩、徐放性ニフェジピンがある。降圧不十分な場合は特に調節性に優れたニカルジピン静脈注射薬が推奨される。高血圧緊急症では硫酸マグネシウム水和物による子癇予防も行う。

## 3. 妊娠終結時期の検討

妊娠継続限界に関する十分なエビデンスはなく、各国間で統一されていない。『ガイドライン2023』では妊娠終結時期を以下のように推奨した。HDPにおいて著しい母体臓器障害、子宮胎盤機能不全、治療抵抗性重症高血圧などを合併し、母児の生命が危険な場合は妊娠週数に関係なく妊娠終結を検討する。PE、SPE、GH重症、CH重症は妊娠37週以降であれば早期に妊娠終結を検討する。分娩様式として分娩誘発による経腟分娩か帝王切開術が考えられるが、母児の病態の重篤度や緊急度などを考慮して慎重に選択する。

本症例の分娩時期や分娩方法は正しいと思われるが、症例7のようにPE症例において血圧がいったん下降した場合でも、分娩進行に伴い血圧の再上昇を認め結果的に子癇を発症する可能性があることを念頭に入れておく必要があろう。

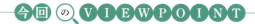

## 今回の VIEWPOINT

❶ 妊婦健診での蛋白尿スクリーニングは試験紙法による尿蛋白半定量で行い、（1＋）を2回以上あるいは（2＋）以上を1回以上認めた場合を陽性とする。 `一次` `高次`

❷ 蛋白尿スクリーニング陽性の場合、「蛋白尿精密検査を行う」「次回妊婦健診を早める」「HBPM を開始する」などの対応策を講じる。 `一次` `高次`

❸ 妊娠蛋白尿から短期間で PE に増悪する症例が存在し、その早期発見に HBPM を有効活用する。 `一次` `高次`

❹ PE を発症した場合は高次医療施設での入院管理を行う。 `高次`

❺ HELLP 症候群、子癇、脳卒中などを予防し、発症時には適切な治療を行う。 `高次`

❻ 血圧≧160/110mmHg の場合はニカルジピン静脈注射薬などによる降圧を行う。 `高次`

❼ HDP で母児の生命が危険な場合は妊娠週数に関係なく妊娠を終結する。 `高次`

■引用・参考文献
1）日高敦夫ほか．重症妊娠中毒症ケースカード調査 1-6．日本妊娠中毒症学会雑誌．6, 1998, 155-214．
2）高木健次郎．浮腫削除による影響と蛋白尿の取り扱い．日本妊娠中毒症学会雑誌．12, 2004, 59-62．
3）Baba, Y. et al. Urinary protein-to-creatinine ratio in pregnant women after dipstick testing：prospective observational study. BMC Preg Childbirth. 15（1）, 2015, 331.
4）Yamada, T. et al. Isolated gestational proteinuria preceding the diagnosis of preeclampsia- an observational study. Acta Obstet Gynecol Scand. 95（9）, 2016, 1048-54.
5）Watanabe, K. et al. Outline of the new definition and classification of "Hypertensive Disorders of Pregnancy（HDP）"；a revised JSSHP statement of 2005. Hypertens Res Preg. 6（2）, 2018, 33-7.
6）日本妊娠高血圧学会編．妊娠高血圧症候群の診療指針 2015：Best Practice Guide．東京, メジカルビュー社, 2015, 251p.
7）Ohno, Y. et al. Results of a questionnaire survey on pregnancy-associated stroke from 2005 to 2012 in Aichi prefecture, Japan. Hypertens Res Preg. 2（1）, 2014, 16-20.
8）大野泰正．妊産婦の脳出血への対応を脳神経外科と協働する．日本産科婦人科学会雑誌．70（3）, 2018, 1165-9.
9）大野泰正ほか．愛知県全分娩施設における子癇、妊産婦脳卒中、尿蛋白陽性妊婦管理に関する研究．愛知県周産期医療協議会, 2016．

# SECTION 6

## 妊娠 24 週の妊婦が
## 突発性下腹部激痛を訴えたらどうする？
##### —— 早産予防管理と限界 ——

### 症例 9

　31 歳、G1P0、既往歴や家族歴に特記すべき異常はなかった。妊娠反応陽性で少量の持続性性器出血にて当院を初診した。子宮内に胎嚢を認め、子宮口奥から太い茎を有する易出血性で小指頭大の子宮頸管ポリープを認めた。ピペリドレート塩酸塩（ダクチル®）、トラネキサム酸（トランサミン®）を処方して安静を指示した。妊娠 12 週 0 日、性器出血増量との訴えで当院を受診。子宮頸管ポリープの状態は変わらず、炎症所見や出血は認めず、子宮頸管長は 42.8mm であった。子宮頸管ポリープ切除も検討したが、太い茎が子宮口の相当奥から続いており、脱落膜ポリープと判断して捻除せず、定期的な消毒とピペリドレート塩酸塩投与（妊娠 16 週まで）など保存的に経過観察し、性器出血が増量した場合は高次医療施設へ紹介する方針とした。妊娠 20 週 0 日の妊婦健診では推定体重 325g の正常胎児を認め、子宮頸管長 36mm で funneling（内子宮口の開大）なし（図1）、時々少量の性器出血を認めるのみとのことでポビドンヨード（イソジン®）とクロラムフェニコール（クロマイ®）腟錠による腟内消毒を行った。

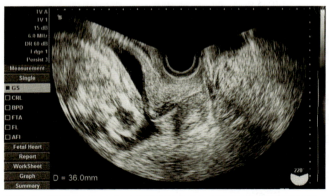

**【図 1】 妊娠 20 週 0 日の妊婦健診における経腟超音波検査**
子宮頸管長 36mm で funneling を認めなかった。

妊娠 24 週 5 日の妊婦健診では推定体重 848g（＋ 0.4SD）の正常胎児を認め、時々ごく少量の性器出血を認めるのみで腹部緊満はないとの訴えであった。

　妊娠 24 週 6 日、午前 8 時 20 分、「朝 6 時から突然下腹部が痛くなり間歇なく持続性で動けないほど強い。性器出血はないが胎動を感じない。現在、家には誰もおらず 1 人だがどうしたらよいか？」と当院から 1km 離れた妊婦の自宅から電話連絡があった。医師は常位胎盤早期剥離を疑い、A 地域周産期母子医療センターに直接救急搬送応需の了承を得て、妊婦に救急要請するよう指示した。午前 9 時 0 分に救急隊員が妊婦に接触した時点で胎児が発露状態であるとの報告を受け、車内分娩の応急処置を指示すると同時に A 地域周産期母子医療センター担当医にも状況を報告した。A センター NICU では在胎 24 週の新生児管理が困難のため、B 地域周産期母子医療センターへの直接救急搬送となった。

　9 時 30 分、B センター到着直後に分娩となった。新生児は 744g の男児で、Apgar スコア 1 分値 0 点であったが、バッグバルブマスクによる蘇生にて心拍再開したため気管挿管し、NICU 入院となった。肺サーファクタント製剤を投与するも血圧不安定で酸素需要が高まり、新生児遷延性肺高血圧症（persistent pulmonary hypertension of the newborn；PPHN）と判断して一酸化窒素（NO）吸入療法を開始するも、翌日朝に新生児死亡となった。産婦は分娩後に熱発したが、翌日には解熱して退院となった。母体腟培養および新生児血液培養から B 群溶連菌（B 群溶血性連鎖球菌、GBS）が検出された。母体血液検査は搬送時が白血球数 3 万 1,900/μL、CRP 1.68mg/dL、産褥 1 日目が白血球数 2 万 5,900/μL、CRP 14.76mg/dL、産褥 4 日目が白血球数 8,500/μL、CRP 1.95mg/dL であった。胎盤病理検査にて絨毛膜羊膜炎 stage 1、臍帯病理検査にて臍帯炎 stage 3 を認めた。

## 早産の実態（疫学）

　早産は妊娠 22 週 0 日から 36 週 6 日までの児娩出を意味する。WHO は 2023 年に下記の内容を報告している[1]。① 2020 年に全世界で 1,340 万人の新生児が早産で出生している、②早産合併は 5 歳児未満における児死亡の主原因で、2019 年において 90 万人が早産合併により死亡している。③これらの児死亡の 4 分の 3 は適切な医療介入（超音波検査による早産傾向把握、感染症対策、子宮収縮抑制治療、生後児保温、哺乳補助、児感染症対策など）により防ぎ得る。

　中井は、わが国における早産率は 1980 年代から 2000 年代まで増加の一途をたどり、2010 年代からわずかな減少傾向を示しているが、この変化は早産治療の変

遷（切迫早産を対象とした治療から早産ハイリスク群の予防治療への転換）と関連していると述べている（図2）[2]。

## 極低出生体重児の予後

河野は、日本新生児臨床研究ネットワーク（Neonatal Research Network Japan；NRNJ）データベースに登録された2003～2015年出生の極低出生体重児（1,500g未満）5万5,444人について検討した[3]。極低出生体重児の死亡率は出生体重が小さいほど高い。3歳までの死亡率は全体で8.1%、超低出生体重児（1,000g未満）では13.9%であった。2003年から2015年の経年変化として、全対象死亡率が11.9%から5.6%に減少し、特に妊娠22～24週での低下が著しかった。極低出生体重児の出生体重別の3歳までの死亡率を図3[3]に示す。3歳時評価における神経学的障害（脳性麻痺、失明、補聴器使用、発達遅滞のいずれか1つ以上の障害）は19.3%、超低出生体重児では27.8%であった。死亡と神経学的障害を合わせた予後不良例は16.1%、超低出生体重児では25.6%であった。極低出生体重児の在胎週数別予後を図4[3]に示す。従って、妊娠20週台の極低出生体重児の早産は何としても防ぎたい。

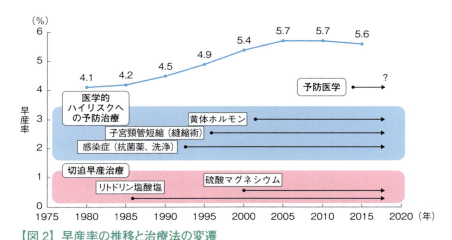

**【図2】早産率の推移と治療法の変遷**

（厚生労働省．昭和55年～平成28年人口動態調査を参考に作成）
（文献2より引用）

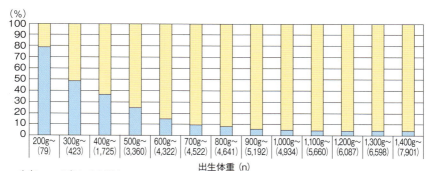

【図3】極低出生体重児の出生体重別の3歳までの死亡率

（文献3より引用）

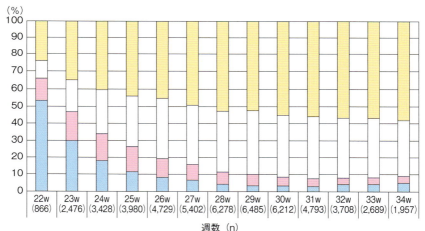

【図4】極低出生体重児の在胎週数別予後
NDI：神経学的障害（脳性麻痺、失明、補聴器使用、発達遅滞のいずれか1つ以上の障害）

（文献3より引用）

## 切迫早産、早産に対する管理総論

　以前、早産治療は切迫早産（妊娠22〜36週で、規則的子宮収縮があり、かつ子宮頸管の開大度・展退度の進行がある場合、または初診時の子宮頸管開大2cm以上の場合）を対象として行われていた。1986年に導入されたリトドリン塩酸塩

（ウテメリン®）や硫酸マグネシウムなどの子宮収縮抑制治療が主体であった。しかし、その間も早産率は増加し続け、これらの治療が十分機能したとはいえない。1990年ごろから、医学的早産ハイリスク群（早産既往、円錐切除既往、多胎、子宮頸管長短縮、細菌性腟症）に対する予防治療が提唱され始めた。感染症（絨毛膜羊膜炎、細菌性腟症）に対する抗菌薬投与や子宮頸管短縮に対する子宮頸管縫縮術などである。予防治療への転換が近年の早産率増加抑制に関連していると推察される（図2）[2]。

## 切迫早産に対する直接的治療

### 1. リトドリン塩酸塩

　子宮収縮抑制薬であるリトドリン塩酸塩の投与期間はわが国（長期持続投与）と欧米（48時間以内投与の短期投与）との間に大きな乖離がある。短期投与法はリトドリン塩酸塩持続点滴を48時間で終了し、その間に経母体ステロイド投与を行うものである。

　2014年のCochrane Database of Systematic Reviewは、リトドリン塩酸塩点滴投与群はプラセボ群に比較して投与開始48時間以内の早産を有意に抑制するが、7日以内の早産抑制には有効性を認めないと報告した[4]。つまり、リトドリン塩酸塩点滴投与は高次医療施設への母体搬送やステロイド薬投与の時間を作るだけの妊娠延長効果はあるが、複数の重篤な副作用を考慮すると長期間投与を推奨するデータはないとの結論であった。米国産婦人科学会は、ステロイド薬投与による児予後改善、妊娠32週未満での硫酸マグネシウムの胎児脳保護作用、リトドリン塩酸塩による48時間までの妊娠延長効果を推奨し、48時間以上の長期間維持療法には妊娠延長や児予後に有意差なく推奨できないとしている[5]。2013年の欧州医療局勧告では48時間以上のリトドリン塩酸塩投与は副作用（動悸、手の震え、高血糖、悪心・嘔吐、横紋筋融解症、肺水腫など）のため禁忌としている[6]。欧米では、リトドリン塩酸塩経口薬は有効性を認めないとして使用されていない。

　一方、わが国では1986年にリトドリン塩酸塩が販売されて以来現在に至るまで、リトドリン塩酸塩の低用量長期持続投与が広く行われている歴史がある。短期投与法でも児予後に差がないといわれても、これまでのルーチン（標準的治療）を急に変えることは困難と思われる。『産婦人科診療ガイドライン：産科編2023』（以下、『ガイドライン2023』）では、リトドリン塩酸塩を48時間以上持続点滴投与または持続点滴投与中止後に経口薬を継続する場合には、減量や中止の可否も検討した

上で選択されることが望ましいとしている[7]。

## 2. 硫酸マグネシウム

　硫酸マグネシウムの早産予防効果に関する高いエビデンスがないため、欧米では切迫早産治療薬としては勧められていない。副作用のためリトドリン塩酸塩の使用が困難な症例に対して、高マグネシウム血症（脱力感、腱反射低下、頭痛、呼吸抑制など）に注意して使用する。長期投与が必要な場合は高次医療施設で慎重に管理すべきである。一方、WHO[8] も『ガイドライン2023』[7] も、早産が予想される妊婦に対して胎児脳保護を目的とした硫酸マグネシウム投与を推奨している。

### 医学的早産ハイリスク群に対する予防的治療

　子宮頸管無力症（外出血や子宮収縮などの切迫流早産徴候がないにもかかわらず子宮口が開大する状態）や子宮頸管短縮症例は早産ハイリスク群であり、以前から子宮頸管縫縮術が治療として汎用されてきた。子宮頸管縫縮術には予防的縫縮術（子宮口開大も子宮頸管短縮もない早産ハイリスク群に対して行う）と治療的縫縮術（既に子宮口開大や子宮頸管短縮を認める症例に対して行う）がある。早産ハイリスク群に対する予防的子宮頸管縫縮術の有効性に関する高いエビデンスはないが、前回妊娠が早産であった症例の 24％が次回妊娠で子宮頸管無力症と診断されたこと、早産ハイリスク群で経過観察とした症例の約 40％が治療的子宮頸管縫縮術を要したことなどから、WHO[8] や『ガイドライン2023』[9] は、早産ハイリスク群に対する予防的子宮頸管縫縮術を妥当としている。

　一方、治療的子宮頸管縫縮術の有効性に関しては、前回妊娠が早産で次回妊娠において子宮頸管長短縮（妊娠 16～24 週で 25mm 未満）を認めた症例に対する治療的子宮頸管縫縮術が早産を減少させたとの報告があり、米国産婦人科学会も妊娠 24 週未満の子宮頸管短縮例に対する治療的子宮頸管縫縮術を推奨している[5]。ただし、妊娠 24 週以降の治療的子宮頸管縫縮術の有効性に関する高いエビデンスはない。また近年、子宮頸管短縮例に対してペッサリーの有用性が注目されている。ペッサリーの早産抑制効果は多胎では報告されているが[10]、単胎では未確定である。

　絨毛膜羊膜炎は早産の主原因である。組織学的絨毛膜羊膜炎は、新生児慢性肺疾患、脳性麻痺[11]、壊死性腸炎などとの関連が報告されている。子宮頸管炎や臨床的絨毛膜羊膜炎に対しては抗菌薬を使用し、羊水感染が疑われる場合は抗菌薬治療とともに適切な時期での児娩出を要する。ただし、未破水の切迫早産症例に対するルーチンの抗菌薬使用の有用性に関するエビデンスはなく勧められていない。

## 子宮頸管長計測

切迫早産時の子宮頸管開大は内子宮口側から始まり、頸管長を短縮させる。妊娠20〜24週の子宮頸管長の平均は約42mmであり、25mm未満の場合は42%、20mm未満の場合は75%が早産に至るとのわが国の大規模調査報告があり[12]、『ガイドライン2023』[10]では、妊娠18〜24週の子宮頸管長計測が流早産ハイリスク症例の抽出に有効だが、全例に対して施行すべきかは今後の検討事項としている。

ただし、MedleyらによるSystematic Reviewでは、子宮頸管長測定は全妊婦ではなく早産ハイリスク妊婦に対して勧めており[13]、Liらは、全妊婦を対象とした子宮頸管長測定の児予後改善に関する明確なエビデンスはないと報告している[14]。

## 症例の振り返り

早産の実態と早産予防治療について解説してきたが、本症例はおそらく防ぐことが非常に困難な特殊ケースであった。わずか1日の経過で、絨毛膜羊膜炎から胎児敗血症となり、急激な子宮収縮から早産に至り、児を救命できなかった。早産予防と治療の限界を痛感した症例である。

### 1. 本症例はB群溶連菌による劇症型溶連菌感染症か？

劇症型溶連菌感染症（溶連菌による毒素性ショック症候群、streptococcal toxic shock syndrome；STSS）の原因菌のほとんどはA群連鎖球菌（group A *streptococcus pyogenes*；GAS）であるが、まれにGBSもある。

本症例では、GBSが原因となって胎児にSTSS類似の病態が生じた可能性がある。腟内GBSの上行性感染から短時間のうちに絨毛膜羊膜炎、臍帯炎、胎児敗血症に進展し、同時に子宮筋の異常な収縮を惹起して急激な早産になったと考えられる。母体も熱発し、白血球数やCRP値が異常値を示すも、母体敗血症まで至らなかったことがせめてもの救いである。GBSは新生児から老人に至るまで幅広い年齢層において深部感染症を引き起こす重要な起炎菌であるが、腟内や直腸内の常在菌であり、妊婦の20〜30%は保菌者と考えられる。腟炎症状もなく腹部緊満や性器出血もなかったため、本症例で腟一般培養検査を行っていないことは不適当とはいえない。子宮頸管ポリープ（実際は脱落膜ポリープ）が感染源になったかは不明だが、ポリープ切除をせず保存的管理を行ったことも不適当とはいえない。どう考

えても早産を防ぐことができなかったつらい症例である。

## 2. 妊娠中に子宮頸管ポリープを切除すべきか？

子宮頸管ポリープは成人女性の 2～5％に見られる疾患で、ほとんどが良性だが、まれに悪性の場合もあり、原則的には切除して組織学的検査を行う。妊娠中の子宮頸管ポリープは早産のリスク因子であるが[15]、切除により流早産を誘発するリスクがあるという切除に否定的な考えと、ポリープ自体が出血、感染源となるため予防的切除が好ましいとの肯定的な考えがある。子宮内膜から連続する脱落膜ポリープは、切除により流早産のリスクが高まることから、脱落膜ポリープが疑われて腟からの大量出血がなく悪性腫瘍の可能性が否定できる場合は、保存的治療が好ましいとの報告がある[16, 17]。本症例のポリープは、子宮内奥から連続する脱落膜ポリープが疑われたため切除せず保存的管理を行った。前述のように、脱落膜ポリープ切除は早産リスクを高める一方で、非切除は感染源となる可能性がある。本症例のような場合の切除の要否については、非常に難しい判断となるだろう。

---

### 今回 の VIEWPOINT

❶ わが国の早産率は 2000 年代まで増加して 2010 年代からわずかな減少傾向を示しているが、この変化は早産治療の変遷と関連している。 一次 高次

❷ 早産治療は、切迫早産に対する子宮収縮薬を用いた直接的治療から、医学的早産ハイリスク群（早産既往、子宮頸管長短縮、細菌性腟症）に対する予防治療に移行した。 一次 高次

❸ 劇症型溶連菌感染症による急激な流早産は防ぐことが非常に困難である。 一次 高次

❹ 劇症型溶連菌感染症の原因菌のほとんどは GAS であるが、まれに GBS もある。 一次 高次

❺ 妊娠中の子宮頸管ポリープは早産のリスク因子である。 一次 高次

❻ 子宮頸管ポリープ切除により流早産を誘発するとの否定的な考えと、ポリープが出血、感染源となるため予防的切除が好ましいとの肯定的な考えがある。 一次 高次

❼ 脱落膜ポリープは、切除により流早産のリスクが高まることから保存的治療を優先する。 一次 高次

## ■引用・参考文献

1）WHO. Preterm birth. https://www.who.int/news-room/fact-sheets/detail/preterm-birth ［2025. 2. 6］
2）中井章人. "切迫早産・子宮頸管無力症". 臨床産科学テキスト. 長谷川潤一編. 大阪, メディカ出版, 2019, 90-4.
3）河野由美. Neonatal Research Network of Japan（NRNJ）データベースからみた極低出生体重児の予後. 日本周産期・新生児医学会雑誌. 56（2）, 2020, 203-12.
4）Neilson, JP. et al. Betamimetics for inhibiting preterm labour. Cochrane Database Syst Rev. 2014（2）, 2014, CD004352.
5）American College of Obstetricians and Gynecologists' Committee on Practice Bulletins Obstetrics. Practice Bulletin No.171：Management of preterm labor. Obstet Gynecol. 128（4）, 2016, e155-64.
6）Scientific conclusions and grounds for revocation or variation as applicable to the terms of the marketing authorizations and detailed explanation for the differences from the PRAC recommendation. https://www.ema.europa.eu/en/documents/referral/short-acting-beta-agonists-article-31-referral-annex-ii_en.pdf ［2024. 11. 8］
7）日本産科婦人科学会／日本産婦人科医会. "CQ302 切迫早産の診断と管理の注意点は？". 産婦人科診療ガイドライン：産科編 2023. 東京, 日本産科婦人科学会, 2023, 146-50.
8）WHO. WHO Recommendation on interventions to improve preterm birth outcomes. Geneva, World Health Organization, 2015, 162p.
9）日本産科婦人科学会／日本産婦人科医会. "CQ301 頸管無力症など, 流早産ハイリスク妊婦の抽出とその対応は？". 前掲書 8. 140-5.
10）Zheng, L. et al. Cervical pessaries for the prevention of preterm birth：a systematic review and meta-analysis. J Matern Fetal Neonatal Med. 32（10）, 2019, 1654-63.
11）Shi, Z. et al. Chorioamnionitis in the development of cerebral palsy：a meta-analysis and systematic review. Pediatrics. 139（6）, 2017, e20163781.
12）Shiozaki, A. et al. Multiple pregnancy, short cervix, part-timeworker, steroid use, low educational level and male fetus are risk factors for preterm birth in Japan：a multicenter, prospective study. J Obstet Gynecol Res. 40（1）, 2014, 53-61.
13）Medley, N. et al. Clinical guidelines for prevention and management of preterm birth：a systematic review. BJOG. 125（11）, 2018, 1361-9.
14）Li, Q. et al. Precocious cervical ripening and a screening target to predict spontaneous preterm delivery among asymptomatic singleton pregnancies：a systematic review. Am J Obstet Gynecol. 212（2）, 2015, 145-56.
15）Wakimoto, T. et al. Relationship between unremoved cervical polyp in pregnancy and spontaneous preterm birth. Am J Obstet Gynecol. 227（6）, 2022, 899.
16）Tokunaka, M. et al. Decidual polyps are associated with preterm delivery in cases of attempted uterine cervical polypectomy during the first and second trimester. J Matern Fetal Neonatal Med. 28（9）, 2015, 1061-3.
17）Huang, YL. et al. Analysis on pregnancy outcomes and risk factors of cervical polypectomy during the first and second trimester pregnancy. J Obstet Gynecol Res. 48（10）, 2022, 2486-92.

# SECTION 7

## 頻回な腹痛、性器出血、胎動減少を訴えたらどうする？
―― 常位胎盤早期剝離への対応 ――

### 症例 10

　24歳、G1P0。妊娠36週6日の妊婦健診は、血圧114/74mmHg、尿蛋白半定量（1＋）、児の推定体重は2,308g（－1.4SD）であった。

　妊娠37週3日、15時5分、「昨夜から10分間歇の不規則な腹痛があり眠れず、今は生理2日目ほどの大量出血がある」「胎動はよく分からない」と、当院から5km離れた妊婦実家から電話連絡があり、常位胎盤早期剝離を疑い至急来院を指示した。15時40分、当院来院時所見は、血圧153/107mmHg、腹部板状硬、2分間歇の強い腹痛、性器出血多量であった。15時54分、超音波検査にて胎児死亡、胎盤内に巨大な血腫を認め（図1）、常位胎盤早期剝離による子宮内胎児死亡と診断し、A地域周産期母子医療センターに搬送依頼して応需された。

　16時1分に救急車が出発し、16時17分にAセンターに到着、収容された。

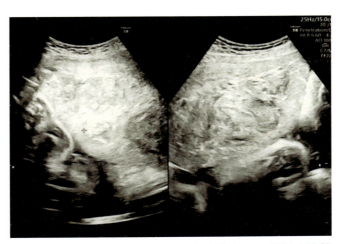

【図1】 症例10：当院来院時の超音波検査により認めた胎盤肥厚と胎盤内血腫

DIC（ヘモグロビン 11.9g/dL、血小板数 9,100/μL、フィブリノゲン 91 mg/dL）を認めたため、緊急帝王切開術の方針となった。死亡児は 2,205g の女児、胎盤は完全剝離状態で子宮前壁にクーブレール徴候を認め、術中出血量は 1,500g であった。輸血（フィブリノゲン 3g、RBC［red blood cell］12 単位、FFP［fresh frozen plasma］12 単位、血小板 20 単位）を施行し、翌日にはヘモグロビン 8.5g/dL、血小板数 1 万 3,400、フィブリノゲン 271 mg/dL に改善し、術後 8 日目に退院となった。

### 症例 11

　35 歳、G3P1（骨盤位による帝王切開術既往あり）。妊娠 29 週 1 日の妊婦健診では、血圧 106/67mmHg、尿蛋白半定量（－）、児の推定体重は 1,436g（±0SD）であった。

　妊娠 30 週 5 日、16 時 45 分、「昨日から胎動を感じにくい」「性器出血はないが、おなかは生理痛のように痛んでいつもと違う感じ」「明日、妊婦健診だからそれまで様子を見ていいですか」と当院から 3km 離れた妊婦自宅から電話連絡があり、常位胎盤早期剝離を疑い至急来院を指示した。17 時 10 分、当院来院時の所見は、血圧 178/101mmHg、尿蛋白半定量（4＋）、性器出血なし、頻回な子宮収縮と持続性腹痛であった。CTG（cardiotocogram：胎児心拍数陣痛図）（図 2）にて胎児心拍数基線 110bpm、基線細変動消失、超音波検査にて胎盤肥厚を認めた。重症妊娠高血圧腎症で常位胎盤早期剝離を否定できないと判断し、B 地域周産期母子医療センターに搬送依頼して応需された。

　17 時 51 分に救急車が出発し、18 時 15 分に B センターに到着、収容された。ヘモグロビン 8.5g/dL、血小板数 1 万 6,800μL、フィブリノゲン 205mg/dL、FDP（fibrin/fibrinogen degradation products：フィブリン・フィブリノゲン分解産物）233μg/mL であった。18 時 49 分、緊急帝王切開術にて Apgar

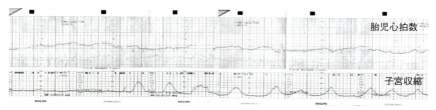

【図 2】症例 11：当院来院時の CTG

スコア 1 分値 0 点 /5 分値 0 点、1,422g の女児を娩出、臍帯動脈血 pH 6.703、常位胎盤早期剝離（剝離面積約 40％）であった。母体は輸血（フィブリノゲン 3g、RBC 6 単位、FFP 6 単位）と降圧療法（ニカルジピン持続静脈内投与、ニフェジピン CR 内服）にて全身状態が改善し、術後 7 日目に退院となった。

児は新生児科医師による蘇生（人工換気、ボスミン®投与、胸骨圧迫法など）が施され、生後 19 分に心拍再開（心拍数 60bpm、$SpO_2$ 30〜60％）、生後 31 分に心拍数 110〜120bpm、$SpO_2$ 95〜97％ に上昇し以後 NICU 管理となった。生後 7 日目の頭部 MRI 検査にて IVH（intraventricular hemorrhage：脳室内出血）Ⅲ度（脳室拡張を伴う脳室内出血）を認めた。生後 3 カ月目の頭部 CT 検査にて脳幹、小脳、大脳半球が軟化し、脳実質は痕跡的であることから新生児低酸素性虚血性脳症（hypoxic ischemic encephalopathy；HIE）と診断された。

## 症例 12

31 歳、G2P1。妊娠 34 週 5 日の妊婦健診は、血圧 122/65mmHg、尿蛋白半定量（−）、児の推定体重は 2,145g（− 0.9SD）であった。

妊娠 36 週 2 日、19 時 45 分、「いつもより何となく張りが多く生理痛のような痛みがある」「胎動は子どもの世話をしているせいか分かりにくい」と、当院から 1km 離れた妊婦自宅から電話連絡があり、常位胎盤早期剝離も否定できないため至急来院を指示した。20 時 5 分、当院来院時の所見は、血圧 158/104mmHg、尿蛋白半定量（3 ＋）、性器出血なし、子宮口開大 1.5cm、1 分間歇の頻回な子宮収縮を認め、腹部はやや硬い程度であった。CTG（図 3）にて胎児心拍数基線 150bpm、基線細変動減少、遅発一過性徐脈（最下点 120bpm、持続時間 30 秒）を認めた。20 時 23 分、血圧が 170/109mmHg に上昇したためニカルジピン持続静脈内投与を開始、重症妊娠高血圧腎症で常位胎盤早期剝離を否定できないと判断し、C 地域周産期母子医療センターに搬送依頼して応需された。20 時 29 分に CTG にて遅発一過性徐脈（最下点 60bpm、持

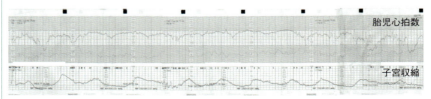

【図 3】症例 12：当院来院時の CTG

続時間50秒）を認めた。

　20時38分に救急車が出発し、20時57分にCセンターに到着、収容された。性器出血と超音波検査での胎盤後血腫を認めたため、常位胎盤早期剥離と診断された。ヘモグロビン10.4g/dL、血小板数2万1,500/μL、フィブリノゲン418mg/dLであった。22時2分、緊急帝王切開術にてApgarスコア1分値1点/5分値5点、1,422gの女児を娩出した。

　臍帯動脈血pH 7.088、常位胎盤早期剥離（剥離面積約40%）、術中出血量1,830gで、子宮収縮不良のためBakri®バルーンを子宮内に挿入、留置した。母体は輸血（RBC 8単位、FFP 8単位）と降圧療法（ニフェジピンCR内服）にて全身状態が改善し、術後5日目に退院となった。

　児は生後40分での動脈血がpH 7.29と改善したものの、筋緊張低下が持続、常位胎盤早期剥離母体からの出生、Apgarスコア10分値5点であったため、低体温療法の適応ありと判断してD大学病院NICUへ転院搬送となった。HIE重症度分類（Sarnat分類）Stage 2と判断され、翌日の午前2時30分（生後約4時間）からフェンタニル、ミダゾラムによる鎮静下での低体温療法を開始した。日齢4に低体温療法と鎮静療法を終了、日齢8に人工呼吸管理から離脱した。日齢10の頭部MRI検査にてIVHやPVL（periventricular leukomalacia：脳室周囲白質軟化症）を認めず、日齢16にCセンターNICUへ帰院、日齢25に退院、神経学的異常を認めず経過している。

## 症例13

　38歳、G4P1。妊娠33週3日、正午、「性器出血が多量で下腹部が常に痛い。胎動を感じない」との電話連絡があり、症状から常位胎盤早期剥離を疑った。妊婦の現在地が当院から15km離れたショッピングモール内のトイレで、当院までの来院所要時間は60分以上と推定された。常位胎盤早期剥離の場合、当院来院後に母体搬送する時間的余裕はないと考え、妊婦の現在地から5kmの場所にあるE地域周産期母子医療センターに直接母体搬送受け入れの了解を得て、その旨を妊婦と救急隊に説明し、直接Eセンターに搬送となった。12時44分にEセンター到着、CTGにて胎児心拍数基線140bpm、超音波断層法にて胎盤後血腫を認め、常位胎盤早期剥離と診断した。13時15分、緊急帝王切開術にてApgarスコア1分値3点/5分値4点、1,586gの男児を娩出、臍帯動脈血pH 7.141、常位胎盤早期剥離（剥離面積約30%）を認めた。術後、輸血（RBC 4単位）を施行し、術後6日目に母親が退院、日齢20日目に児が退院となった。

## 常位胎盤早期剝離の疫学

　常位胎盤早期剝離は発症後短時間で子宮内胎児死亡、母体 DIC、母体死亡など母児共に重篤な転帰をとる疾患である。常位胎盤早期剝離の発症率は 5.9/1,000分娩[1] で、発症リスク因子として、35 歳以上（RR［relative risk：相対危険度］= 1.2）、喫煙（RR = 1.4）、妊娠高血圧症候群（RR = 4.5）、常位胎盤早期剝離既往妊婦（RR = 10）、子宮内感染（RR = 9.7）などが報告されている[2~4]。わが国の妊産婦死亡全国調査（2010~2022 年、n = 558）では産科危機的出血が死亡原因の第 1 位（18%）で、その内訳は子宮型羊水塞栓症 43%、子宮破裂 14%、常位胎盤早期剝離 10%、癒着胎盤 10%、弛緩出血 9%、子宮内反症 4% であり、常位胎盤早期剝離は妊産婦死亡原因としても重要である[5]。『産科医療補償制度 再発防止に関する報告書』によると、分娩関連脳性麻痺の原因の 16.4% が常位胎盤早期剝離で最多であった[6]。

## 常位胎盤早期剝離の疑い

　常位胎盤早期剝離において、妊婦からの症状の情報提供から、いかに早く同疾患を疑い来院を指示できるか、来院後に適切な診断を行えるか、適切な時期に適切な場所と方法で分娩を終了（児を娩出）させることができるか、が母児の予後を大きく左右する。発症時の教科書的な症状は「性器出血、持続性腹痛、子宮板状硬」とされてきたが、必ずしも典型的臨床症状を呈するとは限らない。当院で経験した陣痛発来前発症の常位胎盤早期剝離症例（表）から、「必ずしも性器出血を伴うとは限らない」「胎動の減少や消失を伴うことが多い」「時に持続性ではなく規則的な腹緊（腹部緊満感）として感じる」ことが分かる。『産婦人科診療ガイドライン：産科編 2023』（以下、『ガイドライン 2023』）では「常位胎盤早期剝離の初期症状（性器出血、腹痛、胎動減少など）に関する情報を全ての妊婦に提供する」ことを推奨している。医療スタッフ側も妊婦から上記症状の訴えがあった場合、常に常位胎盤早期剝離の可能性を念頭に来院を指示することが重要である。当院では、妊婦からの電話連絡の際に必ず上記症状を確認するようにしている（図 4）。その際、妊婦の現在地や来院までの所要時間を確認し、発症から治療開始までのタイムロスを生じさせないことが肝要である。

【表】 当院における陣痛発来前発症の常位胎盤早期剝離症例の概要

| | 妊婦 | 連絡時刻 | 訴え | 来院時刻 | 所見 | 搬送先への出発時刻 | 搬送先への到着時刻 | 分娩時刻 | 分娩様式および新生児所見 | 経過 |
|---|---|---|---|---|---|---|---|---|---|---|
| 1 | G4P1 34歳 妊娠36週 | 6:15 | 1時間前に性器出血 以後1分間歇の腹痛 胎動なし | 6:50 | 胎児心拍数基線80bpm 腹部板状硬 性器出血多量 | 7:15 | 7:27 | 8:20 | CS*1 2,036g Ap＝0/0*2 | 剝離面積80% DICスコア＝13 母体輸血（＋） 母体DIC治療（＋） 死産 |
| 2 | G1P0 30歳 妊娠36週 | 11:00 | 性器出血なし 2時間前から持続性腹痛 朝から胎動ほとんどなし | 12:00 | 胎児心拍数基線90bpm 腹部はやや硬い程度 | 12:15 | 12:45 | 13:38 | CS 2,400g Ap＝3/9 | 剝離面積20% DICスコア＝6 母体輸血（－） 児NICU管理 |
| 3 | G3P1 38歳 妊娠33週 | 12:00 | 性器出血多量 持続性腹痛 胎動を感じない | | 妊婦所在地遠方にて高次医療施設へ直接救急搬送 | | 12:44 | 13:15 | CS 1,586g Ap＝2/8 | 剝離面積30% 母体輸血（＋） 児NICU管理 |
| 4 | G1P0 37歳 妊娠28週 | 16:00 | 性器出血なし 7時間前から持続性腹痛 胎動減少 | 16:30 | 胎児心拍数基線180bpm 基線細変動消失 腹部は明らかに硬い | 17:30 | 17:55 | 18:38 | CS 1,114g Ap＝1/6 | 剝離面積30% DICスコア＝6 母体輸血（－） 児NICU管理 |
| 5 | G3P2 28歳 妊娠37週 | 12:30 | 性器出血少量 7時間前から持続性腹痛 胎動減少 | 13:00 | 胎児心拍数基線70bpm 腹部は明らかに硬い 性器出血少量 | 13:20 | 13:34 | 14:11 | CS 2,740g Ap＝4/6 | 剝離面積40% DICスコア＝6 母体輸血（－） 児通常管理 |
| 6 | G2P1 39歳 妊娠37週 | 3:00 | 性器出血なし 15分間歇の腹痛 胎動少なめ | 3:40 | 胎児心拍数基線70bpm 腹部は明らかに硬い 性器出血中等量 | 4:35 | 4:48 | 5:15 | 経腟分娩 3,100g Ap＝2/8 | 剝離面積30% DICスコア＝5 母体輸血（－） 児通常管理 |
| 7 | G1P0 33歳 妊娠34週 | 0:17 | 性器出血多量 持続性腹痛 胎動あり | 0:30 | CTG正常 腹部は多少硬い 性器出血多量 | 1:21 | 1:32 | 2:54 | CS 2,088g Ap＝8/9 | 剝離面積70% 母体輸血（－） 児NICU管理 |
| 8 | G2P1 33歳 妊娠38週 | 6:35 | 性器出血なし 1時間前から持続性腹痛 胎動を感じない | | 妊婦所在地遠方にて近隣の産科病院への直接救急搬送 | | 7:37 | 7:56 | CS Ap＝5/9 | 剝離面積50% 母体輸血（－） 新生児搬送 |

*1CS（cesarean section）：帝王切開術　　*2Ap：Apgarスコア1分値/5分値

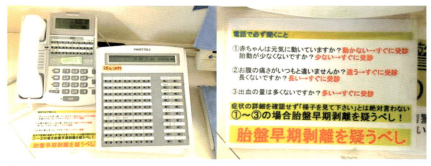

【図4】 各電話器に貼付した電話応対時の注意事項（当院）

## 常位胎盤早期剝離の診断

　来院後の診断は、臨床症状、CTG所見、超音波断層法所見、母体血液検査結果などを総合して行われる。CTG上の所見として、遅発一過性徐脈、基線細変動消失、高度変動一過性徐脈、遷延一過性徐脈、徐脈、サイナソイダルパターンなどさまざまな異常所見が報告されている一方、常位胎盤早期剝離例の20％ではreassuring patternを示したとの報告もある[7]。超音波異常所見は、胎盤後面の血腫（胎盤後血腫）形成、胎盤内血腫像、胎盤肥厚像、胎盤辺縁剝離像などがある。Glantzらの後方視的研究によると、超音波断層法の診断精度は感度24％、特異度96％で、所見がなくても常位胎盤早期剝離は否定できないという結果であった[8]。Nagayamaらは超音波断層法の診断率は胎盤前壁付着例で100％、胎盤後壁付着例で67％と報告した[9]。臨床現場で重要なことは、臨床症状から常位胎盤早期剝離を疑った場合、たとえ超音波異常所見を認めなくても常位胎盤早期剝離としての管理を開始すべきという点である。

## 常位胎盤早期剝離の管理

　常位胎盤早期剝離では新生児蘇生およびNICU管理、帝王切開術後の弛緩出血対応、DIC治療、輸血治療を必要とする場合が多い。母体がDICに陥っている状況下での帝王切開術は、それ自体が生命の危険につながる。従って、発症から一定時間が経過しており陣痛発来前あるいは分娩まで時間を要する場合は、一次医療施設での無理な管理でなく高次医療施設での万全な管理への移行を考慮する。『ガイドライン2023』では、常位胎盤早期剝離と診断した場合、母児の状態を考慮して

急速遂娩を図るが、自施設で対応困難な場合は初めから対応可能な施設へ救急搬送するか、急速遂娩後に必要に応じて母児の救急搬送を行うとしている。つまり、一次医療施設で常位胎盤早期剝離と判断された場合は、母児救命を重視して高次医療施設へ救急搬送後に、急速遂娩と必要な処置がされることを是とする。

## 高次医療施設への直接搬送

　常位胎盤早期剝離を疑う妊婦の所在地が遠方で来院までの所要時間が長い場合は、妊婦の現在地から近い高次医療施設への直接母体搬送が母児の救命に有効であると考えられる。その教訓が実践されたのが症例 13 である。その場合、救急要請（妊婦あるいは同伴家族）と同時に、一次医療施設担当医が自ら高次医療施設への直接搬送応需の確約を得た上で、妊婦や現場に到着した救急隊員に高次医療施設への直接救急搬送の指示を出す。症例 13 では直接搬送することで、1 時間以上のタイムロスを回避できたと思われる。

## 高次医療施設での対応

　常位胎盤早期剝離を疑い経腟急速遂娩困難な妊婦が救急搬送されてきた場合、ER（emergency room）において救急医と産婦人科医とが協力して対応に当たり、必要時は ER から直接手術室へ入室して緊急帝王切開術を行う体制を取れるのが理想である。

　症例 10 のような胎児死亡を伴う常位胎盤早期剝離では、凝固障害が著しく進行しており仮に外出血を認めなくても子宮内に大量出血している場合が多い。子宮摘出や母体死亡を回避するためには、直ちに RBC や FFP の大量輸血を行い、凝固障害の改善と循環動態の安定を図る。分娩方式としては緊急帝王切開術か経腟分娩があり、欧米では後者が推奨されている [10] が、『ガイドライン 2023』では、医療施設の対応能力や患者状態を考慮して両者のいずれかを選択するとしている。

## 新生児低酸素性虚血性脳症（HIE）と低体温療法

　HIE は、重度の新生児仮死に起因して脳低酸素や脳虚血による神経症状を伴う場合に診断され、脳性麻痺、てんかん、精神運動発達障害など恒久的脳障害へ発展する重篤な疾患である。HIE 重症度は Sarnat により stage 1（軽症）、stage 2（中等症）、stage 3（重症）に分類されている（Sarnat 分類）[11]。

新生児低体温療法は、HIE による恒久的脳障害を予防あるいは軽減する目的で始められた治療法で、世界各国で有効性が報告されている [12]。低体温療法の基本は、脳温度を低下させることで HIE によるさまざまな脳内生化学反応（フリーラジカルによる酸化ストレスなど）を抑制して脳を保護することである。適応基準は、妊娠 36 週以降の出産、出生時体重 2,500g 以上、生後 6 時間以内、低酸素性虚血の存在を示す医学的所見、HIE stage 2 以上とされる。具体的には、エントリー基準 A（Apgar スコア 10 分値 ≦ 5、10 分間以上の蘇生が必要、血液ガス pH ＜ 7、血液ガス BE ≧ 16mmol/L のいずれかを満たす）➡エントリー基準 B（中等度から重症の脳症、意識障害に加えて筋緊張低下、瞳孔反射異常、吸啜低下、臨床的けいれんのいずれかを満たす）➡エントリー基準 C（30 分間以上の脳波記録で基礎律動の中等度以上の異常、けいれん発作波）を満たす場合に低体温療法の適応となる。生後 6 時間以内に開始し、72 時間冷却させ（新生児体温を 33.5℃まで低下）、4 時間以上かけて復温する [13]。症例 12 は 2010 適応基準を満たしたため低体温療法を行ったが、現在のところ幸い神経学的異常を認めていない。

## 今回の VIEWPOINT

❶妊婦からの電話連絡の内容から常位胎盤早期剝離を疑えるスキルを磨く（必ずしも教科書的な症状を訴えるとは限らない）。 一次 高次

❷搬送元と搬送先に関係なく、電話連絡から来院、診察・診断、高次医療施設への搬送、分娩までの所要時間を短縮できるように、妊婦や医師と連携を取りながら対応する。 一次

❸母児の蘇生や治療が容易ではないと判断した場合、母児救命目的による高次医療施設への搬送をためらわない。 一次

❹一次医療施設に通院中の妊婦を、一次医療施設への来院を省略して高次医療施設で直接応需するケースを想定した連携体制づくりを進める。 一次 高次

❺搬送母体到着から児娩出までの時間をいかに短縮できるかが母児の予後を左右するため、ER 到着後に手術室へ直接入室できる体制づくりなども望まれる。 高次

### ■引用・参考文献

1）Ananth, CV. et al. Placental abruption among singleton and twin births in the United States：risk factor profiles. Am. J. Epidemiol. 153（8），2001, 771-8.

2）Matsuda, Y. et al. J. Comparison of risk factors for placental abruption and placenta previa：Case-cohort study. J Obstet Gynaecol Res. 37（6），2011, 538-46.

3）Ananth, CV. et al. Placental abruption and its association with hypertension and prolonged rupture of membranes：a methodologic review and metaanalysis. Obstet Gynecol. 88（2）, 1996, 309-18.

4）Ananth, CV. et al. Preterm premature rupture of membranes, intrauterine infection, and oligohydramnios：risk factors for placental abruption. Obstet Gynecol. 104（1）, 2004, 71-7.

5）妊産婦死亡症例検討評価委員会／日本産婦人科医会. "妊産婦死亡報告事業での事例収集と症例検討の状況について：2010〜2022 年に報告され、事例検討を終了した 558 例の解析結果". 母体安全への提言 2022. 13, 2023, 9-26.

6）日本医療機能評価機構 産科医療補償制度 再発防止委員会. "脳性麻痺発症の主たる原因について". 第 9 回産科医療補償制度 再発防止に関する報告書：産科医療の質の向上に向けて. 東京, 日本医療機能評価機構, 2019, 126.

7）Usui, R. et al. Fetal heart rate pattern reflecting the severity of the placental abruption. Arch Gynecol Obstet. 277（3）, 2008, 249-53.

8）Glantz, C. et al. Clinical utility of sonography in the diagnosis and treatment of placental abruption. J Ultrasound Med. 21（8）, 2002, 837-40.

9）Nagayama, C. et al. Influence of Placental Position on Outcome in Patients with Placental Abruption. J Nippon Med Sch. 73（6）, 2006, 351-3.

10）Cunningham FG, et al. "Obstetrical Hemorrhage". Williams Obstetrics. 25th ed. New York, McGraw Hill, 2018, 767-73.

11）Sarnat, HB. et al. Neonatal encephalopathy following fetal distress. A clinical and electroencephalographic study. Arch Neurol. 33（10）, 1976, 696-705.

12）Jacobs, SE. et al. Cooling for newborns with hypoxic ischemic encephalopathy. Cochrane Database Syst Rev. 2013（1）, CD003311.

13）岩田欧介編集. 2015 CoSTR に基づいた新生児低体温療法実践マニュアル. 東京, 東京医学社, 2016, 231p.

# SECTION 8

## 妊娠中に下肢深部静脈血栓症と診断されたらどうする？
### ―― 静脈血栓塞栓症合併妊娠への対応 ――

### 症例 14

　36 歳、G4P0。脳卒中、心筋梗塞、凝固系異常などの既往歴や家族歴はなかった。A 産科有床診療所における妊婦健診でも特段の異常を認めなかったが、妊娠 27 週ごろから左下肢の著明な腫脹と疼痛を訴え、妊娠 28 週 4 日に A 診療所から B 大学病院へ紹介入院となった。同日に施行した超音波ドプラ法にて左大腿静脈の血流途絶を認めたため、左腸骨静脈から大腿静脈の深部静脈血栓症を疑いヘパリン持続静脈投与（1 万単位／日）を開始、安静度は臥床、トイレ洗面可とした。D-ダイマー 5.2μg/mL（正常値＜1μg/mL）、プロテイン S 活性 30％、プロテイン C 活性 126％、アンチトロンビンⅢ活性 104％であった。

　妊娠 29 週 5 日に施行した MR 静脈造影にて、左大腿静脈、左外腸骨静脈、左総腸骨静脈、右総腸骨静脈の陰影欠損を認め、下肢深部静脈血栓による上記静脈閉塞と診断した（図 1）。下大静脈も描出されず、側副血行路として左下肢大伏在静脈から殿部表在静脈への還流、両側内腸骨静脈系、脊椎静脈系、腹壁静脈が著明に発達していた。

　妊娠 40 週 0 日に破水したため、肺塞栓予防目的で下大静脈の腎動脈分岐部上方に一時的血栓除去用下大静脈フィルター（以下、下大静脈フィルター）を留置し（図 2）、ヘパリン持続静脈投与を中止した。下大静脈フィルター挿入 4 時間後に全身麻酔下にて緊急帝王切開術を施行。3,214 g、Apgar スコア 1 分値 9 点／5 分値 10 点の男児を娩出した。

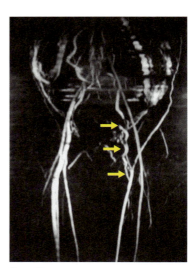

【図 1】妊娠 29 週 5 日、MR 静脈造影

左大腿静脈、左外腸骨静脈、左総腸骨静脈（⇨）、右総腸骨静脈の陰影欠損を認め、該当静脈閉塞と診断した。

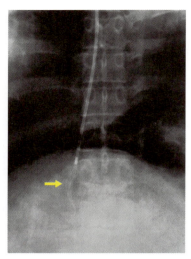

【図2】妊娠40週0日、一時的血栓除去用下大静脈フィルター留置直後の血管造影

肺塞栓予防目的で、下大静脈の腎動脈分岐部上方に一時的血栓除去用下大静脈フィルター（⇨）を留置した。

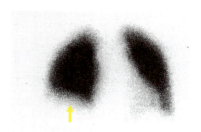

【図3】術後11日目、肺シンチグラフィー

術後11日目に施行した肺シンチグラフィーにて右肺下葉に陰影欠損（⇧）を認め、肺塞栓症と診断した。

　術後1日目にヘパリン持続静脈投与を再開し10日間継続した。術後3日目に超音波断層法にて下大静脈内に血栓像を認めたため、ウロキナーゼ24万単位を投与した。術後4日目に施行した下大静脈造影、下肢静脈造影にて下大静脈フィルター内には血栓を認めず、右膝窩静脈、左浅大腿静脈内に血栓を認めたが浮遊した状態ではなかった。術後5日目に安静を解除した。術後6日目に施行したCT血管造影にて下大静脈内に浮遊血栓を認めず、肺塞栓症のリスクはないと判断して下大静脈フィルターを抜去したが、フィルター内部に小血栓を多数認めた。術後11日目に施行した肺シンチグラフィーにて右肺下葉に陰影欠損を認め肺塞栓症と診断したが（図3）、呼吸障害などは認めなかった。術後12日目、ヘパリン持続静脈投与を中止してワルファリン投与（4 mg/日）に変更となった。母体に呼吸障害などの合併症を認めず、術後14日目に母児共に退院した。

## 妊産婦死亡と肺血栓塞栓症（PTE）、深部静脈血栓症（DVT）、静脈血栓塞栓症（VTE）

　肺血栓塞栓症（pulmonary thromboembolism）は、深部静脈系で形成された血栓（deep venous thrombosis：深部静脈血栓症）が遊離して血流に乗り、肺動脈を閉塞して急性肺循環障害を起こす病態である。肺血栓塞栓症の症状には、呼吸困難、胸部痛、失神、気分不快、嘔吐などがあるが、重症例では突然死やショックに陥り致命的となるため急速な対処が必要となる。飛行機内や災害被災時に生じる「エコノミークラス症候群」と同じ病態である。肺血栓塞栓症と深部静脈血栓症は合併することが多く、静脈血栓塞栓症（venous thromboembolism）と総称する。

　妊娠中は以下の理由で深部静脈血栓症が発症しやすくなる。

①妊娠による血液凝固能亢進、血小板活性化、プロテインS活性低下

②女性ホルモンによる静脈平滑筋弛緩作用

③増大妊娠子宮による腸骨静脈、下大静脈圧迫

④帝王切開術などの手術操作による総腸骨静脈領域の血管障害や術後臥床による血液うっ滞

　日本産婦人科・新生児血液学会による調査（2001〜2005年）によると、妊娠中発症45.7％、分娩後発症54.3％で、死亡率は8.5％であった[1]。妊産婦死亡報告事業の最新報告（2010〜2022年、n＝558）によると、肺血栓塞栓症が妊産婦死亡原因の7％（40例）を占めた[2]。WHOによる系統的解析（2003〜2012年、n＝223万1,500）でも、肺血栓塞栓症が全世界の妊産婦死亡原因の3％を占めた[3]。このように、下肢深部静脈血栓症に起因する肺血栓塞栓症は妊産婦死亡原因として非常に重要な疾患である。

## 妊娠中静脈血栓塞栓症

### 妊産婦死亡事例 （文献4より引用）

　30歳台（35歳以上）、G1P0、BMI 32.0（身長158cm、体重80kg）。妊娠8週の産婦人科有床診療所初診時には悪心はあるものの悪阻症状は軽く、2週間後の受診を指示された。悪阻症状は悪化したが、自己判断で自宅安静を続けていた。妊娠10週ごろから悪心・嘔吐がひどくなり、受診日前日夜に呼吸困難が出現したため産婦人科診療所を緊急受診し、補液500mL施行後に安静入院となった。翌朝、初回トイレ歩行時に突然倒れ心肺停止状態となった。直ちに心肺蘇生しながら高次

医療施設に搬送となったが、治療の甲斐なく同日母体死亡となった。

　本症例は妊娠中静脈血栓塞栓症低リスク群（表 1）[5] に該当し、脱水の程度によっては妊娠中抗凝固療法の適応になった可能性がある。『産婦人科診療ガイドライン：産科編 2023』では重症妊娠悪阻の重篤な合併症として、深部静脈血栓による肺塞栓症は要注意であると注意喚起している。

## 分娩後静脈血栓塞栓症

### 妊産婦死亡事例（文献 4 より引用）

　30 歳台（35 歳以上）、G1P0、BMI 27.3（身長 147cm、体重 59kg）、3 回の自然流産歴があった。妊娠 6 週に自然妊娠のため高次医療施設を初診、抗核抗体陽性、ループスアンチコアグラント陰性であった。妊娠中は順調に経過した。妊娠 40 週に CPD（cephalopelvic disproportion；児頭骨盤不均衡）のため帝王切開術予定であったが、前期破水のため緊急帝王切開術となり、3,500 g の児を娩出した。術中・術後とも静脈血栓塞栓症の予防として弾性ストッキングのみを行っていた。産褥 2 日の初回トイレ歩行（看護師／助産師の付き添いなし）直後に突然倒れ、

### 【表 1】 妊娠中の静脈血栓塞栓症（VTE）リスク分類と予防法

| |
|---|
| **1 群（高リスク妊娠）➡妊娠中抗凝固療法** |
| 1）VTE 既往 2 回以上 |
| 2）VTE 既往 1 回＋①〜④のいずれかに該当<br>　①血栓性素因、②既往 VTE が妊娠中や卵胞ホルモン服用中に発症、③安静、脱水、手術なく発症、④第 1 度近親者に VTE 既往 |
| 3）妊娠前から VTE 治療（予防）目的での抗凝固療法中 |
| **2 群（中リスク妊娠）➡妊娠中抗凝固療法を検討** |
| 1）VTE 既往 1 回（安静、脱水、手術による） |
| 2）VTE 既往なし＋①〜⑩のいずれかに該当<br>　①血栓性素因、②心疾患、③肺疾患、④ SLE（全身性エリテマトーデス）、⑤悪性腫瘍、⑥炎症性腸疾患、⑦炎症性多発性関節症、⑧四肢麻痺・片麻痺、⑨ネフローゼ症候群、⑩鎌状赤血球症 |
| **3 群（低リスク妊娠）** |
| VTE 既往なし＋①〜⑭のいずれか 3 項目以上➡妊娠中抗凝固療法を検討<br>VTE 既往なし＋①〜⑭のいずれか 1〜2 項目➡妊娠中 VTE に留意<br>　① 35 歳以上、②妊娠前 BMI 25 以上、③喫煙者、④第 1 度近親者に VTE、⑤安静臥床、⑥長時間旅行、⑦脱水、⑧静脈瘤顕著、⑨全身感染症、⑩妊娠中手術、⑪卵巣過剰刺激症候群、⑫妊娠悪阻、⑬多胎妊娠、⑭妊娠高血圧腎症 |

血栓性素因：アンチトロンビン、プロテイン S、プロテイン C 欠損症（欠乏症）、高リン脂質症候群

（文献 5 より引用改変）

心肺停止状態となった。気管挿管、抗ショック療法を行ったが同日母体死亡となった。

　本症例は分娩後静脈血栓塞栓症の中リスク群（表2［2群-3]）[6] に該当する。しかし、妊娠中に抗リン脂質抗体症候群であったとすれば妊娠中抗凝固療法が必要で、分娩後静脈血栓塞栓症高リスク群に該当する。自然流産3回で抗核抗体陽性であったため、抗リン脂質抗体症候群の確定診断をすべきであった。また、術後2日目の初回歩行は遅すぎ、看護師／助産師が付き添うべきであった。

## 肺血栓塞栓症（静脈血栓塞栓症）の診断治療

### 1. 早期診断の重要性

　肺血栓塞栓症の管理で最も重要なことは、注意深い臨床症状の観察による早期診断と遅滞なき治療への移行である。代表的症状は「突然発症する胸痛と呼吸困難」だが、「軽度の胸痛」「息苦しさ」「咳から血痰を伴い失神する」ものまで多種多様である。術後歩行開始時の発症が多いため、看護師／助産師による付き添い確認が

### 【表2】分娩後の静脈血栓塞栓症（VTE）リスク分類と予防法

| 1群（高リスク褥婦） |
| --- |
| ➡分娩後抗凝固療法または分娩後抗凝固療法＋間欠的空気圧迫法（弾性ストッキング） |
| 1）VTE 既往1回以上 |
| 2）今回妊娠中に VTE 治療目的での抗凝固療法中 |

| 2群（中リスク褥婦） |
| --- |
| ➡分娩後抗凝固療法または間欠的空気圧迫法（弾性ストッキング） |
| 1）VTE 既往なし＋血栓性素因あり＋3群①～⑫のいずれかに該当 |
| 2）帝王切開＋3群①～⑫のいずれか2項目以上 |
| 3）帝王切開＋VTE 既往なし＋血栓性素因あり |
| 4）①～⑩のいずれかに該当 |
| 　①分娩前 BMI 35 以上、②心疾患、③肺疾患、④ SLE、⑤悪性腫瘍、⑥炎症性腸疾患、⑦炎症性多発性関節症、⑧四肢麻痺・片麻痺、⑨ネフローゼ症候群、⑩鎌状赤血球症 |

| 3群（低リスク褥婦） |
| --- |
| ➡分娩後抗凝固療法または間欠的空気圧迫法（弾性ストッキング）を検討 |
| 1）帝王切開＋①～⑫いずれかに該当 |
| 2）VTE 既往なし＋血栓性素因あり |
| 3）①～⑫のいずれか2項目以上 |
| 　① 35 歳以上、②3回以上経産婦、③妊娠前 BMI 25 以上 35 未満、④喫煙者、⑤安静臥床、⑥静脈瘤顕著、⑦全身感染症、⑧第1度近親者に VTE 既往、⑨産褥期手術、⑩妊娠高血圧腎症、⑪遷延分娩、⑫分娩時大量出血 |

血栓性素因：アンチトロンビン、プロテインS、プロテインC欠損症（欠乏症）、抗リン脂質症候群

（文献6より引用改変）

望ましい。症状が重篤な場合は速やかに医師報告と人員確保、心肺蘇生、$SpO_2$ モニタリングなどを行うと同時に、高次医療施設への母体搬送を躊躇してはならない。症状が軽度な場合でも、肺血栓塞栓症の可能性を念頭に置き、$SpO_2$ モニタリングや胸部 X 線検査などを行い、オーバートリアージを恐れずに母体搬送を検討してもよい。

　急性肺血栓塞栓症の治療は、呼吸不全と右心不全に対する急性期治療と血栓塞栓症の再発予防治療に大別される。急性肺血栓塞栓症の死亡率は高く、Kasper[7]、Sakuma[8] らは発作時ショック状態の死亡率が 16～23％、心肺停止状態の死亡率が 52～65％と報告した。Ota[9] は、重症例で診断が遅れた場合の死亡率は 68％だが、早期に診断できた場合の死亡率は 22％と低いと報告した。このように、急性期を適切にコントロールできれば予後の改善が期待できるため、早期に診断して治療を開始することが最も重要となる。

## 2. 急性期の治療と再発予防

　突然死を免れ、急性期を乗り越えた場合の最大予後決定因子は深部静脈血栓による肺塞栓の再発である。循環動態が不安定な状態での再発は、血栓塞栓子が小さくても致死的となる。

　急性肺血栓塞栓症治療の要点は以下の 2 点である。

　①急性期を乗り切れば予後は比較的良好にて、早期診断・治療が最も重要である。

　②循環動態安定後は再発に注意を要し、迅速かつ適切に抗凝固療法を開始する。

　治療の中心は薬物的抗血栓療法である。重症度により抗凝固療法（未分画ヘパリン、ワルファリン、低分子ヘパリン）と血栓溶解療法（遺伝子組み換え組織プラスミノーゲンアクチベータ [recombinant tissue plasminogen activator；rt-PA]）を使い分ける。治療法の選択には出血リスクも考慮される。ショック例でも出血リスクが高い場合は抗凝固療法が選択されるが、下大静脈フィルターやカテーテル治療により薬物療法の効果を補う。

　より重症例では、カテーテル治療や外科的血栓摘出術により積極的に肺動脈血流の再開を図る。循環動態が保てない場合は PCPS 装置（percutaneous cardiopulmonary support：経皮的心肺補助法。VA-ECMO [veno arterial extracorporeal membrane oxygenation] に相当）を使用して心肺停止に陥るのを防ぐ。急性期を乗り切り循環動態が維持された場合は、迅速かつ適切な抗凝固療法により再発を防止する。抗凝固療法が実施できない場合は、下大静脈フィルターの適応を考慮する。

　下大静脈フィルターは肺動脈内血栓に対する治療や深部静脈血栓の進展予防では

なく、急性肺血栓塞栓症の一次的または二次的予防を目的とする。カテーテル一体型一次留置型フィルターと、永久留置も可能な回収可能型フィルターとがあり、本症例では発売間もない後者を使用した。内頚静脈を穿刺し、カテーテルを挿入して下大静脈まで進め、腎静脈合流部直下に留置する。回収時には画像診断にて残存深部静脈血栓、肺動脈内血栓、フィルター内捕捉血栓を観察する。大量の血栓がフィルター内に捕捉されている場合は、抜去に難渋したり捕捉血栓が肺動脈へ遊離したりする危険があるため、抗凝固療法、血栓溶解療法、血栓吸引などにより血栓を小さくしてから回収する。急性肺血栓塞栓症の治療アルゴリズムを図4[10]に示す。

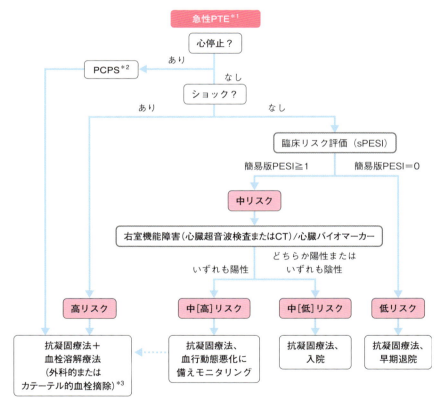

**【図4】急性肺血栓塞栓症（PTE）のリスクレベルと治療アプローチ**[10]

PCPS：経皮的心肺補助装置、PESI：肺塞栓症重症度指数
[*1]：診断され次第、抗凝固療法を開始する。高度な出血のリスクがあるなど抗凝固療法が禁忌の場合には、下大静脈フィルター留置を考慮する。
[*2]：施設の設備や患者の状態により、装着するか否かを検討する。
[*3]：施設の状況や患者の状態により、治療法を選択する。

（Konstantinides SV, et al. 2014 より改変）

## 症例の振り返り

　本症例は、2002 年に筆者が大学病院産科主任教官時代に経験したものである。臨床症状から下肢深部静脈血栓症が疑われて紹介され、精査により左腸骨静脈から左大腿静脈の広範囲に多数の血栓を認めた、いつ肺血栓塞栓症を発症して死亡しても不思議でない重症例であった。しかも妊娠中であり、どうやって分娩を乗り越えるかについて関係各科で何度も検討を重ねた。発売間もない一時的下大静脈フィルター留置を選択したが、当時は国内における妊娠中使用経験が少なく、慎重に管理を行った思い入れの強い症例である。破水後の緊急帝王切開術であったが、各科が綿密に連携して管理に当たり、幸い軽度の肺塞栓症のみで救命できたが、集学的治療が可能な高次医療施設でなければ管理が困難だったと思われる。

## 今回 の VIEWPOINT

❶下肢深部静脈血栓は致死的な肺血栓塞栓症の原因として注意する。
　一次 高次

❷下肢の疼痛、腫脹、熱感などを認めたら深部静脈血栓症を疑い、血管外科を有する高次医療施設への紹介を検討する。 一次 高次

❸分娩後静脈血栓塞栓症のハイリスク群では抗凝固療法など適切な予防策を講じる。 一次 高次

❹帝王切開術後の初回歩行時は医療スタッフが付き添い、異常がないか確認する。 一次 高次

❺臨床症状から肺血栓塞栓症を少しでも疑った場合には、必要な応急処置を行い高次医療施設への母体搬送を躊躇しない。 一次

❻妊娠中／分娩後の静脈血栓塞栓症のリスク群に対して適切な予防策を講じる。
　高次

❼ハイリスク妊婦の周産期管理を行う高次医療施設は、常に静脈血栓塞栓症発症の可能性を念頭に置いて管理する。 高次

❽肺血栓塞栓症疑い妊産婦が搬送された場合は、図 4 のような迅速かつ適切な診断・治療を開始する。 高次

❾本疾患の集学的治療に備えて、血管外科、呼吸器科、循環器科、救急科、麻酔科などとの情報共有を日ごろから行っておく。 高次

■引用・参考文献

1) 小林隆夫ほか. 産婦人科血栓症調査結果 2001-2005. 日本産婦人科・新生児血液学会誌. 18（1）, 2008, S3-4.

2) 妊産婦死亡症例検討評価委員会／日本産婦人科医会. "妊産婦死亡報告事業での事例収集と症例検討の状況について：2010～2022 年に報告され, 事例検討を終了した 558 例の解析結果". 母体安全への提言 2022. 13, 2023, 9-29.

3) Say, L. et al. Global causes of maternal death：a WHO systematic analysis. Lancet Glob Health. 2（6）, 2014, e323-33.

4) 小林隆夫. "肺血栓塞栓症". 日本の妊産婦を救うために 2015. 日本産婦人科医会医療安全委員会ほか監修. 東京, 東京医学社, 2015, 165-73.

5) 日本産科婦人科学会／日本産婦人科医会. "CQ004-1 妊娠中の静脈血栓塞栓症（VTE）の予防は?". 産婦人科診療ガイドライン：産科編 2023. 東京, 日本産科婦人科学会, 2023, 8-12.

6) 日本産科婦人科学会／日本産婦人科医会. "CQ004-2 分娩後の静脈血栓塞栓症（VTE）の予防は?". 前掲書 5. 13-7.

7) Kasper, W. et al. Management strategies and determinants of outcome in acute major pulmonary embolism：results of a multicenter registry. J Am Coll Cardiol. 30（5）, 1997, 1165-71.

8) Sakuma, M. et al. Inferior vena cava filter is a new additional therapeutic option to reduce mortality from acute pulmonary embolism. Circ J. 68（9）, 2004, 816-21.

9) Ota, M. et al. Prognostic significance of early diagnosis in acute pulmonary thromboembolism with circulatory failure. Heart Vessels. 17（1）, 2002, 7-11.

10) 日本循環器学会ほか. "急性肺血栓塞栓症：治療". 肺血栓塞栓症および深部静脈血栓症の診断, 治療, 予防に関するガイドライン（2017 年改訂版）. 2018, 17-9. https://www.j-circ.or.jp/cms/wp-content/uploads/2017/09/JCS2017_ito_h.pdf［2024. 11. 1］

# SECTION 9

## 妊娠中に高度の血小板減少を認めたらどうする？

### ―― 血小板減少性紫斑病合併妊娠への対応 ――

> **症例 15**
>
> 38歳、G1P0、血液疾患などの既往歴や家族歴はなかった。妊娠中も母児共に順調に経過していた。妊娠37週2日の妊婦健診での血液検査で血小板数の減少（5.7万/μL）を認めたため（妊娠11週、29週の血小板数はおのおの19.4万/μL、18.0万/μL）、妊娠38週3日の妊婦健診で通常の耳血採血管と血小板専用採血管により採血して、検査センターに至急で提出した。血小板数値が5.6万/μL（耳血採血管）、4.8万/μL（血小板専用採血管）と判明したため、翌日「血小板減少症合併妊娠」としてA地域周産期母子医療センターへ紹介した。妊娠中に時々鼻出血があったが、妊娠37週以降は止血に30分以上を要するようになっていた。
>
> Aセンターでの血液検査では、血小板数5.2万/μL、抗血小板抗体陽性であ

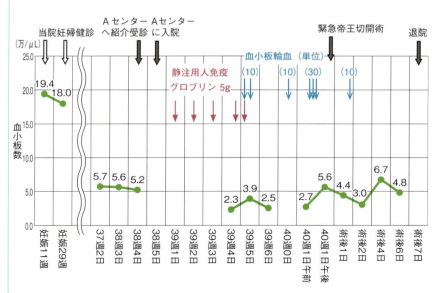

【図1】症例15の経過

った。妊娠38週5日に入院、39週1日から静注用人免疫グロブリン製剤（Intravenous Immunoglobulin；IVIG［輸血ポリグロビン®N*］）5g/日を5日間投与したが、39週4日の血小板数は2.3万/μLに減少し効果が見られなかった。39週5日に血小板輸血10単位を施行するも、3.9万/μLとわずかな増加にとどまり、翌日には2.5万/μLに減少した。40週0日に血小板輸血10単位を施行したが、翌40週1日午前の血小板数は2.7万/μLであった。

そこで、血小板輸血で一時的に血小板数を増加させた上で帝王切開術を行う方針とした。同日に血小板輸血30単位を施行し、血小板数が5.6万/μLに増加したことを確認した上で緊急帝王切開術を施行し、3,070g、Apgarスコア1分値8点/5分値9点の女児を娩出した。術中出血量は422g、児の血小板数は33.0万/μL（出生時）、33.4万/μL（日齢1）と正常であった。

術後1日、血小板数が4.4万/μLのため、血小板輸血10単位を施行した。術後6日、血小板数4.8万/μLと改善傾向を認めたため翌日退院とし、以後血液内科フォローとなった（図1）。　　　　　　　　　　　*現在では販売中止

## 妊娠中に血小板減少を来す疾患

血小板は骨髄巨核球で産生される止血に欠かせない血液成分で、寿命は約8日、正常値は15～35万/μLとされるが、検査施設間で多少のばらつきがある。妊娠後期における血小板数15万/μL以下（血小板減少症）の頻度は6.6～11.6%、血小板数10万/μL以下（International Working Groupが採用した血小板減少症基準値）の頻度は1%である[1]。

妊娠時における血小板減少の主原因疾患は、妊娠性血小板減少症（偽性血小板減少症を含む、70～80%）、妊娠高血圧腎症（15～20%）、特発性血小板減少性紫斑病（idiopathic thrombocytopenic purpura；ITP）（1～4%）、そのほかにはHELLP症候群、血栓性血小板減少性紫斑病／溶血性尿毒症症候群（thrombotic thrombocytopenic purpura；TTP/hemolytic uremic syndrome；HUS）、全身性エリテマトーデス（systemic lupus erythematosus；SLE）、抗リン脂質抗体症候群、ウイルス感染症、骨髄系疾患、フォンビルブランド病、脾摘、播種性血管内血液凝固（DIC）（全て1%以下）などがある[2]。

## 妊娠性血小板減少症

Reeseは妊娠前後の血小板数の推移を検討し、非妊時27.3万/μL、妊娠初期

25.1 万 / $\mu$L、妊娠中期 23.0 万 / $\mu$L、妊娠後期 22.5 万 / $\mu$L、分娩時 21.7 万 / $\mu$L、産褥期 26.0 万 / $\mu$L と、血小板数は非妊時より妊娠中で低値を示し、妊娠週数が進むにつれて減少することを明らかにした[3]。妊娠性血小板減少症の病態機序は不明だが、血小板数低下は軽度で通常 7 万 / $\mu$L 以上である。産後 1～2 カ月で自然寛解して、胎児・新生児血小板減少は起こさない。

## 偽性血小板減少症

通常は凝固防止目的として EDTA（ethylenediaminetetraacetic acid：エチレンジアミン四酢酸）含有耳血採血管で採血するが、0.2～1％の頻度で EDTA 偽性血小板減少が起こるので注意する。EDTA 存在下、免疫グロブリンにより血小板同士や血小板と白血球とが結合することで、見かけ上血小板数が減少する現象である。この場合は検査結果に「塊状形成あり」と記載されるので、EDTA 以外の抗凝固剤含有採血管（血小板専用採血管）で採血するが、EDTA 含有耳血採血管による結果より精度が低下する。臨床現場においてわれわれは本症の存在を認識し、間違って解釈してはならない。

## 特発性血小板減少性紫斑病（ITP）

ITP は、抗血小板抗体が結合した血小板の脾臓などでの貪食破壊亢進と血小板産生障害により血小板が減少する自己免疫疾患である。わが国の罹患者数は約 2万 5,000 人、20～40 歳代の女性に好発するため、妊娠合併例が少なくない。ITPは希少疾患で妊娠に関する前向き研究はないが、厚生労働科学研究費補助金研究事業として発表された「妊娠合併特発性血小板減少性紫斑病診療の参照ガイド」[4]、「成人特発性血小板減少性紫斑病治療の参照ガイド 2019 改訂版」[5] を参考にして、妊娠合併 ITP の治療戦略について以下に解説する（図2）。

### 1. ITP の診断

ITP の診断は基本的には臨床経過と除外診断によるため、確定診断のための検査はない。血小板減少（10 万 / $\mu$L 未満）を認めるも赤血球系と白血球系は正常で、血小板減少を来す他疾患を除外できる場合に ITP と診断する。

筆者らは診察時に出血症状の有無と性状に注意している。ITP に認める紫斑は点状出血や斑状出血が多い。粘膜出血（鼻出血、消化管出血、血尿など）は重篤な血小板減少（1 万 / $\mu$L 未満）に認めることが多く、脳出血は成人の 1％に生じる。

血友病などで見られる深部出血（関節内出血や筋肉内出血）はまれである。

末梢血検査では塗抹標本の観察も重要である。偽性血小板減少症では塊状形成、ITPでは血小板サイズ増大、TTPやDICでは破砕赤血球を認める。骨髄検査は白血病、骨髄異形成症候群、骨髄低形成による血小板減少を除外する意味では重要だが、ITPの必須検査ではない。

## 2. ITPの治療

### ITP（非妊時）に対する治療

治療は、①ピロリ菌除菌（有効率はアジアや中南米では50％以上、欧州や北米では10％以下）、②ファーストライン（副腎皮質ステロイド療法）、③セカンドライン（トロンボポエチン受容体作動薬、リツキシマブ、脾摘）の順で行われるが、④生命を脅かす緊急時や手術必要時は緊急時対応（免疫グロブリン大量療法、メチルプレドニゾロンパルス療法、血小板輸血）を行う[5]。

### ITP（妊娠中）に対する治療

各ガイドラインで推奨されている治療は、①副腎皮質ステロイド（プレドニゾロン）療法、②免疫グロブリン大量療法、③血小板輸血である。治療目標は血小板数を正常に戻すことではなく、重篤な出血を予防し得る血小板数（妊娠初期・中期

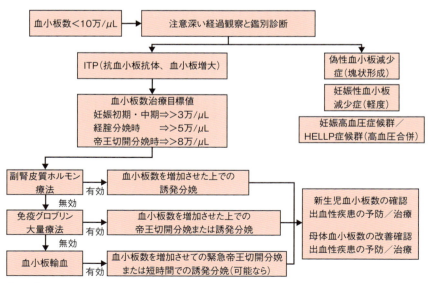

**【図2】** 妊娠中の血小板減少への対応と治療の流れ　　　　（文献4,5を参考に筆者作成）

出血傾向がない場合は 3 万 /μL 以上、経腟分娩時は 5 万 /μL 以上、帝王切開分娩時は 8 万 /μL 以上が目安）を維持することである[4]。

### 副腎皮質ステロイド療法

　副腎皮質ステロイド療法は、抗体結合血小板の網内系内破壊抑制、抗血小板自己抗体産生抑制、巨核球破壊抑制を介して ITP に効果を示す。プレドニゾロン 0.5 ～ 1mg/kg/ 日を 2～4 週間経口投与の後、血小板数増加の有無にかかわらず、8～12 週かけて維持量（5～10mg/ 日）まで漸減する。

　80％が血小板数 3 万 /μL 以上、50％が血小板数 10 万 /μL 以上になるが、ステロイド減量に伴い血小板数も減少し、ステロイド中止可能症例は 10～25％である。副作用として、免疫能低下、血糖値上昇、消化性潰瘍などに注意が必要である。

### 免疫グロブリン大量療法（IVIG）

　免疫グロブリン 400mg/kg/ 日を 5 日間連続点滴静脈注射する。治療開始 3 日目から血小板数が増加し始め、7 日目に最大値に達した後、2～3 週間後には元値に戻る。83％が血小板数 5 万 /μL 以上、64％が血小板数 10 万 /μL 以上に増加したとの報告がある。副腎皮質ステロイド療法と IVIG との併用を行うこともある。

### 血小板輸血

　血小板輸血は、副腎皮質ステロイド療法や IVIG が無効あるいは急速遂娩が必要な場合に行われ、1 回当たり 10～20 単位の濃厚血小板製剤を投与する。最短で止血効果を得られる可能性があるが、抗血小板抗体による破壊のため効果は一過性である。

## 3. ITP 合併妊娠の分娩方法

　歴史的に ITP 合併妊婦の分娩様式は、新生児の重篤な血小板減少と出血リスクに対する懸念により決定されてきた。1970 年代には全ての ITP 合併妊婦に対して帝王切開分娩が推奨されたが、それは分娩時母体外傷と新生児脳出血による高い周産期死亡率（10～20％）に基づいていた。

　しかし 1990 年代の研究報告で、経腟分娩と帝王切開分娩とで新生児脳出血発症率に差がないことが判明した。つまり帝王切開分娩が経腟分娩より血小板減少胎児にとって安全であるという科学的根拠はない。新生児の出血性合併症のほとんどは血小板数が最低値になる生後 24～48 時間に生じ、分娩時外傷とは関連しない[6]。以上から各ガイドライン[2,7,8]では、「ITP 合併妊婦の分娩様式は産科的適応に基づくべき」としている。

　ただし、ITP 合併妊娠が原因の脳出血児出産歴がある場合や、妊娠中に胎児脳出血が診断された場合は帝王切開分娩を考慮する。血小板数 5 万 /μL 以下の場合

は血小板破壊速度が速いため、なるべく術直前に多めの血小板輸血（10〜20単位）を施行した後に帝王切開術を行うことが多い。副腎皮質ステロイドを長期間内服した場合は、術後感染に注意して術中から抗菌薬投与を開始する。新生児血小板数5万/$\mu$L未満、2万/$\mu$L未満の頻度は各10%、5%、新生児脳出血の発症頻度は1%弱で生後1〜3日に発症するが、胎内発症例の報告もあるので注意する。

## 症例の振り返り

　本症例は妊娠判明時点ではITPは未診断、血小板数も正常であったにもかかわらず、妊娠後期の妊婦健診ルーチン採血で偶然に血小板減少を呈して発見された。妊娠初期・中期での血液検査で血小板数の軽度減少（10〜15万/$\mu$L）を認めた場合は、妊娠性血小板減少症やITPの可能性を考えて妊娠後期の血小板数に注目するが、正直、本症例では全くノーマークであった。

　ITPは妊娠週数が進むにつれ悪化する傾向があるため、妊娠後期の血液検査（血算）を軽視してはならない。特に、里帰り妊婦で血算検査が早めに行われている場合や公費補助券が使用済みの場合に、ついつい省略してしまうことがある。本症例では血小板数低値を見たときに血小板専用採血管でも採血したが、「塊状形成」のコメントがなかったことは偽性血小板減少症ではないため、再度の検査を待たず紹介してもよかった。紹介後は短期間で血小板数が激減し、免疫グロブリン大量療法も無効のため、血小板輸血で無理やり血小板数を増加させての緊急帝王切開術という英断となった。

　筆者も大学病院産科主任教官時代に、重症ITP合併妊娠（妊娠時未診断）の紹介妊婦を管理したことがあるが、副腎皮質ステロイドホルモン療法、免疫グロブリン大量療法共に全く無効で、血小板数8,000/$\mu$Lまで低下したため、血小板輸血（30単位）後数時間以内に緊急帝王切開術を行い、母児共に救命できた経験がある。

　一次医療施設スタッフは、妊娠中期まで正常でも、後期に血小板数が著明に減少するITPが存在することと、血算でヘモグロビンだけを見ればいいわけではないということを認識する必要がある。当院では血小板数10万/$\mu$L未満で紹介を考慮、およそ8万/$\mu$L未満は紹介としている。高次医療施設スタッフは、各治療法が有効とは限らず、リスクの高い分娩を余儀なくされる可能性があることを認識する必要がある。

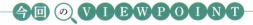

### 今回の VIEWPOINT

❶ 血小板数は妊娠週数とともに低下するが、10万/μL 未満は ITP を疑い対応する。　`一次` `高次`

❷ 偽性血小板減少症では、血小板専用採血管で再度採血する。　`一次` `高次`

❸ 治療として、副腎皮質ステロイド療法、免疫グロブリン大量療法、血小板輸血を考慮する。　`高次`

❹ 治療目標血小板数は、妊娠初期・中期3万/μL 以上、経腟分娩時5万/μL 以上、帝王切開分娩時8万/μL 以上とする。　`高次`

❺ 分娩様式は産科的適応に基づいて選択するが、ITP による脳出血児出産歴や胎児脳出血がある場合は、帝王切開分娩を考慮する。　`高次`

❻ 血小板数5万/μL 未満で他治療が無効な場合は、血小板輸血後に帝王切開術を行うことが多い。　`高次`

❼ 新生児脳出血は生後1~3日に発症するが、胎内発症例もあり注意する。　`高次`

■ 引用・参考文献

1) Rodeghiero, F. et al. Standarlization of terminology, definitions and outcome criteria in immune thrombocytopenic purpura of adults and children: report from an international working group. Blood. 113 (11), 2009, 2386-93.
2) Gernsheimer, T. et al. How I treat thrombocytopenia in pregnancy. Blood. 121 (1), 2013, 38-47.
3) Reese, JA. et al. Platelet counts during pregnancy. N Engl J Med. 379 (1), 2018, 32-43.
4) 宮川義隆ほか. 妊娠合併特発性血小板減少性紫斑病診療の参照ガイド. 臨床血液. 55 (8), 2014, 934-47.
5) 柏木浩和ほか. 成人特発性血小板減少性紫斑病治療の参照ガイド 2019 改訂版. 臨床血液. 60 (8), 2019, 877-89.
6) Provan, D. et al. International consensus report on the investigation and management of primary immune thrombocytopenia. Blood. 115 (2), 2010, 168-86.
7) British Committee for standards in Haematology General Haematology Task Force. Guidelines for the investigation and management of idiopathic thrombocytopenic purpura in adults, children and in pregnancy. Br J Haematol. 120 (4), 2003, 574-96.
8) George, JN. et al. Idiopathic thrombocytopenic purpura: a practice guideline developed by explicit methods for the American Society of Hematology. Blood. 88 (1), 1996, 3-40.

# SECTION
# 10

## 妊婦が激しい動悸と息苦しさを訴え
## 異常な頻脈を認めたらどうする？
### ── 上室頻拍を含む不整脈合併妊婦への対応 ──

### 症例 16

　33歳、G3P1、不整脈など心疾患の既往歴はなく、第1子妊娠出産時も問題なく経過した。妊娠35週3日の妊婦健診で「今朝から動悸がしていまだに治らない」「今まで年に1回ほど同様の症状があったが、短時間で自然に治まり、心電図異常を指摘されたこともない」と訴えた。血圧88/59mmHg、心拍数158回／分と頻脈を認めた。外来で施行した心電図検査にて洞性頻脈（200回／分）を認めた。30分間ベッド上安静にて症状が改善（血圧83/57mmHg、心拍数95回／分）したため、いったん帰宅となった。

　2時間後に妊婦から「帰宅後に再び脈が速くなり息苦しく治まらない」との電話連絡があったため、早急に来院するよう指示した。来院時血圧119/82mmHg、心拍数198回／分であった（図1）。発作性頻脈合併妊娠としてA地域周産期母子医療センター救急外来に紹介した。発作性上室頻拍が疑われ、アデノシン三リン酸（adenosine triphosphate；ATP）10mg経静脈投与にて頻脈は治まり、翌日に同センター循環器内科を受診した。循環器内科医からは「妊娠中に内服できる薬がなく、頻脈が再発したら治療すればいいので、当院で分娩してもよい」と言われた。循環器内科医から当院への回答書では「発作性上室頻拍と診断するも、頻度が多くなく経過観察を指示した。出産に関しては問題ないと思うが、頻脈発作が再発し持続する場合は心不全を合併する危険があるので外来受診を勧めた。出産後にアブレーションを検討する」と記載されていた。

　妊娠36週4日の妊婦健診では、血圧105/57mmHg、心拍数91回／分、循環器内科受診後は頻脈発作を認めなかったが、分娩時の頻脈治療の可能性を考慮してAセンター産婦人科に周産期管理目的で紹介した。妊娠40週1日、計画分娩目的でAセンターに入院した。オキシトシン5単位/5％糖液500mLにて分娩誘発を行い、正常経腟分娩にて4,060g、Apgarスコア1分値8点/5分値9点、臍帯動脈血pH 7.34の男児を娩出した。分娩周辺期に発作性上室頻拍は認めなかったが、発作時頓服としてベラパミル塩酸塩が処方され、1回内服した。アブレーションは希望されず、循環器内科で経過観察中である。

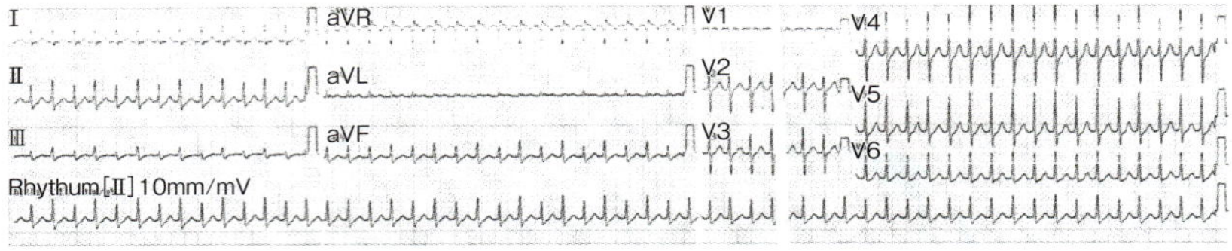

**【図1】 妊娠35週3日に当院で施行した12誘導心電図**
心拍数198回／分で発作性上室頻拍を疑った。

## 不整脈とは

　心臓は電気信号により自動的に収縮している。この電気信号は右心房上部壁にある「洞結節」から出され、まず右心房と左心房を収縮させる。その後、右心房下部壁にある「房室結節」を通り、「ヒス束」「右脚」「左脚」「プルキンエ線維」を通って心室全体に伝わる。この電気系統を「刺激伝導系」という（図2）。この刺激伝導系の異常により不整脈が生じる。不整脈には期外収縮（心房期外収縮、心室期外収縮）、頻脈性不整脈（発作性上室頻拍、心房粗動、心房細動、心室頻拍、心室細動など）、徐脈性不整脈（洞不全症候群、房室ブロック、脚ブロック、QT延長症候群など）がある。

## 不整脈の症状

　高度な徐脈が持続すると、労作時の息切れ、目まい、胸部不快感などの症状を生じるが、就寝中や安静時は症状が出にくい。眼前暗黒感や失神に至ることもある。
　正常脈が突然頻脈になるとさまざまな症状が出現する。上室性頻脈性不整脈では、動悸、胸痛、胸部違和感、胸部不快感などの症状を訴えるが、血行動態への影響は比較的少ない。心室性頻脈性不整脈では、高度頻脈が持続すると心拍出量を維持できず血行動態が破綻する。その結果、脳虚血に陥り、冷汗を伴う動悸、目まい、眼前暗黒感、失神に至ることもある。
　そもそも動悸とは「心臓の鼓動を強く速く感じたり、脈が乱れるように感じたりする」症状で、妊娠中によく見られるマイナートラブルの症状の1つである。妊娠中のプロゲステロン分泌増加による自律神経系の乱れ、ストレスや不安による自律神経系の乱れ、貧血、妊娠初期における一過性甲状腺機能亢進症などが妊娠中の動悸の原因だが、症例のように不整脈の代表的な症状でもあるため、症状が持続する場合はマイナートラブル症状と不整脈との慎重な鑑別診断と適切な管理が重要である。

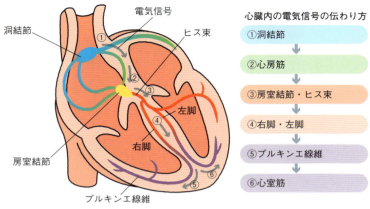

【図2】 心臓刺激伝導系

## 妊娠中の不整脈の頻度

妊娠中は、循環血液量の増加、自律神経機能の変化、内分泌機能の変化、精神的ストレスなどにより不整脈が悪化しやすいが、治療を要する不整脈の頻度は比較的低い。Li は、不整脈により入院治療を要した妊婦は 0.17％（洞性不整脈 0.1％、期外収縮 0.03％、上室頻拍 0.02％、心房粗動と心房細動 0.002％、心室細動と心室頻拍 0.002％、房室ブロック 0.0015％）と報告した[1]（図3）。Silversides は、妊娠前に頻拍性不整脈がある場合の妊娠中再発率は 44％（上室頻拍 50％、心房細動と心房粗動 52％、心室頻拍 27％）と高率であると報告した[2]。Tateno は、先天性心疾患合併妊婦の 6.6％が妊娠中に管理を要する不整脈（心房粗動、心房細動、心房頻拍、心室頻拍が多い）を認め、3.5％が実際に治療を要したと報告した[3]。先天性心疾患合併妊婦の分娩時不整脈発症リスクは 20～80 倍とされるが[4]、適切な抗不整脈治療を行えば母体死亡は多くない。

## 妊娠中の不整脈治療（総論）

基本的な治療方針は非妊時と変わらないが、薬物や放射線被曝による胎児への影響を考慮して制限を受ける。ただし、不整脈により母児の生命の危険が高いと判断される場合は、不整脈治療が優先される。

抗不整脈薬は、急性期の頻拍停止と慢性期の頻拍予防を目的として使用され、キ

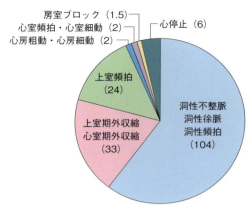

**【図3】** 10万妊娠当たりの不整脈により入院治療を要した妊婦の割合

(文献1より引用)

ニジン硫酸塩水和物、プロカインアミド塩酸塩、リドカイン塩酸塩、ジゴキシン、アデノシン三リン酸（ATP）、ベラパミル塩酸塩、ソタロール塩酸塩は比較的安全に使用できる。持続する心房細動や心房粗動では、ヘパリン、ワルファリン、低用量アスピリンによる血栓予防を検討する。

　自動体外式除細動器（automated external defibrillator；AED）は妊娠中の使用は安全とされている。パッドの位置は通常通りで、妊娠後期の心臓マッサージは通常より頭側で行う。

　頻拍既往者に対するカテーテルアブレーションは、胎児への放射線被曝を考慮して妊娠前に行うことが望ましい。

　ペースメーカーは突然死の危険がある徐脈性不整脈が対象となるが、ペースメーカー植込み患者の妊娠経過は良好とされる。植込み型除細動器は突然死予防を目的として使用するが、植込み後の妊娠経過は良好で、胎児への悪影響も認めないとされる[5]。

## 妊娠中の不整脈（各論）

### 1. 期外収縮

　心臓の中で規則的に電気信号を送る「洞結節」とは別の場所から、早いタイミングで心臓に電気信号が流れている状態である。心房から出る期外収縮を心房期外収

縮（図4a）、心室から出る期外収縮を心室期外収縮という。期外収縮の多くは原因不明で病気と関係ないが、心室期外収縮の一部は心筋梗塞や心筋症が原因で発生することがある。

　器質性心疾患の有無にかかわらず妊娠中の頻度は高く、上室性（心房）期外収縮は58〜89%、心室期外収縮は40〜74%に認められる[6, 7]。多くは無症状で治療を要しないが、症状が強い場合は禁酒・禁煙は当然として、カフェイン制限、睡眠指導、精神的サポートなどを行い、それで効果がなければ薬物治療を検討する。

## 2. 発作性上室頻拍、心房粗動、心房細動（頻脈性不整脈）

### 発作性上室頻拍とは

　発作性上室頻拍は、何らかの原因で余分な電気経路ができて頻脈を発生させる状態である。①房室結節回帰性頻拍（房室結節内やその周囲に2つ以上の電気経路が生じる）（図5左）、②WPW（Wolff-Parkinson-White）症候群（先天性に心房と心室の間に余分な伝導路［副伝導路、ケント束］があるため、正常伝導路と副伝導路の間で電気の旋回が生じ発生する）（図4b）、③心房頻拍（心房内の異常な電気信号により生じる）の3つに分類される。

### 心房粗動とは

　心房粗動は、心房内に新たな発電所ができて電気が漏れ出ることにより、心房内で不規則な電気の旋回が生じることで心房が速く（300〜500回／分）収縮する状態である。

### 心房細動とは

　心房細動は、心房が無秩序に電気活動をしてけいれんしている状態である（図4c）。心室細動のように突然死のリスクと直結することはほとんどないが、脳梗塞の原因となり得る。心房細動の原因疾患は、弁膜症、虚血性心疾患、甲状腺機能亢進症などがある。心房粗動では心房と心室が規則的に活動するが、心房細動では心房と心室が不規則に活動する。

### 発症頻度と治療

　妊娠中に初発する上室頻拍（房室回帰性頻拍であるWPW症候群、房室結節回帰性頻拍）は比較的まれだが、上室頻拍既往患者では妊娠中に50%が再発し、22%で妊娠中に症状が悪化する[8]。妊娠中に頻拍発作が増加する可能性が高いため、妊娠前にカテーテルアブレーション（図5）により治療しておくことが望ましい。妊娠中は薬物治療が主体となる。心房筋障害による心房頻拍の多くは器質的心疾患に伴って出現し、心疾患のない場合はまれである。妊娠中の再発率は50%と高率である[2]。急性期は心拍コントロールが中心となるが、頻拍持続により心不全が悪

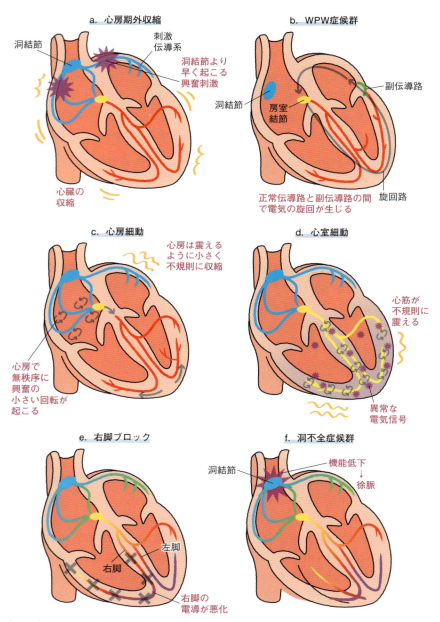

**【図 4】 不整脈の発症機序イメージ図**
a：心房期外収縮、b：(房室回帰性頻拍) WPW 症候群、c：心房細動、d：心室細動、e：右脚ブロック、f：洞不全症候群

化する場合は AED（自動体外式除細動器）が選択される。頻拍持続の場合は血栓予防も必要となる。

## 3. 心室頻拍、心室細動（頻脈性不整脈）

### 心室頻拍とは
心室頻拍は心室期外収縮が3回以上連発する状態である。持続性心室頻拍は心室頻拍が30秒以上持続する状態で、心室細動に移行する場合があり注意を要する。

### 心室細動とは
心室細動は心室が不規則に震える状態で、心室が正常に機能せず発生後数分以内に心肺停止に陥る（図4d）。

### 原因疾患と発生頻度
原因疾患には、心筋梗塞、心筋症、先天性QT延長症候群（心臓収縮後の再分極遅延が生じ、心室頻拍のリスクを増加させるまれな先天性心臓疾患）、後天性QT延長症候群（抗不整脈薬や中枢神経疾患が原因で発症）、Brugada症候群（致死的心室細動による不整脈で、突然心臓が停止し死亡する可能性がある疾患）などがある。

心室頻拍の多くは器質的心疾患に伴って出現し、心疾患のない場合に比べて分娩時出現リスクは29倍となる[4]。心室頻拍既往患者の妊娠中再発率は27%とされ、薬物療法が効果的である。

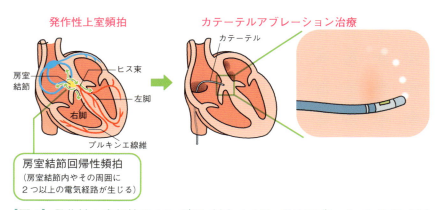

【図5】発作性上室頻拍のイメージ図（左）とカテーテルアブレーション治療（右）
高周波エネルギー治療：カテーテル先端の高周波電流による摩擦熱（40〜50℃）で30秒ずつ異常部位を焼却アブレーションする。

## 4. 洞不全症候群、房室ブロック、脚ブロック（徐脈性不整脈）

### 洞不全症候群とは

　洞不全症候群は洞結節の機能低下により徐脈となる状態で、洞性徐脈、洞房ブロック、洞停止などがある（図 4f）。原因疾患には、洞結節への血流障害、心筋症、甲状腺機能低下症、頭蓋内出血などがある。

### 房室ブロックとは

　房室ブロックとは、心房と心室の境界にある「房室結節」の機能が低下し、心房から心室方向へ電気が伝わらず徐脈になる状態である。

### 脚ブロックとは

　房室結節から左右に分岐（右脚、左脚）する伝導が悪化した状態を右脚ブロック（図 4e）、左脚ブロックという。脚ブロックには完全ブロックと不完全ブロックがあるが、完全ブロックでも電気信号が完全に遮断されているわけではない。完全右脚ブロックでも電気信号は少し伝わり、左脚からは電気が流れてくるので心臓は正常に収縮する。右脚ブロックの多くは心臓疾患を合併しないが、左脚ブロックは心臓病を合併する場合が多い。

### 発症頻度と治療

　洞不全症候群の多くは器質的心疾患に合併することが多く、心疾患のない場合（甲状腺機能低下症や神経調節性失神による一過性徐脈）に比べて分娩時出現率は 57 倍となる [3, 4]。無症候性の場合は治療の必要はない。治療対象となる高度な房室ブロックは、先天性完全房室ブロックと器質的心疾患に合併する。多くの場合は妊娠前からペースメーカー治療を受けているが、妊娠中に有症候性になった場合は妊娠中にペースメーカー治療を行う。

---

### 症例の振り返り

　本症例における発作性上室頻拍の初期症状は動悸で、比較的短時間で治まっていたため、妊婦本人もわれわれも妊娠中によく見られる動悸であろうと考え、頻脈性不整脈との認識はなかった。前述のごとく、上室頻拍は妊娠中に悪化することが多いため、頻回な動悸を訴えた場合は頻脈性不整脈の可能性を念頭に置く必要性を痛感した。家庭血圧測定で自宅における心拍数をチェックしようと試みたが、あまり意味がなかった。重要なことは、動悸を感じた時点における脈拍数の異常な増加の有無を確認させることである。循環器内科医からのコメントは「一次医療施設での分娩で問題ない、ただし頻拍発作が持続する場合は心不全に陥るため ATP 静注な

どの治療を要する」であった。それでは実際に分娩の最中に頻拍発作が発生して持続した場合にはどうすればいいのか？ われわれのほとんどは ATP 静注の経験もなければベラパミル塩酸塩の使用経験もないのだ。本症例は高次医療施設での周産期管理をお願いしたが、基本方針に間違いはないと思う。

## 今回 の VIEWPOINT

❶ 動悸は妊娠中のマイナートラブル症状だが、不整脈の症状でもあるため、両者の鑑別が重要である。 一次 高次

❷ 妊娠中は不整脈が悪化しやすいが、入院治療を要する不整脈の頻度は 0.17 ％と比較的少ない（洞性不整脈、期外収縮、上室頻拍が多い）。 一次 高次

❸ 頻拍性不整脈既往妊婦の妊娠中再発率は 44％と高率である。 一次 高次

❹ 先天性心疾患合併妊婦の分娩時不整脈発症リスクは 20〜80 倍である。 一次 高次

❺ 不整脈により母児生命の危険が高い場合は不整脈治療が優先される。 一次 高次

❻ 急性期の頻拍停止と慢性期の頻拍予防を目的として抗不整脈薬を使用し、持続する心房細動や心房粗動では血栓予防を検討する。 高次

❼ AED を行う場合は、パッド位置は通常通りで妊娠後期の心臓マッサージは通常より頭側で行う。 一次 高次

❽ 頻拍既往者に対するカテーテルアブレーションは、胎児への放射線被曝を考慮して妊娠前に行うことが望ましい。 高次

### ■引用・参考文献

1) Li, JM. et al. Frequency and outcome of arrhythmias complicating admission during pregnancy : experience from a high-volume and ethnically-diverse obstetric service. Clin Cardiol. 31（11）, 2008, 538-41.
2) Silversides, CK. et al. Recurrence rates of arrhythmias during pregnancy in women with previous tachyarrhythmia and impact on fetal and neonatal outcomes. Am J Cardiol. 97（8）,2006, 1206-12.
3) Tateno, S. et al. Arrhythmia and conduction disturbances in patients with congenital heart disease during pregnancy : multicenter study. Circ J. 67（12）, 2003, 992-7.
4) Opotowsky, AR. et al. Maternal cardiovascular events during childbirth among women with congenital heart disease. Heart. 98（2）, 2012, 145-51.
5) 日本循環器学会／日本産科婦人科学会. "不整脈". 心疾患患者の妊娠・出産の適応，管理に関するガイドライン（2018 年改訂版）. 2019, 68-71. https://www.j-circ.or.jp/cms/wp-content/uploads/2020/02/JCS2018_akagi_ikeda.pdf ［2024. 11. 5］
6) Niwa, K. et al. Arrhythmia and reduced heart rate variability during pregnancy in women with congenital heart disease and previous reparative surgery. Int J Cardiol. 122（2）, 2007, 143-8.
7) Shotan, A. et al. Incidence of arrhythmias in normal pregnancy and relation to palpitations, dizziness,

and syncope. Am J Cardiol. 79 (8), 1997, 1061-4.

8) Lee, SH. et al. Effects of pregnancy on first onset and symptoms of paroxysmal supraventricular tachycardia. Am J Cardiol. 76 (10), 1995, 675-8.

# SECTION 11

## 妊産褥期に精神症状の異常を認めたらどうする？

### —— 精神疾患合併妊産褥婦への対応 ——

#### 症例 17

　36 歳、G1P0。当院所在市の隣接市内在住で、以前から「うつ病」を患っていた。

　妊娠 5 週、当院初診時点では A 心療内科（他市内）で「うつ病」に対して向精神薬（ラモトリギン［ラミクタール®］、デュロキセチン塩酸塩［サインバルタ®］、エチゾラム［デパス®］、ロラタジン［クラリチン®］）内服により管理されており、主治医との関係は良好であった。妊婦本人は「義母との関係が悪く夫の遺伝子を残したくない。妊娠継続について悩んでいる」と語っていた。

　妊娠 7 週 5 日、妊婦は出産を希望、実家にいて精神状態は比較的安定しており、ロラタジン内服は中止となった。

　妊娠 17 週 5 日、妊婦健診、実家にいて精神状態は安定していた。A 心療内科主治医が病気にて一時期休診となったため市内 B 心療内科に転院（主治医との関係は不良であった）、主治医の方針でラモトリギン 1 錠 /2 日のみに減量となった。

　妊娠 30 週 0 日、妊婦健診、妊婦の精神状態は不安定であったが、ラモトリギン 1 錠／週に減量となった。

　妊娠 33 週 0 日、妊婦健診時に「急に泣けてくる。赤ちゃんは大丈夫なの？ 自分が脳死になれば赤ちゃんは育つの？ 自殺して何分後に発見されれば赤ちゃんは助かるの？ 産後のことを考えると不安だから分娩時に大出血して死にたい」と時に笑顔で時に神妙な顔で話す様子が明らかに異様であった。妊婦の話の内容から自殺念慮、希死念慮ありと判断した。C 大学病院に周産期管理を依頼、診療を再開した A 心療内科主治医に連絡して、治療内容の再考、C 大学病院への紹介を打診した。

　妊娠 34 週 0 日、妊婦健診、デュロキセチン塩酸塩を再開するも状況改善せず、妊婦と夫と相談して C 大学病院へ紹介し、同時に妊婦所在地の保健センター、実家所在地の保健所と情報共有をした。

　妊娠 35 週 1 日、C 大学病院を受診し、妊娠 36 週 1 日、C 大学病院精神科に

入院、デュロキセチン塩酸塩で症状は安定化し妊娠 37 週 5 日にいったん退院した。

　妊娠 39 週 0 日、陣痛発来で入院、2,940g、Apgar スコア 1 分値 9 点 /5 分値 10 点、臍帯動脈血 pH 7.243 の男児を経腟分娩した。

　分娩後は精神的にも安定し産褥 5 日目に退院、産褥 12 日に助産師外来を受診した後、保健センターと保健所にフォローを引き継いだ。

## 症例 18

　29 歳、G2P1。当院所在市内在住で、第 1 子妊娠前から「適応障害」がありD 心療内科（隣接市内）で漢方薬と向精神薬（ロラゼパム［ワイパックス®］）頓服にて管理され精神状態は安定していた。Rh 不適合妊娠、骨盤位のため当院から E 地域周産期母子医療センターへ紹介転院して帝王切開術にて第 1 子を出産した。

　今回、妊娠 6 週、当院初診時点では妊娠継続について悩んでいた。

　妊娠 9 週 1 日、E センターでの周産期管理を希望したため、いずれ紹介転院する予定とした。

　妊娠 10 週 6 日、妊婦から泣きながら下記内容の電話相談があった。「実は第 1 子出産後 4 カ月で自殺念慮が生じリストカットもした。昨夜、突然死にたくなり首つり自殺をしようとして首にロープを掛けたが思いとどまり、ロラゼパムを内服して何とか眠った。本日も落ち込みがひどくて相談したい。実母との関係が不良で自分がいなくなればいいと思う。夫は自分を理解してくれる。E センター精神科を受診したいが、交通手段がなく困っている。もうどうしていいか分からない」。育児、妊娠中の治療法、出産場所、全てが不安材料になり完全に悪循環に陥り強い自殺念慮が生じていると判断し、すぐ来院するよう指示した。十分に妊婦の話を聞いた上で、E センターではなく F 大学病院での産科精神科共同管理を提案し、当院で道筋を立てるから安心するように説得した。方向性が見えて安心した様子で夫と相談することになった。F 大学病院、市保健センターと情報共有をした。

　妊娠 11 週 0 日、妊婦から側腹部痛があり相談したいとの電話連絡があったためすぐ来院するよう指示した。F 大学病院へ受け入れ打診をし、F 心療内科主治医に紹介状作成を依頼した。妊娠 11 週 6 日、来院して F 大学病院へ紹介した。その後、F 大学病院の産科と精神科での共同管理を行った。出産前に実母とのトラブルが原因でリストカットをしたが、妊娠 37 週 1 日、帝王切開術にて3,002g、Apgar スコア 1 分値 8 点 /5 分値 9 点の男児を娩出した。

産後 2 週間、産婦が児を連れて当院を訪ねてきたが、表情は明るく下記のような話をしてくれた。「産後はロラゼパムのみで精神状態は安定しており、実家に頼らず保健センター保健師の助けを借りながら自分たち夫婦でやれている。妊娠中に精神状態が非常に悪化したときに当院でお世話になったことを夫婦共にすごく感謝している。自分で抱え込まず人の援助を借りていいのだと教えてもらった」。

## 症例 19

　32 歳、G1P0、妊娠反応陽性にて当院を受診した。精神疾患の既往歴や現病歴はなかった。妊娠 35 週の妊婦健診時に「産後にサポートしてくれる人がいなくて不安。夫は自営業で頼れないし、けんかが多い。実母は体調不良で頼れない。実父は単身赴任中で不在。義母は離婚して他県にいる」「自宅所在地の保健センターに産後サポートを申請して受理された」と語った。「産後に育児不安が強かった場合に延泊できるか」との問い合わせがあり、可能な限り希望に沿う旨を説明した。

　妊娠 39 週 3 日、陣痛発来にて当院に入院した。入院後も精神状態は安定しており、10 時間後に 3,355g、Apgar スコア 1 分値 9 点 /5 分値 9 点の男児を無事に娩出した。産褥 5 日目に母児共に退院した。入院中にスタッフが時間をかけて相談に乗ったが、夫とはけんかが絶えず、他の家族も頼れる人がおらず、褥婦が 1 人で考え産後サポートを予約している状況は危ういと考え、当院からも上記保健センターに連絡してきめ細やかな産後ケアを依頼した。

　産褥 34 日目、産後 1 カ月健診のため当院を受診した。全身状態は異常なく表情も明るく、EPDS（エジンバラ産後うつ病自己評価票）7 点、悩みは実姉妹に相談でき、保健センターとも連絡が取れていると語ったため、当院からは保健センターに報告しなかった。産褥 41 日目の深夜 1 時、褥婦から泣きながら電話がかかってきた。「自分にストレスがたまり、赤ちゃんの頭をひどく揺さぶってしまったが大丈夫か」「夫はけんかして家を出て行ってしまった」などと話した。褥婦の自殺念慮のみならず、乳児虐待のリスクも高い状況と判断し、朝一番に保健センターの担当者に連絡し、状況報告とともに早急な対応を依頼した。

## 症例 20

　35歳、G1P0、妊娠反応陽性にて当院を受診した。精神疾患の既往歴や現病歴はなかった。妊娠28週の妊婦健診時に「妊娠後の身体の変化に対応できない。気分的に落ち込むことが増えた。夫からの何気ない言葉に傷つき悲しくなるのが一番つらい」と訴えたため、助産師による傾聴と相談を行った。妊娠40週2日、陣痛発来にて当院に入院した。入院後も精神状態は安定しており、翌朝に3,300g、Apgarスコア1分値9点/5分値10点の男児を無事に娩出した。分娩後も身体状態および精神状態共に異常なく、病棟スタッフも妊娠時の情報を共有していたため慎重にケアを続けた。

　産褥4日目（退院前日）夜に、突然病棟スタッフに対して非常に攻撃的な言動で不満を爆発させた。表情が別人のように豹変したため異常を感じ、院長に報告の上、慎重にケアして産褥5日目に母児共に退院した。産褥34日目、EPDS 2点で表情も明るく、入院中の出来事にはあえて触れなかった。

　産褥66日目の深夜に「相談したいことがある」と突然当院を訪れた。病棟スタッフが褥婦を院内に呼び入れて約1時間傾聴した。褥婦はリュックを担ぎ、スリッパとパジャマ姿で号泣していた。「育児が大変で心身ともに余裕がない限界状態の中で夫婦生活を求められることから夫婦関係が悪化し、夫からたびたび罵倒されてつらい」「実家にはもともと頼れない状況で、相談しても十分に受容してもらえず、相談相手が誰もいない」との訴えがあった。褥婦の病状に対する夫や実母の理解と精神的受容が得られない危険な状況であった。しかし、夫婦間の問題にてわれわれが介入するには限界があり、保健センターなどへの相談を勧めた上で当院からも保健センターに報告して慎重なケアを依頼した。

　産褥6カ月目に保健センター担当者から「当センターでも注意していた褥婦で、本人からもたびたび相談があり、フォロー中である」「育児不安のみならず夫婦関係も大きな原因で、適応障害、うつ病となり心療内科に通院治療中」との報告があった。心配していたさなか、その8日後に褥婦は自死された。

## 妊産婦死亡と自殺

　英国とアイルランドにおける妊産婦死亡原因調査（2010〜2016年、n ＝ 1,084）[1] では、自殺は妊産婦死亡原因の6％（精神疾患による間接死亡を含むと8％）で、わが国の全国調査（2010〜2022年、n ＝ 558）[2] でも自殺は妊産婦死亡原因の10％を占める。妊産褥婦の自殺は公衆衛生医学上も大きなインパクトがあ

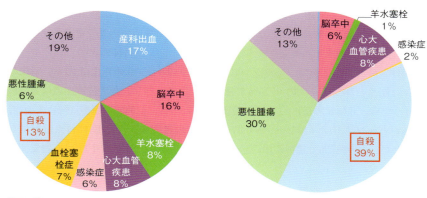

【図1】わが国における早期妊産婦死亡（左）、後期妊産婦死亡（右）原因

(提供：山本依志子、一部改変)

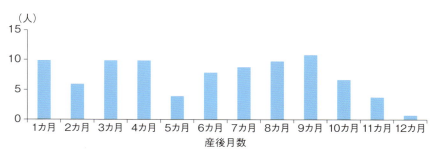

【図2】わが国における産後自殺死亡時期

(提供：山本依志子、一部改変)

り、国を挙げての対応が喫緊の課題である。

　山本らは厚生労働科学研究費補助金臨床研究等ICT基盤構築研究事業「周産期関連の医療データベースのリンケージ研究」における妊産婦死亡原因の検討（2015～2016年、n＝132）として、早期妊産婦死亡（妊娠中〜産褥42日）原因の13％、後期妊産婦死亡（産褥43日〜1年）原因の39％が自殺によるものと報告した[3]（図1）。山本らは、自殺の時期は産後半年以上経過した6〜10カ月後にも多く、自殺死亡率は高年産婦（35歳以上）、初産婦、無職者で高いとも報告している（図2）。

## 自殺と精神疾患

　精神疾患は気分障害（うつ病、双極性障害、不安障害、強迫性障害、パニック障

害など）、精神病性障害（統合失調症など）、パーソナリティ障害、物質関連障害
（薬物依存症など）、解離性障害など多岐にわたり、分類も国内外で変遷し続けている。代表的な精神疾患の概略を表[4]に示す。

　WHO によるシステマティックレビュー（1959〜2001 年）[5] によると、対象時期の自殺者 1 万 5,629 人の 47.5％が精神科入院歴を有し、合併精神疾患は気分障害（うつ病、双極性障害）21％、物質関連障害 10％、精神病性障害（統合失調症）20％、パーソナリティ障害 15％であった。対象者の 52.5％が精神科入院歴はなかったが、その 97％で精神疾患の診断がなされており、気分障害 36％、物質関連

## 【表】代表的な精神疾患

### うつ病
精神的身体的ストレスが重なるなどの理由から脳機能障害が生じている状態。脳がうまく機能しないため、物の見方が否定的になり、自分が駄目な人間だと感じる。WHO 調査によると、全世界の罹患者は 2 億 6,400 万人。

### 双極性障害
ハイテンションで活動的な「躁状態」と憂うつで無気力な「うつ状態」を繰り返す。以前「躁うつ病」といわれたため「うつ病」の一種と誤解されるが、両者は異なる病気で治療も異なる。WHO 調査によると、全世界の罹患者は 4,500 万人。

### 適応障害
生活の変化や出来事が当人にとって重大で、普段の生活が送れないほどの抑うつ気分・不安・心配が、正常範囲を逸脱するほど強い状態。発症は通常生活の変化やストレス性の出来事が生じて 1 カ月以内で、ストレス終結から 6 カ月以上は症状が持続しない。ただし、ストレスが慢性的に存在する場合は症状も慢性化する。

### パニック障害、不安障害、強迫性障害
突然理由なく、動悸、目まい、発汗、窒息感、吐き気、手足の震えなどの発作を起こし、生活に支障が出る状態。
パニック発作は、死の恐怖を感じるほど強く自分でコントロール不可と感じるため、発作再発への不安から電車やエレベーターの中など閉じられた空間を避け外出できなくなる。強迫性障害は不安障害の一型で、強迫観念と強迫行為に特徴付けられる。

### 統合失調症（精神病性障害）
脳の中で気持ちや考えがまとまらなくなる状態で、気分、行動、人間関係などに影響が出る。健康時にはなかった状態が現れる陽性症状と、健康時にあったものが失われる陰性症状がある。陽性症状の典型は幻覚、幻聴（悪口やうわさ）や妄想、陰性症状の典型は意欲低下や感情表現の減少。WHO 調査によると、全世界の罹患者は 2,000 万人。

### パーソナリティ障害
以前は人格障害と呼ばれた。大多数の人とは違う反応や行動をすることで本人が苦しみ周りの人も困る精神疾患。
認知、感情、衝動コントロール、対人関係といった広範囲のパーソナリティ機能の偏りから問題が生じる。

### 解離性障害
別個の人格が交代して現れる状態、いわゆる多重人格である。おのおのの人格は独自の名前、記憶、行動様式、性格を持ち、刺激に応じて突然交代する。

（文献 4 より作成）

障害 22%、精神病性障害 11%、パーソナリティ障害 12% であった。

スウェーデンの産褥期自殺に関する全国悉皆調査（1974～2009 年、n = 1,786）によると、産褥期自殺に対する危険度（修正オッズ比）は、気分障害 133.9 倍、精神病性障害 83.7 倍、パーソナリティ障害 2.4 倍、物質関連障害 16.9 倍であった[6]。

なお、自殺を実行して失敗した場合を「自殺未遂」、死に至った場合を「自殺既遂」、「自殺企図」はその両者を意味する。実際に計画や行動には表れないが死を強く願望する場合を「希死念慮」、自殺をしたいと考えることを「自殺念慮」という。

## エジンバラ産後うつ病自己評価票（EPDS）による産後精神疾患評価と留意点

うつ病既往のない妊産婦における産後うつ病発症率は 12% とされる[7]。産後うつ病は、自殺、母子心中、乳児虐待など重大な影響を及ぼすリスクがあり、早期に発見し適切に対応する必要がある。1987 年、産後うつ病に対するスクリーニング検査として、EPDS が開発された[8]。以後、検査の有用性について検証が重ねられ、2016 年には米国予防医学専門委員会が EPDS をスクリーニングに有用として推奨した。

わが国においては、1996 年に岡野により EPDS 英語原版が日本語に翻訳され、産後 4 週目時点での信頼性と区分点（産後うつ病を疑う点数）が検討された[9]。EPDS は 10 項目から構成され、各項目 4 段階（0～3 点）、合計 30 点である（図3)[9, 10]。区分点はわが国では 8/9 点（産後 4 週目）であるが、欧米ではわが国とは異なり 9/10 点（産後 4～8 週目）で疑い、12/13 点で確実と提唱されている。重症産後うつ病では、質問項目 7～10 の不眠、悲哀感、流涙、自傷衝動で点数が高いため注意する。特に質問項目 10 が陽性の場合は、自殺念慮の可能性を考え慎重に評価を進める。質問項目 1～2 は臨床的うつ病の中核症状、質問項目 3～6 は産後うつ病でなくても、育児に慣れず多忙なときには高得点になる場合がある。ただし、EPDS は産後うつ病の確定診断法や重症度評価法ではなく、あくまでスクリーニング検査であることを理解する必要がある[11]。わが国では、産後 5 日目に EPDS を実施することで産後うつ病の早期発症群を検出可能との報告もあり[12]、産後 2 週間健診で EPDS を実施することが一般的に推奨されている。

しかし、区分点 8/9 点は産後 4 週目のデータであり、産後 5 日目や 2 週間目における区分点に関するエビデンスはない（EPDS の翻訳者である岡野名誉教授も筆者に、「その点に注意するよう」お話しされていた）。また、産前の EPDS 活用に

## Ⅱ．エジンバラ産後うつ病質問票（EPDS）

母氏名 ＿＿＿＿＿＿＿＿＿＿＿＿＿＿＿＿＿　実施日　　年　　月　　日（産後　　日目）

ご出産おめでとうございます。ご出産から今までのあいだにどのようにお感じになったかをお知らせください。
今日だけでなく、**過去7日間**にあなたが感じたことに最も近い答えに〇をつけてください。必ず 10 項目全部に答えてください。

**1）笑うことができたし、物事のおかしい面もわかった。**
- （0）　いつもと同様にできた。
- （1）　あまりできなかった。
- （2）　明らかにできなかった。
- （3）　まったくできなかった。

> 総合得点が9点以上の場合は、1点以上がついた質問事項について尋ね、母親の抱えている気持ちを聴く。

**2）物事を楽しみにして待った。**
- （0）　いつもと同様にできた。
- （1）　あまりできなかった。
- （2）　明らかにできなかった。
- （3）　ほとんどできなかった。

> 質問1と2　臨床的うつ病の中核症状である。周産期うつ病と精神科的診断がつく人はほとんどの場合、質問1または2あるいは両方に1点以上の回答がある。

**3）物事が悪くいった時、自分を不必要に責めた。**
- （3）　はい、たいていそうだった。
- （2）　はい、時々そうだった。
- （1）　いいえ、あまり度々ではなかった。
- （0）　いいえ、そうではなかった。

> 質問3から6は、周産期うつ病でなくても、育児に慣れておらず、多忙な時などに点数が高くなることがある。

> 「不必要」がキーワード。うつ病の母親では、根拠なく自分を責めて、上手くいかないと些細なことに悩む。

**4）はっきりした理由もないのに不安になったり、心配した。**
- （0）　いいえ、そうではなかった。
- （1）　ほとんどそうではなかった。
- （2）　はい、時々あった。
- （3）　はい、しょっちゅうあった。

> 「理由がないのに」がキーワード。うつ病の場合の不安は、理由もない漠然とした心配で不安を抱いたりする。

**5）はっきりした理由もないのに恐怖に襲われた。**
- （3）　はい、しょっちゅうあった。
- （2）　はい、時々あった。
- （1）　いいえ、めったになかった。
- （0）　いいえ、まったくなかった。

> 「理由がないのに」がキーワード。うつ病の母親は、とらえどころのない恐怖や死の恐怖などいろいろな恐怖感が理由もなく出現する。

**6）することがたくさんあって大変だった。**
- （3）　はい、たいてい対処できなかった。
- （2）　はい、いつものようにはうまく対処できなかった。
- （1）　いいえ、たいていうまく対処した。
- （0）　いいえ、普段通りに対処した。

> 集中力がなくなり、判断ができなくなるうつ病の症状についての質問。

**7）不幸せなので、眠りにくかった。**
- （3）　はい、ほとんどいつもそうだった。
- （2）　はい、ときどきそうだった。
- （1）　いいえ、あまり度々ではなかった。
- （0）　いいえ、まったくなかった。

> 「夜中に赤ちゃんのために、何回起きますか？」「横になってから眠りにつくまで時間がかかりますか？」「朝早く寝覚めてしまいますか？」「眠れないことですごく疲れていますか？」「昼間に時間があれば睡眠を取ることができますか？」など不眠の状況に陽性点数がついた場合はさらに状況を尋ねる。

**8）悲しくなったり、惨めになった。**
- （3）　はい、たいていそうだった。
- （2）　はい、かなりしばしばそうであった。
- （1）　いいえ、あまり度々ではなかった。
- （0）　いいえ、まったくそうではなかった。

> 項目8と9は、うつ病の基本症状の一つである抑うつ気分に関する質問。この項目に該当する母親の場合には、その状態について注意深く聴く。どういう状況で、どんな頻度でなるのか、サポートを求めたいのか尋ねる。

**9）不幸せなので、泣けてきた。**
- （3）　はい、たいていそうだった。
- （2）　はい、かなりしばしばそうだった。
- （1）　ほんの時々あった。
- （0）　いいえ、まったくそうではなかった。

**10）自分自身を傷つけるという考えが浮かんできた。**
- （3）　はい、かなりしばしばそうだった。
- （2）　時々そうだった。
- （1）　めったになかった。
- （0）　まったくなかった。

> うつ病による自殺念慮、自殺企図の有無を確認するための質問。この質問に限り1点以上の回答があった場合には、総合点がたとえ9点以下でも具体的に聴く。「最近そのような気持ちになったのはいつ、どんな状況でしたか？」「実際にはどんな考えが浮かびましたか？」「そんな辛い気持ちになったことを夫や家族に話しましたか？」などのように状況を聴く。

（岡野ら（1996）による日本語版）

**【図3】エジンバラ産後うつ病自己評価票（EDPS）日本語訳**

（文献 9、10 より転載、一部改変）

関するデータは極めて乏しい。海外では妊娠 28～40 週の区分点が 14/15 点との報告があり[13]、わが国では妊娠中期（第 2 三半期）の区分点が 12/13 点との報告がある[14] ように、産前の区分点は産後よりも高値であることを知っておくべきである。

　以下に EPDS 活用における留意点を示す[11]。

- EPDS は英国で開発された評価法で、英語圏以外では翻訳された言語表現、文化度、経済状況により区分点は左右される。
- 日本版 EPDS の感度は 0.75 である（区分点 8/9 点で、うつ病 4 人中 3 人は検出できるが、4 人中 1 人は区分点以下でもうつ病の可能性がある）。
- 日本版 EPDS の陽性的中率は 0.5 である（区分点以上を示してもうつ病患者は 2 人中 1 人）。EPDS 高値のみで抗うつ薬を処方するのではなく、確定診断を行う。
- EPDS を反復施行した場合は、区分点が低下する傾向がある。
- EPDS は自記式質問法のため、妊産褥婦の気持ち（自分のことを知られたくない）や状態（質問票の内容を理解できない）で点数が影響を受ける可能性がある。
- 精神的不調があっても、自ら助けを求めない場合は、EPDS の点数を低く操作する可能性がある。

## 妊産婦メンタルヘルスケアに関する学会や行政の取り組み

　近年、厚生労働省、日本産科婦人科学会、日本産婦人科医会、日本精神神経学会などが、産後メンタルヘルスケアについての全国的な取り組みを加速度的に強化している。2017 年、日本産婦人科医会は「妊産婦メンタルヘルスケアマニュアル」を作成し、妊娠初期から産後までの各時期における包括的支援や対応を具体的に提言した。2017 年、日本周産期メンタルヘルス学会は日本産科婦人科学会と日本産婦人科医会の協力により「周産期メンタルヘルス コンセンサスガイド 2017」を作成した。2020 年、日本精神神経学会と日本産科婦人科学会は「精神疾患を合併した、或いは合併の可能性のある妊産婦の診療ガイド」を作成し、「EPDS の使用方法」「自殺念慮妊産婦への対応」など多岐にわたり提言した[11]。厚生労働省は、90 を超える数の関連団体が参加して行われている国民運動計画として、「健やか親子 21」第 1 次事業を開始（2001～2014 年）、現在第 2 次計画（2015～2024 年）が継続中である。妊産褥婦ケア、乳幼児ケア、児童虐待防止、など多岐にわたる政策を提言実行している。

**101**

## 精神疾患合併妊婦へのケア（分娩担当施設ができること）

　精神疾患の症状増悪は、自殺や乳児虐待などの最悪の結末を来す可能性がある。妊娠中から産後1カ月までを担当する分娩担当施設が取り組むべきことを筆者なりに下記に示す。これらの取り組みで多くの命が救えると信じている。

- 妊娠中に精神疾患合併の有無について、診断名、心療内科での治療の詳細を把握しておく。
- 妊婦本人が問診票に書かず申告を嫌がる場合もあるため、妊婦健診におけるヒアリングの中で聞き出すことも重要である。
- 妊婦が素人判断で向精神薬内服を中断して状態悪化しないよう注意する。
- 妊娠中に家族構成、家族関係の良／不良、夫や家族の精神的サポートの有無について聞き取りをしてスタッフ間で情報共有する。
- 精神疾患合併でなくても妊娠中には不安が増強してくるので、妊婦の不安についても傾聴、相談を怠らず、情報共有しておく。
- ハイリスク症例は妊娠中から保健センターと情報共有して行政ケアも開始する。
- 精神状態が悪化した場合の管理可能医療施設との連携を密にする。
- 分娩後入院中の数日間で、育児不安、予期不安、家族と離れることによる不安症や強迫症の増悪の可能性がある。
- とっさに予想外の行動に出ることもあるため、必要に応じて新生児の夜間預かりや夫の宿泊許可も検討する必要が生じ得る。
- 退院から産後1カ月健診までに精神的ケアが必要と判断された場合は、褥婦の同意のもと（重症例では同意を得ずとも）、保健センターや子育て包括支援センターと連携して慎重なフォローを開始する。
- 新生児体重チェックや母乳相談という名目で、定期的に受診を促すことも有効な方法と思われる。
- 産後1カ月健診時にEPDSを実施して産後うつ病スクリーニングを行うが、8点以下でも、EPDSの感度が0.75であることを認識し、特に質問項目7～10の点数には注意する。
- 産後1カ月健診以降は分娩担当施設の管理下から離れるため、精神的、社会的ハイリスク例については保健センターに状況報告をして、切れ目ないケアの継続を行政に依頼することが最重要である。
- 産後1カ月健診以降に褥婦からの深刻な相談があった場合は、褥婦からのSOSと捉え、行政を通して頻回な訪問、心療内科受診推奨、家族による精神的受容の

促進などをお願いする。

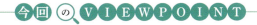

## 今回のVIEWPOINT

❶ 自殺は早期妊産婦死亡原因の 13%、後期妊産婦死亡原因の 39% を占める。
一次 高次

❷ 産褥期自殺の危険度は、気分障害 134 倍、精神病性障害 84 倍、パーソナリティー障害 2 倍、物質関連障害 17 倍である。 一次 高次

❸ 産後うつ病発症率は 12% で、EPDS は産後うつ病スクリーニングとして有用である。 一次 高次

❹ EPDS の区分点は 8/9 点だが、言語表現、文化度、経済状況による異なる。
一次 高次

❺ 妊娠中の精神疾患合併有無の把握と患者に対する傾聴が重要である。
一次 高次

❻ リスク症例は精神科医、保健センターなどと連携しながら管理する。
一次 高次

❼ 特に産後 1 カ月健診以降は分娩施設の管理下から離れるため、行政による細かなケアが重要となる。 一次 高次

■引用・参考文献
1) Knight, M. et al. Saving lives, improving mothers' care：lessons learned to inform maternity care from the UK and Ireland confidential enquiries into maternal death and morbidity 2014-2016. MBRRACE-UK. 2018, 1-60．
2) 妊産婦死亡症例検討評価委員会／日本産婦人科医会. "妊産婦死亡報告事業での事例収集と症例検討の状況について：2010～2022 年に報告され、事例検討を終了した 558 例の解析結果". 母体安全への提言 2022. 13, 2023, 9-26.
3) 厚生労働科学研究成果データベース. 周産期関連の医療データベースのリンケージの研究. 平成 30 年度総括・分担研究報告書. 48-50. https://mhlw-grants.niph.go.jp/project/26972［2024. 11. 12］
4) World Health Organization. Mental disorders. 2019. https://www.who.int/news-room/fact-sheets/detail/mentaldisorders［2020．7．27］
5) Bertolote, JM. et al. Suicide and psychiatric diagnosis：a worldwide perspective. World Psychiatry. 1（3）, 2002, 181-5.
6) Lysell, H. et al. Maternal suicide：register based study of all suicides occurring after delivery in Sweden 1974-2009. PLoS One. 13（1）, 2018, e0190133.
7) Shorey, S. et al. Prevalence and incidence of postpartum depression among healthy mothers：a systematic review and meta-analysis. J Psychiatr Res. 104, 2018, 235-48.
8) Cox, JL. et al. Detection of postnatal depression. Development of the 10-item Edinburgh Postnatal Depression Scale. Br J Psychiatry. 150, 1987, 782-6.
9) 岡野禎治ほか. 日本版エジンバラ産後うつ病自己評価票（EPDS）の信頼性と妥当性. 精神科診断学. 7（4）, 1996, 525-33.
10) 日本産婦人科医会. 妊産婦メンタルヘルスケアマニュアル：産後ケアへの切れ目のない支援に向けて. 改訂版. 2021. https://mhlw-grants.niph.go.jp/system/files/report_pdf/mentalhealth2021_L_s.pdf［2025-01-

29]

11) 日本精神神経学会／日本産科婦人科学会. 周産期うつ病に対するエジンバラ産後うつ病自己評価票（EPDS）の使用方法. 精神疾患を合併した、或いは合併の可能性のある妊産婦の診療ガイド. 精神神経学雑誌. 124, 2022, G13-8. https://fa.kyorin.co.jp/jspn/guideline/sALL_s.pdf［2024. 11. 12］

12) Yamashita, H. et al. Postnatal depression in Japanese women. Detecting the early onset of postnatal depression by closely monitoring the postpartum mood. J Affect Disord. 58（2）, 2000, 145-54.

13) Gibson, J. et al. A systematic review of studies validating the Edinburgh Postnatal Depression Scale in antepartum and postpartum women. Acta Psychiatr Scand. 119（5）, 2009, 350-64.

14) Usuda, K. et al. Optimal cut-off score of the Edinburgh Postnatal Depression Scale for major depressive episode during pregnancy in Japan. Psychiatry Clin Neurosci. 71（12）, 2017, 836-42.

分　娩　期

# SECTION 12

## 臍帯脱出が起こったらどうする？

―― 臍帯脱出への対応と超緊急帝王切開術 ――

### 症例 21

　26 歳、G1P0、妊娠中は問題なく経過した。妊娠 39 週 3 日の妊婦健診では児は頭位、羊水量は正常、胎盤付着は底部から体部前壁、臍帯下垂所見も認めなかった。

　妊娠 40 週 2 日の午前 1 時 10 分、陣痛発来にて当院に入院となった。入院時、子宮口開大 3cm、子宮頸管展退度 60%、station − 2。8 時 45 分、子宮口開大 5cm、展退度 80%、station − 2、微弱陣痛と疲労のため、本人と家族の同意を得た上でオキシトシンによる陣痛促進を開始した。

　10 時 5 分、オキシトシン 30mL/ 時で促進中に、CTG にて突然の高度遷延一過性徐脈が出現したため、医師へ報告され酸素 10L の投与を開始した（図 1）。

　10 時 10 分、A 医師による内診中に自然破水、子宮口開大 6cm、羊水混濁、臍帯脱出はなかった。すぐに陣痛促進を中止し、ダブルセットアップとして隣接する手術室の準備を行い、帝王切開術の可能性を本人と家族に説明した。その時点で超音波断層法による臍帯下垂の有無についての検索は行わなかった。9 分後に胎児心拍数は正常化し、以後 CTG は正常（波形レベル 1～2）で推移したため 10 時 40 分に酸素投与を中止し、オキシトシンによる陣痛促進を再開した。

　12 時 5 分、子宮口開大 8cm 時から遅発一過性徐脈が出現するようになったため酸素 10L の投与を開始した。

　13 時 10 分、A 医師の内診で子宮口開大 9cm、展退度 90%、station − 1、羊水流出が断続的にあり児頭回旋異常を疑い、超音波断層法にて児頭回旋異常（第一後方後頭位）と診断した。13 時 13 分に高度胎児徐脈に陥り、13 時 15 分に A 医師の内診にて臍帯脱出を認め B 医師も確認した（図 2）。B 医師が超緊急帝王切開術を決定し、本人と家族に「臍帯脱出のため緊急帝王切開術が必要」と説明、口頭で帝王切開術の同意を得た。C 助産師が臍帯に触れないように児頭先進部の挙上を継続し、D 看護師、E 助産師、F 助産師と手分けして、麻酔準備、器械出し準備に当たった。剃毛、尿道バルーンカテーテル留置、麻酔前投薬は全て省略とした。偶然、1 カ月新生児健診のため大学病院からの新生児科代務医師

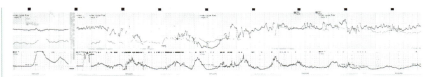

**【図1】** オキシトシン30mL/時で陣痛促進中に高度遷延一過性徐脈が出現した時点のCTG

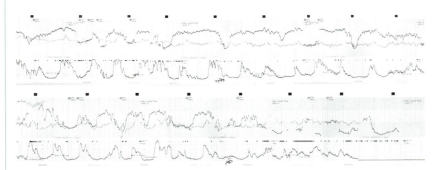

**【図2】** 臍帯脱出発症前から臍帯脱出確認および手術室移動までのCTG

が院内にいたため新生児蘇生の準備に当たってもらい、周産期母子医療センター・NICUに連絡して手術開始前にあらかじめ新生児搬送を依頼しておいた。

　13時25分に手術室へ入室、13時26分にケタラール®筋注用（ケタミン塩酸塩）6mLを筋肉注射し13時27分に執刀、13時30分に2,542g、Apgarスコア1分値5点/5分値7点、臍帯動脈血pH 7.10の男児を娩出した。診断から児娩出までの時間は15分であった。臍帯捻転異常、臍帯巻絡、臍帯付着部異常、胎盤異常は認めなかった。児の状態は安定していたが、G地域周産期母子医療センター・NICUへ搬送となり、日齢9に退院となった。産婦も術後問題なく経過して産褥8日目に退院となった。

## 臍帯脱出の発症率と新生児予後

　臍帯脱出は「破水後に先進胎児部分よりも先に臍帯が脱出し、子宮口を通過して腟または陰裂間に懸垂してきた状態をいう」と『産科婦人科用語集・用語解説集改訂第4版』で定義されている。発症後短時間で重症新生児仮死あるいは胎児死亡など重篤な転帰をとる疾患である。

　臍帯脱出の発症率は全分娩の0.1〜0.6%[1]で年々減少傾向にある。わが国にお

ける 203 万 7,460 分娩の検討[2] では臍帯脱出の発症率は 0.018％であった。臍帯脱出による児死亡率は、病院内の分娩管理下で発症した場合が 3％、病院外で発症した場合が 44％との報告がある[3]。臍帯脱出による新生児脳症、脳性麻痺の発症率はおのおの 2％、0.43％との報告がある[4]。一方、新生児脳症の発症率は 0.32％と低率であるとの報告もある[5]。産科医療補償制度の補償対象となった脳性麻痺事例のうち、原因分析が終了した 2009～2022 年出生児 3,442 事例の 2.1％が臍帯脱出によるものであった[6]。

## 臍帯脱出のリスク因子

臍帯脱出の産科的リスク因子として、胎児形態異常、胎位異常（骨盤位、横位）、多胎、双胎第 2 子、早産、低出生体重児、破水、経産婦、羊水過多などがある。医原性リスク因子として、陣痛促進、人工破膜、児頭誘導装着、バルーンカテーテル（メトロイリンテルなど）による子宮頸管拡張、外回転術、児頭回旋異常に対する用手的児頭回旋などがある[7]。人工破膜の場合、「児頭下降度にかかわらず子宮口開大 6cm 未満」「子宮口開大 6～10cm でかつ児頭下降度が station － 3 以上」において臍帯脱出のリスクが高まる[8]。産科医療補償制度「再発防止委員会からの提言」では、「胎児先進部が未固定または臍帯下垂がある場合は人工破膜をしない、人工破膜を実施した後には速やかに臍帯脱出がないことを確認する」よう勧めている。また、本症例のように、破水後の児頭回旋異常も臍帯脱出のリスクであると認識する必要がある。

## 臍帯脱出の管理

臍帯脱出時の管理プロトコルを表に示すが、管理の基本は可能な限り速やかに児の娩出を図ることである。

### 1. 人手確保

帝王切開術を行うには、医師 2 名（執刀医、手術助手）、医療スタッフ 4 名（手術器械出し、麻酔担当、新生児担当、外回り）は確保したい。複数の医師が常在している一次医療施設の平日日勤帯なら問題はないが、当直帯（当院では医師 1 名、医療スタッフ 2 名）では緊急処置に入る前に医師 1 名、医療スタッフ 2 名に出動を要請する必要がある。医師の応援要請が不可能な場合は救急母体搬送となり、搬送先の確保と同時に救急隊へ出動を要請して救急隊にも戦力となってもらう。

**【表】臍帯脱出時の管理プロトコル**

| 人手確保 |
| --- |
| 帝王切開術に必要な人員の確保 |
| **経母体酸素投与と連続 CTG モニタリング** |
| **急速遂娩** |
| 速やかに経腟分娩可能な場合を除き、原則、超緊急帝王切開術 |
| 帝王切開術器械出し担当と麻酔担当ができるスタッフの配置（トレーニング） |
| 新生児搬送依頼 |
| 臍帯脱出の診断から児娩出までの時間を 30 分以内にできるのが理想 |
| **脱出臍帯の圧迫解除** |
| トレンデレンブルグ体位（骨盤高位）または胸膝位 |
| 2 本の指か手で児頭先進部を挙上させて臍帯圧迫を解除 |
| 脱出臍帯を子宮内に還納させる行為は禁忌 |
| **子宮収縮抑制** |
| 児娩出までに時間を要する場合に有効 |
| 高次医療施設への搬送時には併用 |
| **母体搬送** |
| 臍帯脱出発症施設内で緊急帝王切開術など適切な管理ができない場合は母体搬送 |
| 救急車内での子宮収縮抑制、骨盤高位、児頭先進部挙上の継続 |
| 搬送先に超緊急帝王切開術の必要性を連絡 |

## 2. 超緊急帝王切開術の準備

　臍帯脱出時の分娩様式は、速やかに経腟的に娩出可能と判断される場合を除き帝王切開術が選択される。英国産婦人科学会（Royal College of Obstetricians and Gynecologists；RCOG）のガイドラインでは臍帯脱出診断から児娩出までの時間（decision to delivery interval；DDI）を 30 分以内にするよう推奨している[1]。本症例の DDI は 15 分であったが、これは人手が十分そろっていたからであり、当直帯ではそうはうまくいかない。ポイントは、救急処置に入り込む前に医療スタッフの 1 人が電話で人手を確保することである。医師と共に手術室の準備を行うが、器械出しの準備と麻酔薬の準備ができていないと手術は開始できない。当院では医療スタッフ全員が器械出しと麻酔担当ができることを目標にしているが、少なくとも各勤務帯に器械出しと麻酔担当ができるスタッフをおのおの 1 名以上配置している。

　当院での超緊急帝王切開術の場合は、口頭同意（術後に書面で同意）、前投薬省略、剃毛省略、バルーン尿道カテーテル留置省略を許可している。最小限の人手でかつ短時間で行える麻酔方法には、腰椎麻酔あるいはケタラール®の筋肉注射による無挿管全身麻酔が考えられる。後者は無挿管による誤嚥などのリスクと筋緊張による手術の多少のやりにくさはあるものの、舌根沈下は起こりにくく緊急時麻酔法

**109**

として一考されるものと思われる。

## 3. 脱出臍帯の圧迫解除

帝王切開術による児娩出までの間に、いかに臍帯圧迫を解除できるかが新生児予後を左右する。DDI よりも、診断から臍帯圧迫解除までの時間の方が新生児予後にとって重要であるとの報告がある [9]。2 本の指あるいは手で児頭先進部を挙上させて臍帯圧迫を解除させる。脱出した臍帯を子宮内に還納させる行為は臍帯血管攣縮による血流悪化を引き起こすため禁忌である [3]。母体にはトレンデレンブルグ体位（骨盤高位）または胸膝位を取らせる。

## 4. 子宮収縮抑制

子宮収縮抑制は第 1 選択の管理法ではないが、児娩出までに時間を要する場合に助けになる。リトドリン塩酸塩の静脈投与（$250 \sim 400 \mu g/$ 分）は胎児心拍数の改善と 5 分後 Apgar スコア 7 点以上に対して有用であるとの報告がある [10]。高次医療施設への搬送時には併用してもよいと思われる。

## 5. 母体搬送

臍帯脱出発症施設内で緊急帝王切開術など適切な管理ができない場合は母体搬送を行う。時間との勝負になるため、搬送までの時間、搬送後の母児管理レベルを考慮して搬送先の第 1 候補、第 2 候補を決めておくのがよい。搬送依頼と同時に救急要請を行い、救急隊にも戦力になってもらう必要があるため、日頃から救急隊との連携を密にしておく。当院の場合、救急要請から 5 分以内に救急隊が到着し、搬送先へはおよそ 30 分で到着できる。救急車内では、リトドリン塩酸塩による子宮収縮抑制を施し、骨盤高位を取り、可能であれば児頭先進部の挙上を継続する。搬送先へは「臍帯脱出で超緊急帝王切開術が必要な状態なので準備をお願いします」と伝えておくことが搬送後の流れをスムーズにし得る。

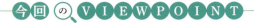

## 今回の VIEWPOINT

❶ 臍帯脱出のリスク因子（胎児形態異常、胎位異常、多胎、双胎第2子、早産、低出生体重児、破水、経産婦、羊水過多、陣痛促進、人工破膜、児頭誘導装着、バルーンカテーテルによる子宮頸管拡張、外回転術、用手的児頭回旋など）を認識する。 一次 高次

❷ 破水時には必ず内診などにより臍帯脱出の有無を確認する。 一次 高次

❸ 不適切な時期での人工破膜は控える。 一次 高次

❹ 臍帯脱出時の管理手順と超緊急帝王切開術の手順を院内で再確認しておく。 一次 高次

❺ 母体搬送の場合は、搬送先に臍帯脱出で超緊急帝王切開術が必要である旨を伝える。 一次

❻ 臍帯脱出症例が搬送されてきた場合、ERから超緊急帝王切開術扱いで直接手術室へ入室させ、新生児科医も手術室へ集合するような仕組みが作られることが望ましい。 高次

■ 引用・参考文献

1) Royal College of Obstetricians and Gynaecologists. Umbilical cord prolapse : Green-top Guideline No. 50. 2014. https://www.rcog.org.uk/media/3wykswng/gtg-50-umbilicalcordprolapse-2014.pdf ［2024. 11. 21］
2) Hasegawa, J. et al. Obstetric risk factors for umbilical cord prolapse : A nationwide population-based study in Japan. Arch Gynecol Obstet. 294（3）, 2016, 467-72.
3) Lin, MG. Umbilical cord prolapse. Obstet Gynecol Surv. 61（4）, 2006, 269-77.
4) Gibbons, C. et al. Umbilical cord prolapse--changing patterns and improved outcomes : A retrospective cohort study. BJOG. 121（13）, 2014, 1705-8.
5) Hehir, MP. et al. Perinatal death associated with umbilical cord prolapse. J Perinat Med. 45（5）, 2017, 565-70.
6) 日本医療機能評価機構 産科医療補償制度再発防止委員会. "脳性麻痺発症の主たる原因について". 第14回産科医療補償制度再発防止に関する報告書：産科医療の質の向上に向けて. 東京, 日本医療機能評価機構, 2024, 81.
7) Ahmed, WAS. et al. Optimal management of umbilical cord prolapse. Int J Womens Health. 10, 2018, 459-65.
8) Kawakita, T. et al. Risk factors for umbilical cord prolapse at the time of artificial rupture of membranes. AJP Rep. 8（2）, 2018, e89-94.
9) Khan, RS. et al. Umbilical cord prolapse：A review of diagnosis to delivery interval on perinatal and maternal outcome. J Pak Med Assoc. 57（10）, 2007, 487-91.
10) Katz, Z. et al. Management of labor with umbilical cord prolapse : A5-year study. Obstet Gynecol. 72（2）, 1988, 278-81.

# SECTION 13

## 胎動減少・消失とNST・CTG異常所見を認めたらどうする？

――母児間輸血症候群への対応――

### 症例22

　40歳、G2P1。血液型はA型Rh（+）、不規則抗体（－）で、既往歴、既往妊娠歴に特記すべき点はなかった。

　妊娠22週6日、多量の性器出血を伴う絨毛膜下血腫にてA地域周産期母子医療センターに紹介入院となり、妊娠32週4日、当院へ帰院となった。妊娠34週3日の妊婦健診では異常を認めなかった。

　妊娠35週3日、性器出血が出現し当院受診、子宮口未開大、子宮頸管長22.5mm、超音波断層法にて絨毛膜下血腫を認めず、NSTは胎児心拍数基線正常脈（140bpm）、基線細変動正常、一過性頻脈あり、reassuring fetal statusと評価した（図1A）。妊娠36週3日の妊婦健診では、児の推定体重が2,407g、活発な胎動を認めたがNSTは施行されなかった。

　妊娠37週2日、午前0時30分、破水にて当院来院、子宮口開大3cm、胎動あり、性器出血や持続性子宮収縮などの異常症状を認めなかったが母親は胎動の減少を訴えた。0時50分、CTGモニタリングを開始、胎児心拍数基線正常脈（150bpm）、基線細変動減少～消失、高度遅発一過性徐脈、一過性頻脈消失を認め、胎児心拍数波形分類レベル4～5であった（図1B）。超音波断層法では常位

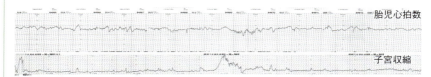

【図1A】症例22：妊娠35週3日のNST

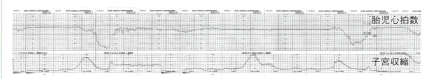

【図1B】症例22：妊娠37週2日来院時のCTG

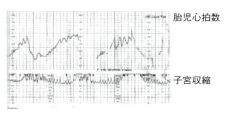

**【図1C】症例22：分娩直前のCTG**

胎盤早期剝離を疑う所見を認めなかった。有効陣痛がない状態での原因不明なCTG異常と2週間前のNSTとの明らかな変化から、胎児にとって有害なイベントが既に発生している可能性と出生直後からのNICU管理の必要性を考慮して、Aセンターへの母体搬送を決定した。

　1時45分に救急車が出発し、1時56分にAセンター産婦人科病棟に到着、子宮口開大4cm、分娩監視装置を装着するも処置や移動などで継続的記録が取れていない。陣痛室へ移動中に陣痛が増強し2時45分に子宮口全開大となり分娩室へ移動、CTGにて頻発する高度遅発一過性徐脈を認めたが（図1C）、既に排臨状態であったため会陰切開と努責にて3時3分、2,434g、Apgarスコア1分値8点/5分値8点、臍帯動脈血pH 7.25の男児を娩出した。

　胎盤・臍帯には異常所見を認めなかった。新生児の顔色が白かったが、担当医師は母児間輸血症候群を疑っていなかった。朝、小児科医師が新生児を診察した際に皮膚色が異常に白いため血液検査を施行したところ、ヘモグロビン値7.1g/dLと重症貧血が判明、血液型はAB型Rh（＋）、直接間接クームス陰性のため、母児間輸血症候群を強く疑い輸血30mLを施行した。分娩から輸血開始まで9時間以上が経過していた。輸血後のヘモグロビン値は10.8g/dLに上昇、母体血中HbF（胎児ヘモグロビン）3.1%（正常<1.0%）、Kleihauer-Betke試験（KB試験）にて推定母児間輸血量は約100mLと推定された。

　その後の新生児経過は良好で、産褥5日、母児共に退院となった。

## 症例23

　39歳、G1P0。血液型はO型Rh（＋）、不規則抗体（－）で、既往歴、既往妊娠歴に特記すべき点はなかった。

　妊娠37週4日の妊婦健診において、母親から「最近胎動が少ない気がする」との訴えがあったが、児の推定体重は2,837gで超音波検査中も胎動を認めた。

NST 所見は胎児心拍数基線 155bpm、基線細変動ほぼ正常だが、一過性頻脈が乏しかったため（図 2A）、次回の妊婦健診でも NST を行うこととした。

　妊娠 38 週 3 日、15 時 45 分、「昨日までは胎動が普通にあったが今朝から胎動を全く感じない、腹痛や性器出血はない」との電話連絡があったため、すぐ来院するよう指示した。16 時 30 分に当院来院、子宮板状硬、持続性腹痛、性器出血など常位胎盤早期剥離を疑う症状はなかった。16 時 34 分、CTG モニタリングを開始、胎児心拍数基線 150bpm、サイナソイダルパターンを認め、胎児心拍数波形分類レベル 4 であった（図 2B）。超音波カラードプラ法による胎児中大脳動脈収縮期最高血流速度（middle cerebral artery peak systolic velocity；MCA-PSV）79cm/秒（+ 1.4SD）（図 2C）から母児間輸血症候群による胎児重症貧血を強く疑った。

　18 時 5 分、B 地域周産期母子医療センターに搬送を依頼、18 時 32 分に救急要請、18 時 57 分に B センター産婦人科病棟に到着した。B センターでも MCA-PSV 73cm/秒、CTG にてサイナソイダルパターンを認めた。20 時 40 分、緊急帝王切開術にて 2,694g、Apgar スコア 1 分値 5 点 /5 分値 5 点、臍帯動脈血 pH 7.147 の男児を娩出した。胎盤・臍帯に異常所見を認めなかった。新生児は全身蒼白で呼吸が弱いため人工呼吸、気管挿管とし、NICU 管理となった。血液型は B 型 Rh（+）、直接間接クームス陰性、ヘモグロビン値 2.7g/dL と重症貧血が判明。超音波にて脳出血など出血源を認めなかったため母児間輸血症候群

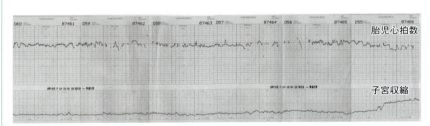

【図 2A】症例 23：妊娠 37 週 4 日の NST

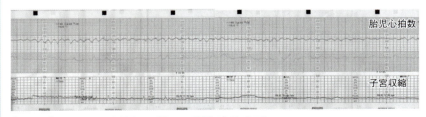

【図 2B】症例 23：妊娠 38 週 3 日来院時の CTG

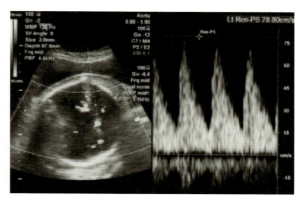

【図2C】 症例23：妊娠38週3日来院時の胎児MCA血流分析

として輸血を開始した。母体HbF 3.1%と高値で、同症候群に矛盾しない結果であった。

　輸血と呼吸管理により児の全身状態は改善し、日齢1にはヘモグロビン値7.9g/dLに上昇し、抜管、哺乳開始となった。入院中の頭部MRIにて左脳室周囲高信号域を認めた。産褥6日に母親が退院、日齢15に児が退院となった。

　Bセンター産科医・新生児科医から「急激に発症し増悪した母児間輸血症候群で、迅速な対応により児を救命できた。あと数時間遅かったら救命できなかったかもしれない」とのコメントがあった。

## 母児間輸血症候群と新生児予後

　母児間輸血症候群は、胎児血が胎盤を通過して母体側血液循環に流入した状態である。胎児血の母体への流入は全妊娠の50〜75％に起こり、決して珍しいことではないが、通常その流入量はごくわずかである[1]。母体への胎児血流入量が0.025mL以上、0.5mL以上、15mL以上、30mL以上、150mL以上の母児間輸血は全妊娠の各25％、4％、1％、0.33％、0.1％との報告がある[1]。Wylieらは、母児間輸血50mL以上の場合の胎児死亡、新生児貧血、胎動減少、胎児水腫、non-reassuring fetal status（NRFS）の合併率は、おのおの12.5％、35％、26.7％、7.5％、6.7％であったと報告した[2]。

　わが国の産科医療補償制度における原因分析によると、脳性麻痺発症の主原因と

して単一病態が記載された事例のうち、母児間輸血症候群によるものが 35 件（1.7%）であり、脳性麻痺の原因として決して侮れない病態である[3]。

## 母児間輸血症候群と血液型不適合妊娠

　母児間輸血症候群は血液型不適合妊娠の場合にも大きな問題となる。Renaer らは、赤血球 Rh 陽性の胎児血が Rh 陰性の母体循環に流入し Rh 同種免疫が生じることを初めて報告した[4]。

　1968 年に分娩直後の抗 D 免疫グロブリン投与がルーチン化されたことにより、Rh 同種免疫の発生率は 14% から 0.14% 以下に激減した[5]。投与量については米国では 300μg、英国では 100μg、わが国では 250μg が標準である。しかし、出産直後の抗 D 免疫グロブリン 1V（300μg、250μg）母体投与により中和し得る Rh 陽性胎児流入血はおのおの 30mL、25mL である[6]。その意味でも、母体への胎児血流入量の推定は重要である。『産婦人科診療ガイドライン：産科編 2023』では、妊婦が Rh（D）陰性の場合に母体感作予防目的で、妊娠 28 週前後に抗 D 免疫グロブリンを投与し、出生児が Rh（D）陽性を確認したら分娩後 72 時間以内に母体に抗 D 免疫グロブリンを投与するよう求めている[7]。

## 母児間輸血症候群を疑うポイント〜胎動減少と CTG 異常所見

### 1. 発症時期とリスク因子

　母児間輸血症候群は絨毛の血管新生が生じる妊娠 4 週以降から起こり得るが、妊娠早期の母児間輸血が重大となることはまれである。

　母児間輸血症候群の発症リスク因子は、腹部外傷（特に妊娠後半期）、常位胎盤早期剝離、羊水穿刺（特に妊娠後半期）、分娩前出血、帝王切開術、絨毛血管腫、臍帯穿刺、胎盤用手剝離、人工流産、前置胎盤、外回転術などがあるが[2]、母児間輸血症候群症例の 80% 以上は原因不明である。産科医療補償制度の再発防止に関する報告書（2016 年）[8] によると、母児間輸血症候群 20 例全例が原因不明であった。

### 2. 母児間輸血による症状

　大量な母児間輸血によって生じる合併症状には、胎動減少、CTG 異常所見（基線細変動減少、一過性徐脈、サイナソイダルパターンなどを含む）、非免疫性胎児水腫、新生児水腫、非溶血性新生児貧血、脳性麻痺、子宮内胎児死亡などがある[2]。

前述の報告書[8]によると、母児間輸血症候群による脳性麻痺症例の来院時主訴の68.4%が胎動減少あるいは消失であった。母児間輸血症候群による脳性麻痺症例の入院時CTG所見は、基線細変動の減少あるいは消失（78%）（症例22）、遅発一過性徐脈（44%）（症例22）、一過性頻脈消失（39%）（症例22）、サイナソイダルパターン（33%）（症例23）、遷延一過性徐脈（17%）の順で、入院から分娩までの間にサイナソイダルパターンを認めた症例は40%であった。

　以上より、①妊婦が胎動減少や消失を自覚したときは分娩機関に連絡するよう妊婦健診にて妊婦へ情報提供すること、②妊婦が胎動減少や消失を訴えた際はNST/CTGモニターの装着、超音波断層法により胎児の健常性を確認すること、③医療スタッフはCTGの判読と対応について習熟すること、④サイナソイダルパターンや基線細変動の消失が認められる場合は、胎児貧血を発症している可能性があることを考慮して、母体搬送、急速遂娩、新生児蘇生、新生児管理の準備を行うこと、新生児に貧血が認められた場合は速やかに輸血を実施すること、を提言している。

## 3. 本症例でポイントとなる所見

　症例22では、破水入院時のCTGにて基線細変動の減少〜消失、高度遅発一過性徐脈、一過性頻脈消失を認め、妊娠35週のNST所見と比較して明らかな悪化を認めたため、その間に母児間輸血が進行したと考えられる。上記のようなCTG異常所見を呈する病態は、常位胎盤早期剝離、長時間にわたる胎児機能不全などがあるが、臨床経過や臨床症状から前者は考えにくい。このような場合に母児間輸血症候群の可能性を念頭に置くことは重要である。なぜなら、胎児貧血が進行すれば不可逆性の脳障害や最悪の場合は胎児死亡を起こすため、早期に娩出して輸血治療を要するからである。

## 母児間輸血症候群の診断

## 1. 出生前の診断方法

### 母体血中HbF測定、KB試験、母体血中AFP測定、フローサイトメトリー法

　母児間輸血症候群の診断方法として、母体血中HbF測定、KB試験、母体血中AFP（α-フェトプロテイン）測定、フローサイトメトリー法などがある。特にKB試験は、母体血内の胎児赤血球を染色することにより、母体血流へ流入した胎児血液量を推定できる（Mollisonの式：胎児輸血量mL ＝ 2,400 ×（母体赤血球数／胎児赤血球数）[9]。しかし、上記検査結果を得るには時間を要するため、CTG

所見が悪化している出生前診断としては適さない。

### MCA-PSV

　出生前の場合、超音波パルスドプラ法による MCA-PSV の上昇は胎児貧血を推定する有効な手段である[10]。MCA-PSV 値は妊娠週数により変化するため週数ごとの中央値の倍数で評価する。中央値の 1.5 倍以上の場合は中等度以上の貧血の可能性がある。Bellussi らは、MCA-PSV の胎児貧血に対する感度（疾患がある人のうち検査結果が陽性だった割合）は高いが、特異度（疾患がない人のうち検査結果が陰性だった割合）は不明と報告し、値が異常高値なら胎児貧血の可能性が高いが、値が正常でも胎児貧血は否定できないと注意喚起した[11]。本症例では残念ながら検査されていない。

### 胎児採血

　中等度以上の胎児貧血が疑われる場合には胎児採血が考慮され、胎児血ヘマトクリット値が約 30% 未満の場合には胎児輸血の適応となる。

　一次医療施設で胎児貧血を疑った場合は治療可能な高次医療施設への母体搬送が必要となる。胎児輸血を行うためには倫理委員会などの承認が必要で実施可能な医療施設は限られるため、日頃から実施可能医療施設の情報を確認しておく必要がある。

## 2. 出生後の診断方法

　母児間輸血症候群では異常な CTG 所見にもかかわらず、出生後の臍帯動脈血 pH が異常値を示さない場合もある。皮膚色が異常に白い場合は、アシドーシス、貧血、低体温などが潜んでいることがあり注意を要する。臨床現場ではビリルビン測定用の毛細管で採血し、遠心分離を行うことで容易にヘマトクリット概算値を得ることができる。貧血を認めた場合は、低酸素脳症や脳性麻痺の発症のリスクが上昇するため、早急に輸血治療を開始する必要がある。

　一次医療施設の場合は治療可能な高次医療施設への新生児搬送が必要となる。

　Stroustrup らは、母児間輸血症候群の診断は医療従事者の同疾患に対する知識と認識に大きく委ねられると啓発している[12]。

### 症例の振り返り

　症例 22 は、胎動減少と CTG 異常所見（胎児基線細変動減少～消失、高度遅発一過性徐脈）、新生児貧血（ヘモグロビン値 7.1g/dL）を認めた母児間輸血症候群で胎児血流出量は 100mL であった。CTG 異常所見と臍帯動脈血 pH 正常値との

乖離は病態が胎児貧血によることに起因している。胎児貧血が中等度で新生児の状態が重症でなかったことと担当医の母児間輸血症候群への認識不足が出生後診断を遅らせた。

　症例23は、胎動消失とCTG異常所見（サイナソイダルパターン）、新生児重症貧血（ヘモグロビン値2.6g/dL）を認めた母児間輸血症候群で胎児血流出量は相当多いと推測される。CTGにおけるサイナソイダルパターン、胎児MCA-PSV高値から母児間輸血症候群による胎児重症貧血を予想して管理されたため、新生児状態は極めて重篤であったにもかかわらず迅速かつ適切な対応で救命できたと思われる。臨床症状（胎動減少・消失）、CTG異常所見（サイナソイダルパターン、基線細変動消失など）、胎児脳血流異常（MCA-PSV高値）から母児間輸血症候群による胎児重症貧血を予測できるかが児の生命予後を左右するといってよいだろう。

## 今回 の VIEWPOINT

❶妊婦が胎動減少や消失を訴えた際は、NST/CTGや超音波断層法で胎児健常性を確認する。 一次 高次

❷サイナソイダルパターンや基線細変動の消失を認めた場合は、胎児貧血の可能性も考慮して、母体搬送、急速遂娩、新生児蘇生、新生児管理の準備を行う。 一次 高次

❸出生前の場合、胎児MCA-PSVの上昇は胎児貧血を推定する有効な手段である。 一次 高次

❹中等度以上の胎児貧血が疑われる場合には胎児採血を考慮し、胎児輸血に備える。 高次

❺胎児輸血には院内倫理委員会などの承認が必要なため、実施可能な医療施設は限られる。 高次

❻母児間輸血症候群ではCTG異常にもかかわらず、臍帯動脈血pHが正常な場合もある。 一次 高次

❼重症な胎児貧血や新生児貧血が持続した場合に、低酸素脳症や脳性麻痺の発症リスクが上昇するため早期の輸血治療が必要不可欠である。 高次

## ■引用・参考文献

1) Almeida, VD. et al. Massive fetomaternal hemorrhage：Manitoba experience. Obstet Gynecol. 83 (3), 1994, 323-8.

2) Wylie, BJ. et al. Fetomaternal hemorrhage. Obstet Gynecol. 115 (5), 2010, 1039-51.

3) 日本医療機能評価機構 産科医療補償制度再発防止委員会. "脳性麻痺発症の主たる原因について". 第9回産科医療補償制度再発防止に関する報告書：産科医療の質の向上に向けて. 東京, 日本医療機能評価機構, 2019. 126p.
http://www.sanka-hp.jcqhc.or.jp/documents/prevention/report/pdf/Saihatsu_Report_09_All.pdf [2020 . 6 . 9]

4) Renaer, M. et al. Massive feto-maternal hemorrhage as a cause of perinatal mortality and morbidity. Eur J Obstet Gynecol Reprod Biol. 6 (3), 1976, 125-40.

5) Ness, PM. et al. Clinical high-risk designation dose not predict excess fetal-maternal hemorrhage. Am J Obstet Gynecol. 156 (1), 1987, 154-8.

6) Sebring, ES. et al. Fetomaternal hemorrhage：incidence, risk factors, time of occurrence, and clinical effects. Transfusion. 30 (4), 1990, 344-57.

7) 日本産科婦人科学会／日本産婦人科医会. "CQ008 -1 RhD 陰性妊婦の取り扱いは?". 産婦人科診療ガイドライン：産科編 2023. 東京, 日本産科婦人科学会, 2023, 35-8.

8) 日本医療機能評価機構 産科医療補償制度再発防止委員会. "母児間輸血症候群について". 第6回産科医療補償制度再発防止に関する報告書：産科医療の質の向上に向けて. 東京, 日本医療機能評価機構, 2016. 82-117.

9) Kleihauer, E. et al. Demonstration of fetal hemoglobin in erythrocytes of a blood smear. Klin Wochenschr. 35 (12), 1957, 637-8.

10) Zimmerman, R. et al. Longitudinal measurement of peak systolic velocity in the fetal middle cerebral artery for monitoring pregnancies complicated by red cell alloimmunisation：a prospective multicentre trial with intention-to-treat. BJOG. 109 (7), 2002, 746-52.

11) Bellussi, F. et al. Diagnosis of severe fetomaternal hemorrhage with fetal cerebral doppler：case series and systematic review. Fetal Diagn Ther. 41 (1), 2017, 1-7.

12) Stroustrup, A. et al. Impact of physician awareness on diagnosis of fetomaternal hemorrhage. Neonatology. 105 (4), 2014, 250-5.

# SECTION 14

## 分娩中に母体発熱と胎児頻脈を認めたらどうする？
― 絨毛膜羊膜炎への対応 ―

### 症例 24

　20 歳代、G1P0、身長 157cm、非妊時体重 57kg、合併症・既往症なし、妊娠中も異常なく経過していた。妊娠 36 週の GBS スクリーニング検査では陽性であった。

　妊娠 39 週 2 日の妊婦健診で、推定胎児体重 3,589 g（＋ 1.3SD［標準偏差］）、児頭大横径（BPD）＝ 99.1mm（＋ 1.5SD）、Guthmann 骨盤側面撮影法による X 線検査では明らかな児頭骨盤不均衡（cephalopelvic disproportion；CPD）はないものの、難産が予想された。妊婦・家族と相談して妊娠 39 週 5 日、分娩誘発目的で当院へ入院となった。入院時、子宮口開大 3cm、午前 9 時 40 分から 17 時までプロスタグランジン $F_{2\alpha}$ にて分娩誘発を行った。

　翌日午前 2 時 10 分、子宮口開大 4cm、未破水、悪寒戦慄と発熱（38.3℃）を認めた。3 時には 38.7℃に体温上昇、内診時に母体腹部および腟内に明らかな熱感を認めたため、子宮内感染疑いで医師へ報告した。CTG にて、母体心拍数 110bpm、胎児心拍数基線 160bpm、基線細変動中等度、一過性頻脈を認めた（波形レベル 2）（図 1）。

　CTG は絨毛膜羊膜炎に特徴的な所見ではなかったが、臨床的絨毛膜羊膜炎と診断し、A 地域周産期母子医療センターへ搬送となった。3 時 56 分、A センター到着、胎胞は触れるものの子宮内から著しく混濁した液体の流出を認めた。CTG は当院同様、波形レベル 2 であった。血液検査にて白血球数 1 万 9,600/μL、絨毛膜羊膜炎疑いで緊急帝王切開術を施行し、5 時 45 分、3,394g、Apgar ス

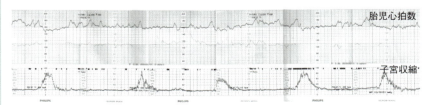

【図 1】症例 24：妊娠 39 週 6 日、搬送決定前の CTG

コア 1 分値 5 点 /5 分値 6 点、臍帯動脈血 pH 7.34 の男児を娩出した。弛緩出血のため術中出血が多く、術後 1 日目のヘモグロビン値 5.7g/dL にて、RBC 4 単位を輸血した。母体は術後 2 日目には解熱、術後 6 日目に退院となった。

　新生児は呼吸状態が悪く、気管挿管して NICU での管理となった。胎便吸引症候群（meconium aspiration syndrome；MAS）と遷延性肺高血圧症（PPHN）を認めたため、NO（一酸化窒素）吸入を開始、血圧安定化目的でドブタミンが投与された。日齢 4 に呼吸状態の改善を認めたため NO 吸入治療を終了した。日齢 5 にドブタミン投与を終了して抜管、日齢 17 に児は退院した。胎盤・臍帯の病理診断は、絨毛膜羊膜炎Ⅲ度、臍帯炎Ⅲ度であった。新生児科医師から、「あと半日対応が遅れていたら救命できなかったかもしれない」とのコメントがあった。

## 症例 25

　20 歳代、G1P0、身長 145cm、非妊時体重 56kg、合併症・既往症なし、妊娠中も異常なく経過していた。妊娠 36 週の GBS スクリーニング検査では陽性であった。妊娠 38 週 2 日の Guthmann 骨盤側面撮影法による X 線検査では明らかな CPD はなかった。

　妊娠 40 週 3 日、15 時 30 分、自然破水にて当院へ入院となった。入院時、子宮口開大 3cm、羊水混濁なし、母体体温 36.3℃であった。アンピシリン（ビクシリン®）2g を点滴投与した。18 時 50 分、悪寒戦慄と発熱（39.0℃）を認めた。内診時に母体腹部および腟内に明らかな熱感を認めたため、子宮内感染疑いで医師へ報告した。CTG にて、母体心拍数 70bpm、胎児心拍数基線 180bpm、基線細変動減少、一過性頻脈を認めなかった（波形レベル 3）(図 2)。

　臨床的絨毛膜羊膜炎の診断基準は満たさないものの、同病態を疑い、B 地域周産期母子医療センターへ搬送となった。19 時 40 分、B センター到着、母体高熱と CTG 上で胎児心拍数基線 200bpm 以上の頻脈から、絨毛膜羊膜炎疑いで緊急帝王切開術を施行し、20 時 50 分、3,188g、Apgar スコア 1 分値 8 点 /5

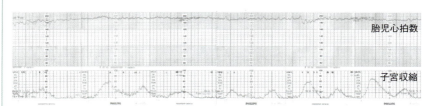

【図 2】症例 25：妊娠 40 週 3 日、搬送決定前の CTG

分値 9 点の男児を娩出した。

　術後 1 日目の母体血液培養から GBS が検出され、GBS 敗血症としてアンピシリン 2g × 2 回／日にて抗菌薬治療を行った。術後 3 日目には解熱傾向となり術後 8 日に退院となった。幸い新生児の経過は良好で、母親と同日に退院となった。胎盤・臍帯の病理診断は絨毛膜羊膜炎Ⅱ度、臍帯炎Ⅲ度であった。

## 絨毛膜羊膜炎とは

　絨毛膜羊膜炎は、腟内や子宮頸管内に存在する多種類の微生物が上行性に子宮内に波及することにより発症する。腟内に存在する細菌やマイコプラズマなどの上行性感染が多いが、まれにリステリア菌や歯周病菌の血行性感染もある。上行性感染の場合は、前期破水や細菌性腟症から上行性に、子宮頸管炎、絨毛膜羊膜炎、羊水感染、胎児感染へと順次波及していく（図 3）[1]。感染が胎児まで波及すると胎児炎症反応症候群を発症し、サイトカインや活性酸素を介して脳神経の障害（脳性麻痺、精神発達遅滞）や多臓器障害などの重篤な後遺症を来す。

　絨毛膜羊膜炎の最終診断は、分娩後に提出された胎盤病理組織学的検査によるが（表 1）、分娩前では Lencki の診断基準（表 2）[2] を用いて臨床的絨毛膜羊膜炎を診断して管理を開始する。

　Newton は、分娩後に組織学的絨毛膜羊膜炎と診断された症例の分娩前症状として、母体発熱（≧ 37.8℃）100%、母体頻脈（≧ 100 回／分 [bpm]）20～80%、胎児頻脈（≧ 160 回／分 [bpm]）40～70%、母体白血球増加（≧ 15,000/μL）70～90%、悪臭羊水 22%、子宮圧痛 4～25% を認めたと報告した [3]。

　Lencki 診断基準は、母体症状と検査結果から診断するものであり、胎児情報は全く含まれていない。また、臨床的絨毛膜羊膜炎は必ずしも組織学的絨毛膜羊膜炎と一致しないこと、臨床的絨毛膜羊膜炎の症状は比較的進行した時期に出現することから、Lencki 診断基準を満たしていない場合でも、絨毛膜羊膜炎の可能性を認識して慎重に管理する必要がある [4]。

## 絨毛膜羊膜炎の CTG 所見

　絨毛膜羊膜炎における代表的な CTG 所見は、胎児頻脈、一過性頻脈消失の持続、基線細変動減少の持続、反復する一過性徐脈である。子宮内感染により母体が発熱して頻脈となると、母体自体の酸素消費量が増加して慢性的に胎児への酸素供給量が低下する。胎児も頻脈になると、胎児の絶対的酸素必要量が増加して相対的に酸

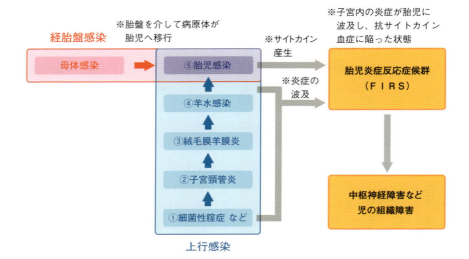

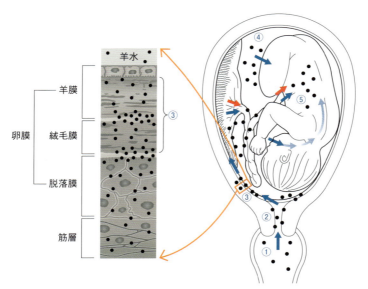

**【図3】子宮内感染の感染経路図**
FIRS：fetal inflammatory response syndrome

（文献1より引用）

**【表 1】 組織学的絨毛膜羊膜炎の分類（Blanc 分類）**

| Stage Ⅰ | 母体白血球が絨毛膜下までに止まる |
|---|---|
| Stage Ⅱ | 母体白血球が絨毛膜下まで達する |
| Stage Ⅲ | 母体白血球が羊膜まで達する |

**【表 2】 臨床的絨毛膜羊膜炎の診断基準
（Lencki の診断基準）**

| a) | 母体発熱（≧ 38℃）＋以下 4 項目中 1 項目以上を認める場合 |
|---|---|
| b) | 母体発熱がない場合＋以下の 4 項目全てを認める場合<br>①母体頻脈（≧ 100 回／分）<br>②母体白血球数増加（≧ 15,000/μL）<br>③子宮圧痛<br>④腟分泌物や羊水の悪臭 |

素不足に陥る。頻脈の持続時間が短くても予後不良と考え、娩出を考慮する必要がある。

　第 4 回産科医療補償制度再発防止委員会の報告書[1] では、子宮内感染を認めた新生児脳性麻痺 63 件の CTG 所見として、胎児頻脈 46％、一過性頻脈の減少／消失 24％、基線細変動の減少／消失 58％を認めたと報告している。また、臨床的絨毛膜羊膜炎疑い症例において、CTG にて重度異常所見ではないが正常ともいえない状態が続く場合は異常所見が突発することがあるため、急速遂娩の準備や小児科医への連絡を怠ってはいけない。

## 子宮内感染と脳性麻痺との関連

　Shatrov は、308 論文のメタアナリシスを行い、臨床的絨毛膜羊膜炎および組織学的絨毛膜羊膜炎の脳性麻痺発症危険度はおのおの 2.4 倍、1.8 倍であると報告した[5]。Wu は、229 論文のメタアナリシスを行い、臨床的絨毛膜羊膜炎および組織学的絨毛膜羊膜炎の脳性麻痺発症危険度はおのおの 4.7 倍、1.6 倍で、早産児における臨床的絨毛膜羊膜炎の脳性麻痺発症危険度は 1.9 倍であると報告した[6]。

　第 11 回産科医療補償制度再発防止委員会の報告書では、補償対象となった脳性麻痺症例 2,527 件のうち、子宮内感染と GBS 感染症が原因と考えられた症例が 104 件認められた[7]。

## 絨毛膜羊膜炎、前期破水の管理（『産婦人科診療ガイドライン』から）

　『産婦人科診療ガイドライン：産科編 2023』は、絨毛膜羊膜炎や前期破水時の管理について以下のように推奨している[8]。

　臨床的絨毛膜羊膜炎と診断した場合は、抗菌薬を投与しながらの分娩誘発も、緊急帝王切開術と同等な選択肢となる。ただし、母体敗血症などには十分に注意する。発熱原因が絨毛膜羊膜炎などの感染症でなくとも、母体発熱下では胎児酸素需要量が増し、胎児機能不全を通常より示しやすい可能性がある。また、母体発熱による児の予後の悪化を示唆する報告もあるため、分娩中に母体発熱を認める場合には通常より胎児健常性の監視を強める必要がある。この観点から、母体発熱下（38.0℃以上）で経腟分娩を行う場合には、母児を厳格な監視下に置き、CTG の連続モニタリングを頻回に行い、出生後の新生児の全身状態や呼吸状態を注意深く観察する必要がある。

　妊娠 37 週未満の前期破水時の抗菌薬母体投与により、絨毛膜羊膜炎発症が有意に減少したとの報告がある。妊娠 37 週以降では抗菌薬投与の母児への有益性は確立していないが、前期破水から 12 時間以上経過する場合には、抗菌薬投与が絨毛膜羊膜炎発症を減少させるとの報告もある[8]。妊娠中の母体 GBS スクリーニング陽性例や不明例では、アンピシリンの母体投与が必要なことは言うまでもない。

## 絨毛膜羊膜炎の管理（産科医療補償制度再発防止委員会から）

　産科医療補償制度再発防止委員会は、絨毛膜羊膜炎の管理について以下の提言を行っている[1]。

1. 前期破水や母体発熱が見られる場合は、子宮内感染を考慮し、血液検査を実施するとともに胎児健常性について注意する。
2. 臨床的絨毛膜羊膜炎の診断基準に該当する場合は、定期的な検査の継続によりデータの推移に十分に注意し、連続的 CTG モニタリングにより慎重に管理するとともに、状態の悪化が見られたときは速やかに早期の分娩を目指す。
3. 臨床的絨毛膜羊膜炎が疑われる場合は、母体のバイタルサインや血液検査所見を確認するとともに、CTG による連続的モニタリングや頻回の胎児心拍数聴取により慎重に胎児の状態を評価する。以下のような場合は特に慎重に評価し、その後に異常所見が出現したときに迅速に対応できるよう、急速遂娩の準備や小児科医への連絡などを検討する。
　①胎児頻脈（160 回／分［bpm］以上）が見られる場合

②反復する一過性徐脈が持続する場合

③一過性頻脈がない状態が持続する場合

④基線細変動の減少が持続する場合。

4. 臨床的絨毛膜羊膜炎が疑われる所見があった場合や新生児仮死など異常分娩の場合は、その原因究明の一助として胎盤病理組織学検査を実施する。

## 症例の振り返り

　両症例とも、分娩まで相当時間を要する時点で臨床的絨毛膜羊膜炎を強く疑ったため高次医療施設へ搬送となった。症例1のCTGは正常範囲内に思われたが、実際、ふたを開けてみたら新生児の状態は重症であったので注意を要する。

　以前の当院だったら両症例は自院で帝王切開術を行っていたが、新生児管理に苦慮するケース、手術中に大量出血を起こしたケース、母体敗血症となり管理に難渋するケースなどを経験したこともあり、最近では臨床的絨毛膜羊膜炎と診断できなくても、強く疑う場合には高次医療施設への搬送を行っている。このような場合は、産科医療補償制度再発防止に関する報告書でも提言されているように、胎盤は病理検査に提出するか、少なくとも、後日、病理検査に提出できるように保存しておくこともポイントであろう。

## BTB溶液による破水診断のピットフォール

　絨毛膜羊膜炎は破水後に発症することが多いが、今回はBTB（bromothymol blue：ブロモチモールブルー）溶液による破水診断のピットフォールについて解説したい。BTB溶液による破水診断は、産科臨床現場で古くから当たり前のように行われている方法である。

　「BTB溶液が変色した場合は破水」ってホント？　BTB溶液の3変色「黄色～オレンジ色」「緑色」「青色」の違いを知ってる？　羊水、妊婦尿、妊婦腟分泌物は何色に変色するか知ってる？　「家で1回のみ腟から明らかな液体流出があり来院、内診では破水がはっきりせず、持参したショーツは緑色に変色した場合」は尿漏れなのか高位破水なのか、自信を持って診断できる？　本当は尿漏れなのに破水と診断して不必要な分娩誘発を行っていない？

　実は、われわれはBTB溶液による破水診断法について意外と無知である。

　筆者が行った臨床研究データを報告する。BTB溶液は、酸性で黄色～オレンジ色、中性で緑色、アルカリ性で青色を示す（図4）[9]。当院患者の羊水、尿、腟分泌

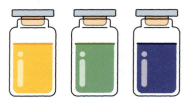

**【図4】BTB 溶液の変色**
黄色～オレンジ色：酸性、緑色：中性、青色：アルカリ性

(文献9より引用改変)

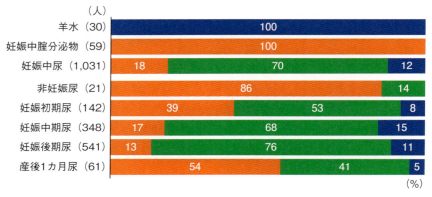

**【図5】妊婦の羊水、尿、腟分泌物の酸性・アルカリ性に関する臨床研究結果（著者、未発表データ）**
■：酸性、■：中性、■：アルカリ性
羊水：100％アルカリ性、腟分泌物：100％酸性、妊娠中尿：酸性18％、中性70％、アルカリ性12％
(妊娠週数が進むにつれて酸性尿が減少し、中性尿が増加する)

物の酸性・アルカリ性についてBTB溶液を用いて検討した（2021年11～12月）。羊水（n＝30）は全てアルカリ性を示した。妊娠中腟分泌物（n＝59）は全て酸性を示した。非妊娠患者尿（n＝21）は酸性86％、中性14％、アルカリ性0％、妊娠中尿（n＝1,031）は酸性18％、中性70％、アルカリ性12％であった。産後1カ月尿（n＝61）は酸性54％、中性41％、アルカリ性5％であった。妊娠週数が進むにつれて酸性尿が減少、中性尿が増加、妊娠中から産褥期にかけ一定割合でアルカリ尿が存在することが判明した（図5）。

「破水疑いで来院時に内診で破水が視認できる場合」は問題ないが、「家で1回のみ腟から明らかな液体流出があり来院、内診では破水がはっきりしない場合」が日常臨床現場では問題となる。本臨床研究結果から、「ショーツ緑変でも尿緑変で

腔内不変または緑変の場合」や「ショーツ青変でも尿青変で腔内不変または緑変の場合」は未破水の疑いがある。一方、「ショーツ青変で尿不変または青変で腔内青変の場合」は破水の疑いが強いことになる。

## 今回 の VIEWPOINT

❶分娩時に、母体発熱、母体頻脈、子宮圧痛、羊水／腟分泌物悪臭、白血球増加などを認めた場合は、臨床的絨毛膜羊膜炎と診断する。 一次 高次

❷絨毛膜羊膜炎の典型的な CTG 所見は、胎児頻脈、一過性頻脈消失、基線細変動減少、反復性一過性徐脈などであると認識する。 一次 高次

❸分娩まで相当時間を要する時点で臨床的絨毛膜羊膜炎を強く疑う場合は、慎重な母児管理が可能な高次医療施設での周産期管理に移行する。 一次 高次

❹母児の状況を正確に評価し、緊急帝王切開術などを含めた分娩時期と方法を検討する。 高次

❺新生児呼吸障害に対する治療、術後の母体敗血症合併に対する感染症治療を行う。 高次

### ■引用・参考文献

1）日本医療機能評価機構 産科医療補償制度再発防止委員会. "子宮内感染について". 第 4 回産科医療補償制度再発防止に関する報告書：産科医療の質の向上に向けて. 東京, 日本医療機能評価機構, 2014, 90-137.

2）Lencki, SG. et al. Maternal and umbilical cord serum interleukin levels in preterm labor with clinical chorioamnionitis. Am J Obstet Gynecol. 170 (5 Pt 1), 1994, 1345-51.

3）Newton, ER. Chorioamnionitis and intraamnionic infection. Clin Obstet Gynecol. 36 (4), 1993, 795-808.

4）日本産科婦人科学会. "絨毛膜羊膜炎". 産婦人科医専門医のための必修知識 2020 年度版. 東京, 日本産科婦人科学会, 2020, B63-4.

5）Shatrov, JG. et al. Chorioamnionitis and cerebral palsy：a meta-analysis. Obstet Gynecol. 116 (2 Pt 1), 2010, 387-92.

6）Wu, YW. et al. Chorioamnionitis as a risk factor for cerebral palsy：A meta-analysis. JAMA. 284 (11), 2000, 1417-24.

7）日本医療機能評価機構 産科医療補償制度再発防止委員会. "脳性麻痺発症の主たる原因について". 第 11 回産科医療補償制度再発防止に関する報告書：産科医療の質の向上に向けて. 東京, 日本医療機能評価機構, 2021, 82.

8）日本産科婦人科学会／日本産婦人科医会. "CQ303　前期破水の取り扱いは?". 産婦人科診療ガイドライン：産科編 2023. 東京, 日本産科婦人科学会, 2023, 151-5.

9）Shimada, T. et al. Determination of equilibrium structures of bromothymol blue revealed by using quantum chemistry with an aid of multivariate analysis of electronic absorption spectra. Spectrochim Acta A Mol Biomol Spectrosc. 185, 2017, 104-10.

# SECTION
# 15

## 分娩中、薬剤投与時に
## バイタル異常を認めたらどうする？
—— アナフィラキシーショックへの対応 ——

### 症例 26

　35 歳、G1P0、薬剤アレルギーを含む合併症や既往歴はなく、今回の妊娠中も問題なく経過した。妊婦健診での血圧は 120～135/70～80mmHg で推移していた。

　妊娠 39 週 2 日の午前 2 時 30 分、陣痛発来にて当院へ入院となった。入院時、子宮口開大 5cm、子宮頸部：軟、展退度 60%、station － 2、血圧 158/91mmHg、心拍数 70 回／分であった。以後 CTG は波形レベル 1～2 で推移した。

　11 時 50 分、子宮口開大 6cm、微弱陣痛で産婦の疲労感も強いため子宮収縮薬の使用を提案したが了解が得られなかった。16 時 15 分に自然破水したが羊水混濁はなかった。16 時 40 分、子宮口開大 8cm、血圧 136/107mmHg、フロモキセフナトリウム（フルマリン®）1g/ 生理食塩液 100mL の点滴静脈投与を LDR にて開始した。16 時 52 分（抗菌薬投与開始 12 分後）、全身発赤、全身発疹、熱感を訴え顔面発赤も強度であったため、担当助産師が抗菌薬アレルギーを疑い、医師に状況報告した上でフロモキセフナトリウム投与を中止した。

　17 時 5 分、頻回に生あくびをして全身に鳥肌が立つ状況で血圧も 94/62mmHg に低下したため、アナフィラキシーショックを疑い、ヒドロコルチゾンコハク酸エステルナトリウム（ソル・コーテフ®）200mg/ 生理食塩液 20mL をゆっくり静脈投与した。17 時 30 分、血圧は 119/68mmHg に戻ったが四肢末梢チアノーゼを認めたため、酸素投与（マスク 10L）とヒドロコルチゾンコハク酸エステルナトリウム 200mg/ 生理食塩液 20mL を再度ゆっくり静脈投与した。CTG は波形レベル 1～3 で推移した。その後は症状が消失し、血圧も正常化したため注意深く観察し、19 時 5 分に子宮口全開大となった。

　21 時 28 分、微弱陣痛のため産婦を説得して陣痛促進を開始した（オキシトシン 5 単位 /5%ブドウ糖液 500mL を 20mL/ 時間から）。22 時 11 分、吸引 3 回と子宮底圧迫法により、3,144g、Apgar スコア 1 分値 6 点 /5 分値 9 点、臍帯動脈 pH 7.022 の女児を娩出した。産後の抗菌薬はセファクロル（ケフラール®）750mg/ 日を 5 日間内服したが、アレルギー症状も見られず、産褥 5 日目

に母児共に退院となった。

## 症例 27

　34 歳、G1P0、薬剤アレルギーを含む合併症や既往歴はなく、今回の妊娠中も問題なく経過した。妊婦健診での血圧は 120～135/65～75mmHg で推移していた。妊娠 36 週 2 日の妊婦健診での腟分泌物培養検査で GBS 陽性と判明した。以後の妊婦健診時に、毎回ポビドンヨード（イソジン®）液による腟消毒とクロラムフェニコール（クロマイ®）腟錠挿入を行った。

　妊娠 40 週 5 日の 15 時、破水の診断にて当院へ入院となった（本人によると同日午前 7 時ごろから羊水流出感があったとのこと）。入院時、子宮口開大 2cm、子宮頸部：非常に硬、展退度 40%、station － 3、血圧 120/74mmHg、心拍数 87 回／分、体温 36.5℃、羊水混濁なしであった。15 時 20 分、LDR にて CTG モニタリングを開始し（波形レベル 1）、以後 LDR にて経過観察とした。15 時 30 分、ほとんど陣痛がないため、本人・家族の同意を得た上でジノプロストン（プロスタグランジン $E_2$）内服による陣痛促進を開始した。15 時 40 分、GBS 陽性のため『産婦人科診療ガイドライン：産科編 2023』に沿ってアンピシリンナトリウム（ビクシリン®）2g/ 生理食塩液 100mL の点滴静脈投与を開始した。

　15 時 49 分、LDR で突然に遷延一過性徐脈（最下点 60bpm、持続約 3 分）（図 1）が出現したため、隣接するナースセンターにいた担当助産師が産婦の状態を確認したところ、「陣痛や異常な腹痛は全くないが、急にすごく汗が出てきて変な感じがする」と訴えた。15 時 53 分、胎児心拍は回復したが、担当助産師が医師に状況を報告した。15 時 56 分、医師が来棟し血圧測定を指示すると、血圧 92/70mmHg、心拍数 79 回／分、「まだ変な汗は出るが変な感じはなくなった」とのことであった。

　16 時 7 分、血圧 86/52mmHg、心拍数 87 回／分、医師が症状を再確認する

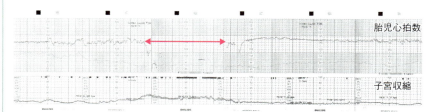

【図 1】症例 27：ジノプロストン内服、アンピシリンナトリウム点滴開始後の CTG
ジノプロストン内服 19 分後、アンピシリンナトリウム点滴開始 9 分後に高度遷延一過性徐脈（⬌）が出現した

と「突然多量の発汗とともに息苦しさと全身が痺れて落ちていくような異様な感覚が現れた」と訴えた。ジノプロストンあるいはアンピシリンナトリウムによるアナフィラキシーショックを疑い、次回のアレルギー症状は重篤になる可能性があるため高次医療施設での管理に移す旨を説明し、家族を呼ぶよう指示した。16時40分、血圧105/65mmHg、産婦の症状は改善しCTGも正常に戻り、産婦の実母に説明しA地域周産期母子医療センターへ搬送となった。

　Aセンターでは、既破水、GBS陽性、ジノプロストンかアンピシリンナトリウムによるアナフィラキシーと判断して緊急帝王切開術を施行し、19時24分、3,528g、Apgarスコア1分値8点/5分値9点、臍帯動脈血pH 7.278の男児を娩出した。術直前と術後3時間にホスホマイシンナトリウム（ホスミシン®）2g/生理食塩液100mL投与のみで対応し、術後の子宮収縮薬はメチルエルゴメトリンマレイン酸塩0.375mg/日を14日間内服投与した。搬送後はアレルギー症状も見られず、術後7日目に母児共に退院となった。

## アナフィラキシーとは

　アナフィラキシーとは「アレルゲンの体内侵入に対する免疫学的機序により複数臓器に全身性アレルギー症状が惹起されて生命を脅かす過敏反応」であり、アナフィラキシーに血圧低下や意識障害などを伴う場合をアナフィラキシーショックという。アナフィラキシーの出現頻度は、米国で1.6%、欧州で0.3%と報告されている[1]。わが国の人口動態統計によると2001〜2020年のアナフィラキシーショックによる死亡総数は1,161人（医薬品39%、ハチ刺傷32%、食物4%）であった[1]。

## 妊娠中のアナフィラキシー

　妊娠中のアナフィラキシーはまれであるが、アナフィラキシーが発症した場合は母児生命を脅かす重篤な合併症となる。

　米国疫学調査（2004〜2005年、n＝70万）[2]によると、妊娠中のアナフィラキシー発症頻度は2.7/10万分娩、該当症例の68%が抗菌薬（βラクタム系58%、他10%）に対するアレルギー反応であった。英国疫学調査（2012〜2015年、n＝232万4,552）[3]によると、妊娠中アナフィラキシー発症頻度は1.6/10万分娩、発症時期は妊娠中22%、分娩中27%、分娩直後41%、産褥期10%であり、母体予後は死亡5%、重篤合併症19%、ICU入院38%、該当症例の49%が抗菌薬に対するアレルギー反応であった。

## アナフィラキシーの症状と診断

アナフィラキシーの発症臓器と症状は多種多様で、皮膚粘膜症状（80〜90％）、呼吸器症状（70％）、消化器症状（45％）、心血管系症状（45％）、中枢神経系症状（15％）の順に多く発現する。致死的反応において呼吸停止や心停止に至る時間は、薬物5分、ハチ15分、食物30分との報告がある[4]。二相性アナフィラキシー（アナフィラキシーの遅延反応）は成人の23％、小児の11％に発生し、昇圧治療を要した9％のうち76％が4時間以内、7％が4〜10時間に重篤化する[5]。アナフィラキシーの臨床症状（表1）、重症度評価（表2）、誘因（表3）を示す。

### 【表1】アナフィラキシーの臨床症状

| | |
|---|---|
| 皮膚粘膜症状 | 発赤、紅潮、搔痒感、発疹蕁麻疹、血管浮腫、立毛、眼結膜充血、口腔内腫脹 |
| 呼吸器症状 | 鼻汁、くしゃみ、鼻閉、咽頭絞扼感、発声障害、嗄声、咳、喘鳴、胸部絞扼感、息切れ、気管支けいれん、チアノーゼ、呼吸停止 |
| 消化器症状 | 腹痛、悪心、嘔吐、下痢、嚥下障害 |
| 心血管系症状 | 胸痛、頻脈、徐脈、不整脈、動悸、血圧低下、意識障害、心停止 |
| 中枢神経系症状 | 切迫した破滅感、不安感、目まい、トンネル状視野 |

（文献 1, 2 より引用改変）

### 【表2】アナフィラキシーの重症度評価

| | | グレード1（軽症） | グレード2（中等症） | グレード3（重症） |
|---|---|---|---|---|
| 皮膚・粘膜症状 | 紅斑、蕁麻疹、膨疹 | 部分的 | 全身性 | 全身性 |
| | 搔痒感 | 軽い搔痒感（自制内） | 搔痒（自制外） | 搔痒（自制外） |
| | 口唇・眼瞼腫脹 | 部分的 | 顔全体 | 顔全体 |
| 消化器症状 | 口腔内・咽頭違和感 | 口、喉のかゆみ、違和感 | 咽頭痛 | 咽頭痛 |
| | 腹痛 | 弱 | 強（自制内） | 強（自制外）、持続性 |
| | 嘔吐、下痢 | 単回 | 複数回 | 繰り返す嘔吐・便失禁 |
| 呼吸器症状 | 咳、鼻汁、鼻閉、くしゃみ | 間欠的 | 断続的な咳 | 持続性の咳、犬吠様咳嗽 |
| | 喘鳴、呼吸困難 | | 聴診上の喘鳴、軽い息苦しさ | 明らかな喘鳴、呼吸困難、SpO$_2$≦92、嗄声、チアノーゼ、呼吸停止、嚥下困難、絞扼感 |
| 循環器症状 | 脈拍、血圧 | | 頻脈、軽度血圧低下、蒼白 | 不整脈、重症徐脈、血圧低下、心停止 |
| 神経症状 | 意識状態 | 元気がない | 眠気、軽度頭痛、恐怖感 | ぐったり、不穏、失禁、意識消失 |

（文献 1, 2, 6, 7 より引用改変）

## 【表3】アナフィラキシーの誘因

| 抗菌薬 | βラクタム系抗菌薬（ペニシリン系、セフェム系、カルバペネム系）が最多で、ニューキノロン系も報告があるが、現在は感受性テストが廃止されたので既往歴以外に予知できる方法はない。 |
|---|---|
| 他薬剤 | 解熱鎮痛薬（NSAIDs：非ステロイド性抗炎症薬）、局所麻酔薬、造影剤、抗腫瘍薬、筋弛緩薬など。 |
| 輸　血 | 血小板製剤（1/8,500例）、血漿製剤（1/1万4,000例）、赤血球製剤（1/8万7,000例）にアナフィラキシーショックが発症する。 |
| ラテックス | ラテックス含有蛋白質に対するIgE抗体保持者に起こる即時型アレルギー反応で、数分以内に症状が出現する。ラテックスアレルギー患者の30〜50%は果物摂取時に即時型アレルギー反応を起こすが（ラテックス―フルーツ症候群）、果物や野菜に含まれるアレルゲンとラテックスとの交差反応性に起因している。 |
| ハ　チ | ハチ刺傷時のハチ毒によるアレルギーだが、短期間に2回刺傷された場合にアナフィラキシーを発症しやすい。 |
| 食　物 | わが国におけるアナフィラキシーショック誘因食物は、鶏卵、乳製品、小麦、蕎麦、ピーナッツが多い。 |

（文献1，2より引用改変）


## アナフィラキシー合併妊婦の管理（図2）

　日本アレルギー学会が作成したガイドライン（2022年）[1] とSimonsらが提唱した妊娠中アナフィラキシー管理指針（2012年）[2] を参考に解説する。

### 1. アナフィラキシー発症時の対応

　アナフィラキシー発症時には図2[1,2] のような手順で処置を行う。まずバイタルサインを確認し、アナフィラキシーを少しでも疑った場合は、医師に状況を説明して誘因になり得る使用中の薬剤があれば即時中止する。分娩前であれば胎児心拍を確認する。

　人手を確保して蘇生の準備を行うが、一次医療施設の場合は搬送の要否を判断して、搬送必要例では救急隊出動要請を行い搬送先を確保する。その際、救急隊員（救急救命士）にも戦力になってもらうので、日頃からの連携構築も必要となる。

　突然の体位変換（立ち上がったり座位になったり）により急変することがあるため、原則は仰臥位にして足を高くする。

　必要に応じて速やかに酸素投与と静脈ルート確保を行う。

　グレード1〜2で状態が改善傾向にあった場合でも再度アナフィラキシーショックが発症した場合は、より重症化する可能性があるため、特に分娩前の場合はこの時点で高次医療施設での管理に移すべきである。

　グレード3の場合やアドレナリンが必要な状態であれば、アドレナリン筋肉注

① バイタルサインの確認
　アレルギー誘因物質の除去
　胎児心拍確認
　人手確保（医師、スタッフ、救急隊）

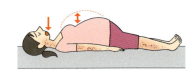

② 一次医療施設から高次医療施設への救急搬送タイミング（1）

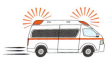

③ アドレナリン0.5mg筋肉注射

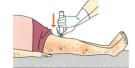

④ 酸素投与
　静脈ルート確保
　※突然の体位変換による急変あり、注意

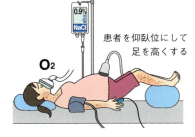

患者を仰臥位にして足を高くする

⑤ 心肺蘇生

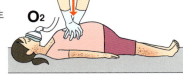

⑥ 一次医療施設から高次医療施設への救急搬送タイミング（2）

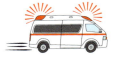

⑦ 高次医療施設での集中治療

⑧ 患者状態を安定させつつ急速遂娩

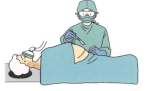

【図2】アナフィラキシー発症時の治療手順

（文献 1, 2 より作成）

射や心肺蘇生を行いつつ、遅滞なき救急母体搬送に踏み切る。間違っても、ハイリスクな状態の患者に対して母児に対する集中治療ができない施設での帝王切開術などに固執するべきではない。

## 2. アドレナリンの効果と投与方法

アドレナリンの効果は、血圧上昇によるショック防止と緩和、気道粘膜浮腫抑制による上気道閉塞の軽減、気管支拡張による下気道閉塞の軽減、蕁麻疹の軽減、アレルゲンからのメディエーター放出抑制である。

アドレナリン筋肉注射の適応は、グレード3の場合とグレード2の一部（アナフィラキシー既往症例や症状の進行が激烈な場合）である。

大腿部中央前外側に0.1％アドレナリン0.5mgを筋肉注射する。経静脈投与は有害事象（不整脈や高血圧）を起こす可能性があるため推奨されない。アドレナリン筋肉注射の血中濃度は10分で最高になり、40分で半減するため、症状が持続する場合は5〜15分ごとに追加投与する。

妊娠中のアナフィラキシー患者に対して母体循環動態を守ることが胎児を守ることにつながるためアドレナリン筋肉注射の適応となる。

## 3. 副腎皮質ホルモン（グルココルチコイド）における注意点

副腎皮質ホルモン（グルココルチコイド）は、炎症促進性タンパク質活性化遺伝子の転写阻害を介してアレルギーの遅発相反応を軽減する作用があるが、作用発現に数時間を要し最初の数時間の救命効果はなく、遅発性（二相性）アナフィラキシー防止緩和効果も立証されていないので注意を要する。

### 症例の振り返り

症例26はセフェム系抗菌薬投与開始から12分後に発症したアナフィラキシーグレード2〜3（収縮期血圧＜100mmHg、チアノーゼ、眠気）、症例27はペニシリン系抗菌薬投与開始から9分後に発症したアナフィラキシーグレード2〜3（収縮期血圧＜90mmHg、軽い息苦しさ）であった。両症例ともにアレルギー歴はなく、アナフィラキシーを全く予想していなかった。幸い両症例とも、血圧低下は短時間で改善され重篤なアナフィラキシーショック状態には至らなかったが、もしも血圧の異常な低下が生じた場合に、状況を的確に判断してアドレナリンの筋肉注射を施行できただろうか。

本症例経験時点の当院におけるアレルギー反応出現時の対応は副腎皮質ホルモン

点滴静脈注射であったが、前述したように即効性がないなど正しい効果についての知識が不十分であった。

　これらを踏まえて当院では抗菌薬初回投与時の対応策を下記のように変更した。

①抗菌薬投与前に抗菌薬などのアレルギー既往について再確認する。

②アナフィラキシーセット（点滴セット、ラクテック®500mL 2本、アドレナリンシリンジ1mL 2本、筋肉注射針、リザーバーマスク、酸素ボンベ）を確認する。

③抗菌薬投与前のバイタルチェックとカルテ記載を行う。

④留置針でルート確保し三方活栓を装着する。

⑤投与開始後5分間は特に注意して観察し、カルテに記載する。

⑥投与開始後15分時に様子を観察し、カルテに記載する。

⑦異常があればナースコールし、点滴中止、バイタルチェック、医師への報告を行う。

⑧アナフィラキシーと判断した場合は、図2に沿った対応を行う。

## 今回のVIEWPOINT

❶妊娠中のアナフィラキシーはまれだが、母児生命を脅かす重篤な合併症である。 一次 高次

❷妊娠中のアナフィラキシーの多くが抗菌薬に対するアレルギー反応である。 一次 高次

❸アナフィラキシーの症状は、皮膚粘膜症状、呼吸器症状、消化器症状、心血管系症状、中枢神経系症状の順に多い。 一次 高次

❹アナフィラキシー発症時は、バイタルサイン確認、誘因薬剤中止、酸素投与、静脈ルート確保、人手確保、蘇生準備を行う。 一次 高次

❺グレード1~2で状態が改善傾向の場合でも、再度アナフィラキシーショックが発症した場合はより重症化する可能性があり、特に分娩前の場合はこの時点で高次医療施設での管理に移す。 一次 高次

❻グレード3やアドレナリンが必要な状態では、アドレナリン筋肉注射や心肺蘇生を行いつつ、遅滞なき救急母体搬送を行う。 一次 高次

❼重篤な状態の患者に対して、母児に対する集中治療ができない施設での管理に固執すべきではない。 一次 高次

**137**

## ■引用・参考文献

1）Anaphylaxis 対策委員会編. アナフィラキシーガイドライン 2022. 2022. 日本アレルギー学会.
https://www.jsaweb.jp/uploads/files/Web_AnaGL_2023_0301.pdf ［2024. 11. 26］

2）Simons, FE. et al. Anaphylaxis during pregnancy. J Allergy Clin Immunol. 130（3）, 2012, 597-606.

3）McCall, SJ. et al. The incidence, characteristics, management and outcomes of；aphylaxis in pregnancy：a population-based descriptive study. BJOG. 125（8）, 2018, 965-71.

4）Pumphrey, RS. Lessons for management of anaphylaxis from a study of reactions. Clin Exp Allergy. 30（8）, 2000, 1144-50.

5）Brown, SG. et al. Anaphylaxis：clinical patterns, mediator release, and severity. J Allergy Clin Immunol. 132（5）, 2013, 1141-9.

6）Yanagida N et al. Risk Factors for Severe Reactions during Double-Blind Placebo-Controlled Food Challenges. Int Arch Allergy Immunol. 172, 2017, 173-82.

7）柳田紀之ほか. 食物経口負荷試験における摂取方法の検討. 日本小児アレルギー学会誌. 29, 2015, 655-64.

# SECTION 16

## 分娩後に大量出血を起こしたらどうする？

### ── 子宮型羊水塞栓症による産科危機的出血への対応 ──

## 症例 28

40 歳、G5P3。既往歴、既往妊娠歴、現病歴に異常なく経過した。

妊娠 38 週 2 日、午前 8 時、陣痛発来にて当院へ入院した。入院時、子宮口開大 3cm、微弱陣痛と産婦の希望により、点滴ルートを確保（左手、20G 留置針）してプロスタグランジン $F_{2\alpha}$（$PGF_{2\alpha}$）による陣痛促進を開始した。16 時、子宮口開大 5cm 時に自然破水した。17 時 17 分、2,706g、Apgar スコア 1 分値 9 点／5 分値 10 点、臍帯動脈血 pH 7.168 の男児を娩出した。オキシトシン 5 単位／生理食塩液 100mL を投与し、17 時 21 分、胎盤娩出して子宮頸管・腟壁裂傷は認めなかった（血圧 135/79mmHg、心拍数 99 回／分、SI［shock index］＝0.7、出血量 30mL）。

18 時 10 分、子宮収縮良好にもかかわらず出血量が漸増し合計 700mL に達した（血圧 145/104mmHg、心拍数 95 回／分、SI＝0.7）。点滴別ルートを確保（右手、18G 留置針）して、ヒドロキシエチルデンプン 500mL、メチルエルゴメトリンマレイン酸塩 200mg、$PGF_{2\alpha}$ 2mg、オキシトシン 10 単位を追加投与してさらなる子宮収縮を施したが、19 時には出血量が合計 1,600mL に達したため、当院でのこれ以上の対応は困難と判断し、母体搬送を決定し救急要請した（血圧 84/54mmHg、心拍数 62 回／分、SI＝0.7）。19 時 17 分に救急車到着（血圧 69/46mmHg、心拍数 59 回／分、SI＝0.9）、19 時 22 分に救急車出発、19 時 31 分に A 地域周産期母子医療センターに到着した。

産婦は ER ではなく産婦人科一般病棟の処置室の内診台に移され産婦人科当直医の診察を受けた。非凝固性の大量な性器出血から子宮型羊水塞栓症による播種性血管内凝固（disseminated intravascular coagulation［syndrome］；DIC）が強く疑われた（SI＝2.0）。内診台上で突然の全身けいれんを認めたためジアゼパム 10mg を静脈投与したが、不穏状態は改善されなかった。けいれんの最中に左右上肢の点滴ルートが外れ、もはや再度のルート確保は困難な状態であった。頭部 CT を施行したが脳出血を認めなかった。血液検査にて、ヘモグロビン 5.9g/dL、血小板数 12 万 8,000/$\mu$L、FDP［フィブリン分解産物］＞300$\mu$g/

mL（フィブリノゲンは測定されず）と判明、ICU 入室後に外科当直医により中心静脈ルートを確保した。早急に輸血が必要な状態であったが、交差適合試験で「適合」を確認した後に交差同型輸血（RBC 16 単位、FFP 10 単位）を施行した（出血量合計 5,000mL）。依然として大量の性器出血が持続し血圧コントロールも不良であり、子宮全摘出術自体が母体生命を危険にさらすと判断した。

翌日午前 0 時、放射線科医により IVR（interventional radiology）による両側子宮動脈塞栓術（uterine artery embolization；UAE）を施行した。UAE 後 2 日目にてようやく出血量の減少を認めたが、その間、ドパミン塩酸塩、ノルアドレナリンの使用を要した。

産褥 14 日に抜管、産褥 21 日に退院となった。分娩から搬送決定まで 108 分、分娩から搬送先到着まで 134 分。総出血量 1 万 3,084mL、総輸血量は RBC 40 単位、FFP 45 単位、PC［platelet concentrate：濃厚血小板］40 単位であった。亜鉛コプロポルフィリン（zinc coproporphyrin；ZnCP）<1.6pmol/mL、シアリル Tn 抗原（sialyl Tn antigen；STN）13.8U/mL（基準値 <45.0U/mL）であったが、臨床経過から子宮型羊水塞栓症による凝固障害が強く疑われた。

## 症例 29

26 歳、G1P0。既往歴、現病歴に異常なく骨盤位として経過した。妊娠 36 週 2 日の妊婦健診でも骨盤位であったため予定帝王切開分娩の方針として術前検査を施行した。血液型 B 型、RH（＋）、血小板数 11 万 6,000/$\mu$L、妊娠 37 週 1 日に再検した血小板数は 10 万 4,000/$\mu$L であった。

妊娠 38 週 1 日、16 時 34 分にケタミン塩酸塩の筋注麻酔下で帝王切開術を開始、16 時 46 分に 3,105g、Apgar スコア 1 分値 7 点 /5 分値 10 点の男児を娩出、胎盤も癒着なく 1 分後にスムーズに娩出、左右子宮動脈損傷なく異常な出血も認めなかった。腹腔内の異常出血がないことを確認後、17 時 49 分に手術終了、覚醒確認後 18 時に帰室となった。術中出血量 1240g（羊水込み）、術後内診における性器出血量は少量で、いかなる出血傾向も認めなかった。

19 時、血圧 98/61mmHg、心拍数 90 回／分、SpO$_2$99%、意識レベル正常、子宮収縮良好であったが、子宮底は臍上 2 横指と高く、性器出血も 185g とやや多かった。19 時 30 分、性器出血が持続、血圧 89/54mmHg、心拍数 84 回／分と血圧低下傾向にあるため、担当スタッフが医師に報告した。19 時 40 分、医師の診察にて超音波検査にて子宮内腔に多量の血液貯留を認め、腟から非凝固性出血 185g（術後合計出血量 484g）を認めた。術後出血としては明らかに異

常で急激な凝固障害も疑われたため、子宮型羊水塞栓症による産科危機的出血対応が必要と判断し、B大学病院に搬送依頼し応需された。

20時12分に救急車が出発した（血圧94/60mmHg、心拍数102回／分、SI=1.1）。救急車内では血圧60～100/mmHgと不安定でSpO$_2$も83%まで低下したため、リザーバーマスクで酸素8Lを母体投与した。B大学病院にはショックバイタルのためERに医師を集結させてもらうよう依頼した。

20時44分にB大学病院ERに収容されたが、ショックバイタル（血圧59/21mmHg、心拍数112回／分、SI=1.9、ヘモグロビン5.4g/dL、血小板数6万4,000/μL、Dダイマー379μg/mL、フィブリノゲン＜30mg/dL）のため異型輸血準備と昇圧薬の投与を開始した。21時6分に異型輸血開始するも、ポンピングしないと血圧が維持できない状態が続いた。21時24分、フェニレフリン塩酸塩投与後に施行した腹部造影CTにて子宮腔内（図1右）、左子宮動脈（図1左）、浅腹壁動脈など複数個所からの血管外漏出を認めた。輸血（RBC 12単位、FFP 4単位、PC 20単位、クリオプレシピテート8単位、フィブリノゲン2g）を施行し血小板数7万6,000/μLへの増加を確認後、22時52分、IVRを開始した。右大腿動脈からカテーテルを挿入し、左内腸骨動脈を選択してデジタルサブトラクション血管造影（digital subtraction angiography；DSA）を施行、造影にて腹腔内への高度の活動性出血を認めた。10%NBCA（n-butyl-2-cyanoacrylate）1mLで塞栓して活動性出血は消失した（収縮期血圧は70mmHgから110mmHgまで回復）。右内腸骨動脈から右子宮動脈を選択してDSAを施行、拡張血管を認めたが活動性出血はなかったためゼラチンスポンジ細片2枚分で塞栓した（収縮期血圧は130mmHgに回復）。

SICUで管理され産褥2日目に産科病棟へ転棟した（白血球数1万1,000/μL、ヘモグロビン10.2g/dL、血小板数8万1,000/μL、Dダイマー85μg/mL、

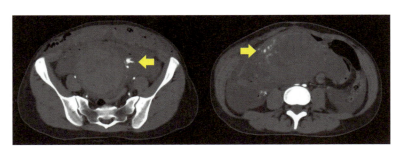

【図1】症例29：B大学病院での腹部造影CT
左：左子宮動脈からの出血（⇦）、右：子宮腔内からの出血（⇨）

フィブリノゲン 252mg/dL）。以後、微熱と炎症反応高値が持続したが血腫の吸収熱と判断して抗菌薬で対応した。

　全身状態の改善を確認して産褥 15 日目に母親は退院となった。入院中の総輸血量は、RBC 24 単位、FFP 8 単位、PC 35 単位、クリオプレシピテート 12 単位、フィブリノゲン 3g であった。「術後 1 時間半の時点で子宮腔内からの多量の非凝固性出血を認めたこと」「短時間で高度な凝固障害を生じ、引き続いてショックバイタルに陥ったこと」「手術中に血管損傷がなかったにもかかわらず、造影 CT にて複数個所からの異常な出血を認めたこと」などの臨床経過から、本症例では子宮型羊水塞栓症による凝固障害が否定できない。

## 妊産婦死亡と産科出血、子宮型羊水塞栓症

　WHO による系統的解析（n=223 万 1,500）では産科出血が全世界の妊産婦死亡原因の第 1 位（27%）である[1]。わが国の妊産婦死亡全国調査（2010～2022 年、n=558）では産科危機的出血が死亡原因の第 1 位（18%）で、その内訳は子宮型羊水塞栓症 43%、子宮破裂 14%、常位胎盤早期剥離 10%、癒着胎盤 10%、弛緩出血 9%、子宮内反症 4% であり[2] 子宮型羊水塞栓症は妊産婦死亡原因として重要である。

　子宮型羊水塞栓症は、母体へ流入した羊水成分に対するアレルギー反応が子宮収縮不良、異常出血、凝固異常、DIC を惹起すると推測されている。通常の弛緩出血の場合は大量出血に引き続いて生じる凝固異常が病態をさらに悪化させるが、本症例の場合は極めて短時間のうちに凝固異常が出現して止血困難に陥るものであり、通常の弛緩出血より迅速かつ適切な初期対応が求められる[3]。

## 産科出血の初期対応（一次および高次医療施設）

　『産婦人科診療ガイドライン：産科編 2023』（以下、『ガイドライン 2023』）では、経腟分娩時出血量が 500mL、帝王切開分娩時出血量が 1,000mL を超える場合、「分娩後異常出血」を念頭に入れ、バイタルサイン評価、出血の原因検索、複数の静脈路確保と細胞外液補充液の投与、原因に即した対処（弛緩出血なら子宮収縮薬の投与、子宮双手圧迫、子宮内バルーンタンポナーデなど）を行うとした（図 2[4]）。産後出血時には正確な出血量の経時的計測が重要であるが、分娩台や衣服、マットなどへの血液漏出や羊水混入のため出血量は過小評価されやすい。そのため、SI 値（心拍数／収縮期血圧）によるバイタルサインの経時的評価が推奨されている。

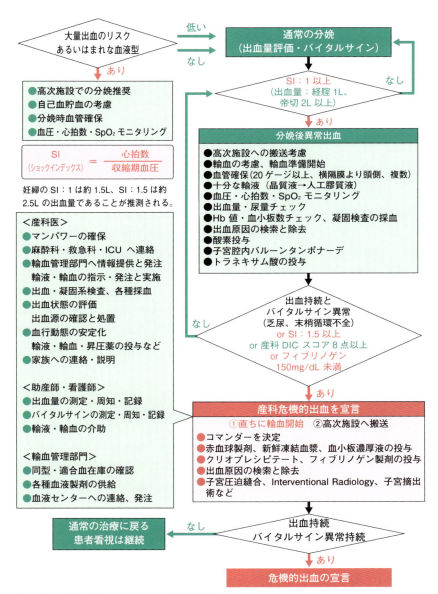

【図2】 産科危機的出血への対応指針2022
「産科危機的出血への対応フローチャート」

(文献4より引用)

妊産婦の場合は SI 値 1.0 で約 1.5L、SI 値 1.5 で約 2.5L の出血量に相当する。分娩後異常出血が持続し、SI 値 ≧ 1.5、産科 DIC スコア ≧ 8 点、フィブリノゲン＜ 150mg/dL を認めた場合は「産科危機的出血」と宣言し、高次医療施設へ搬送して迅速な輸血開始と集中治療部での治療を行う必要がある。

　なお 2024 年 6 月に日本産婦人科・新生児血液学会／日本産科婦人科学会より「2024 年改訂版産科 DIC 診断基準」が出されている[5]。

　DIC 合併時には循環血液量の確保と凝固能の改善が必須である。『ガイドライン2023』では「輸血を開始するか高次医療施設へ搬送する」と記載されるが、一次医療施設に RBC や FFP を常備することは現実的ではなく、至急取り寄せて搬送前に少量輸血することは効果的ではない。それよりも高次医療施設への遅滞なき搬送が母体予後を左右する。一次医療施設が搬送先を探す場合のポイントとして、搬送時間の短さも重要ではあるが、搬送後に適切な集学的治療（産婦人科、救急科、麻酔科、放射線科などとの連携治療）ができる高次医療施設に搬送応需を依頼することがより重要であると痛感している。

　なお、臨床的羊水塞栓症の補助診断として、血清中 ZnCP と STN の測定が浜松医科大学で行われており、重症例では妊産婦の血清を保存しておくことが望ましい。ZnCP、STN は心肺虚脱型では高値を示すが、子宮型では正常値を示すことが多く[6]、症例 28 でも正常値であった。

## 産科出血の二次対応（高次医療施設）

　2 症例共に搬送先の高次医療施設の医師やスタッフに全力で対応していただいたおかげで救命できたと感謝している。産科危機的出血で搬送された産婦に対する高次医療施設での管理は、適切な診断と関連科と連携した迅速な治療開始が重要となる。血液検査は血算、血液型、凝固因子、肝腎機能などを行うが、特にフィブリノゲン値が治療方法選択の参考になる。

　大量出血で輸血を急がねば救命困難な場合、緊急度コードによる救命最優先の輸血を行う。循環動態安定時（緊急度コードⅢ）は交差済同型輸血を選択するが、交差試験には 20 分（生理食塩液法）から 30 分（クームス法）の時間を要する。昇圧薬を要する産科危機的出血（緊急度コードⅡ）では交差試験を省く未交差同型輸血も可能である。心停止が切迫した危機的出血（緊急度コードⅠ）では時間との勝負であるため異型適合輸血（O 型 RBC と AB 型 FFP）が必要となる[4]。実際、症例 29 では異型輸血を施行した。

　2 症例共緊急度コードⅡに相当し、未交差同型輸血か異型適合輸血か、どちらを

選択しても間違っていない。切迫状況では未交差同型血や異型適合血の輸血も考慮され、各施設での管理指針作成が重要である。

　産科出血は DIC に移行しやすいので、RBC だけでなく FFP を投与する。FFPと RBC の投与割合は 1～1.4：1 が望ましい。クリオプレシピテートは FFP を 10倍濃縮したものでフィブリノゲンの急速補充に有用である。また低フィブリノゲン血症にはフィブリノゲン製剤の投与も考慮される。抗 DIC 薬としてはアンチトロンビン製剤、ガベキサートメシル酸塩（エフオーワイ®）などの抗 DIC 製剤を適宜使用する。活性型Ⅶ因子製剤（ノボセブン®）の使用も考慮する。ただし、Ⅶ因子や血小板はフィブリノゲン枯渇例では機能しないため、十分な量のフィブリノゲンを補充しておく必要がある。

　迅速かつ適切な輸血、補液、昇圧薬などによる循環動態の安定化を図りながら、症例 29 のように造影 CT 検査などにより出血源を検索する。血管外漏出や活動性出血を認めた場合は IVR による子宮動脈塞栓術により止血を図る。IVR による止血が困難な場合は子宮摘出術を考慮する。

## 産科危機的出血に対する緊急 IVR

　緊急 IVR は産科危機的出血時の止血、救命に有効である[7]。

　緊急経カテーテル的動脈塞栓術（緊急 TAE [transcatheter arterial embolization]）は血管造影（DSA）で出血源を探索し出血原因と思われる血管に選択的にカテーテルを挿入して塞栓する。わが国ではゼラチンスポンジ細片（1～2mm）を用いて TAE を行うのが一般的である。ゼラチンスポンジパウダーなどの微小塞栓物質は子宮壊死のリスクを高める可能性があり推奨されない。

　DIC や凝固異常の場合、著明な血管外漏出によりゼラチンスポンジでの塞栓が見込めない場合は液体塞栓物質である NBCA の使用を推奨する報告もある。NBCA はリピオドール®と混ぜて使用し、混合比により塞栓されるまでの時間を調節可能で、症例 29 では 10%NBCA を使用した。NBCA の使用には熟練を要するため、未経験者単独での使用は極力避けるべきとされる。

　金属コイル単独での塞栓は成功率が低く推奨されない。

　緊急バルーン閉塞術は患者の循環動態が一刻を争う状況において施行され、TAE あるいは外科的止血術までの緊急避難的処置として行われる。両側内腸骨動脈、総腸骨動脈、大動脈でのバルーン閉塞術が選択される。

　緊急 IVR の臨床的成功率は約 90%、止血できず子宮摘出に至る頻度は約 8%、救命できなかった確率は 0～2% と報告されている。緊急 IVR の合併症頻度は 6～

7%で、重篤合併症（子宮壊死だがまれ）と軽度合併症（発熱）がある。緊急IVRの妊孕性については、月経再開率91〜100%、妊娠成立率79%、次回妊娠時の分娩時異常出血再発率14%とされる[7]。

## 今回の VIEWPOINT

❶「産科危機的出血」の場合、人手確保、複数静脈ルート確保、子宮収縮薬投与、子宮腔内タンポナーデを行いつつ、高次医療施設へ搬送して迅速な輸血開始と集学的治療を行う。 一次

❷一次医療施設で少量輸血するより、輸血やIVRを含む集学的治療が可能な高次医療施設への早期の搬送が適切である。 一次

❸高次医療施設では、緊急度コードに準じた救命最優先の輸血を行う。 高次

❹放射線科医によるIVR、麻酔科医による手術麻酔補助、麻酔科医や救急科医と連携したICU管理が母体生命予後を左右するため、日頃から他科との連携体制を築いておく。 高次

### ■引用・参考文献

1) Say, L. et al. Global causes of maternal death：a WHO systematic analysis. Lancet Glob Health. 2（6），2014, e323-3.

2) 妊産婦死亡症例検討評価委員会／日本産婦人科医会. "妊産婦死亡報告事業での事例収集と症例検討の状況について：2010〜2022年に報告され、事例検討を終了した558例の解析結果". 母体安全への提言 2022. 13, 2023, 9-29.

3) 金山尚裕. 羊水塞栓症：DIC型後産期出血との関連について. 産科と婦人科. 76（9），2009, 1091-6.

4) 日本産科婦人科学会／日本産婦人科医会／日本周産期・新生児医学会／日本麻酔科学会／日本輸血・細胞治療学会. 産科危機的出血への対応指針 2022. 2022.
http://www.jsog.or.jp/activity/pdf/shusanki_taioushishin2022.pdf.［2024. 11. 20］

5) 日本産婦人科・新生児血液学会／日本産科婦人科学会. 2024年改訂版産科DIC診断基準.
http://www.jsognh.jp/dic/

6) 金山尚裕. "羊水塞栓症". 産婦人科当直医マニュアル：慌てないための虎の巻. 臨床婦人科産科増刊. 東京, 医学書院, 2013, 108-11.

7) 日本IVR学会編. 産科危機的出血に対するIVR施行医のためのガイドライン 2017. 2017.
https://www.jsir.or.jp/docs/sanka/2017sanka_GL180710.pdf［2024. 11. 20］

**146**

# SECTION 17

## 分娩時、児頭は出たが
## 肩と身体が出なかったらどうする？
### ─── 肩甲難産への対応 ───

### 症例 30

　28 歳、G1P0、外国国籍、母体身長 157cm、非妊時母体体重 57kg（非妊時 BMI 23.1）、糖尿病などの合併症はなかった。妊娠 26 週 2 日の妊婦健診時、血圧 113/44mmHg、尿蛋白（－）、推定胎児体重 1,091g（＋ 0.6SD）、母体体重 69kg（12kg 増加）のため食事栄養指導を行った。以後、たびたび体重増加のリスク説明と食事栄養指導を繰り返したが、妊婦は指導に反して全く食事制限を行わなかった。妊娠 37 週 5 日の妊婦健診時、血圧 126/69mmHg、尿蛋白半定量（－）、推定胎児体重 3,480g（＋ 1.3SD）、母体体重 80kg（23kg 増加、BMI 32.5）であった。

　妊娠 38 週 3 日、午前 9 時 30 分、陣痛発来にて当院へ入院した。入院時、子宮口開大 3cm、血圧 150/100mmHg、尿蛋白半定量（－）、CTG は reassuring fetal status であった。GBS 感染症スクリーニング陽性のため、アンピシリンナトリウム（ビクシリン®）2g/ 生理食塩液 100mL を経静脈内投与、以後アンピシリンナトリウム 1g を 4 時間ごとに投与した。16 時 30 分、子宮口開大 5cm、血圧 146/56mmHg で徐々に分娩進行していた。

　翌日の妊娠 38 週 4 日、午前 10 時 30 分、子宮口開大 5cm、血圧 140/85mmHg、微弱陣痛のため産婦と家族の書面同意の下でオキシトシン（アトニン®-O）5 単位 /5％糖液 500mL で 10mL/ 時から促進を開始した。20 時 30 分、子宮口全開大、血圧 139/79mmHg、オキシトシン 120mL/ 時使用するも続発性微弱陣痛で分娩進行は遅かった。超音波検査にて児頭回旋異常を認めず、産瘤はあるものの小さかった。22 時 32 分、血圧 192/73mmHg に急上昇したため、ニカルジピン（ペルジピン®）10mg/ 生理食塩液 100mL を 30mL/ 時で経静脈内投与開始した。22 時 40 分、血圧 202/68mmHg、CTG にて変動一過性徐脈（最下点 80bpm）が頻発したため、酸素 10L で経母体マスク投与を開始した。22 時 46 分、子宮底圧迫法を併用した吸引（2 回施行）にて児頭が娩出したが、児頭が母体後方を向いたまま全く動かず肩甲難産となった。即座に McRoberts 体位を取り、児背側から恥骨上圧迫を施行するも、児の肩甲は恥骨を滑脱しなかった。

**147**

22時49分、Woodsスクリュー法、Rubin法と児頭牽引にて3,752g、Apgarスコア1分値7点/5分値9点、臍帯動脈血pH 7.182の男児を何とか娩出した。児の左上肢は全く動かず左全腕神経叢麻痺を疑うも、全身状態は良好で、保育器内での慎重な観察とした。分娩2時間後の母体血圧は107/65mmHg、分娩時出血量は800gであった。

翌朝、児左上肢の動きがほとんどなく改善傾向にないため、A地域周産期母子医療センターNICUへ新生児搬送とした。母体は分娩後に血圧が正常域に下降して産褥5日目に退院した。児は日齢32に小児科を退院し、小児整形外科にてリハビリテーション通院となった。その後、B大学病院小児整形外科にて手術を施行したが、手術内容とその後の経過についての情報は得られていない。

## 巨大児の頻度と予知、肩甲難産リスク

### 1. 巨大児の定義と危険性

本症例は、巨大児ではないがかなり大柄な児であった。まず、肩甲難産のハイリスク群といわれる巨大児について解説する。わが国では、出生体重が4,000g以上の児を巨大児と呼称するが、諸外国では4,500g以上を巨大児としている場合もある[1]。

巨大児では帝王切開術の頻度が高まり、経腟分娩においても、肩甲難産、新生児分娩外傷（骨折、腕神経叢損傷）、新生児仮死、母体産道損傷、分娩時出血のリスクが高まる。

Rossiらは、1万2,212例の巨大児（4,000g以上）と正常体重児との比較を行い、巨大児における緊急帝王切開術と肩甲難産の危険度（オッズ比）がそれぞれ1.9、7.2であったと報告した[2]。

### 2. ハイリスク因子

巨大児のハイリスク因子は、糖尿病、妊娠糖尿病、非妊時肥満、妊娠中の過剰な体重増加、巨大児分娩既往、過期産などがある[3~5]。このように、巨大児ハイリスク群の抽出は可能だが、実際に巨大児か否かの診断は非常に困難である。

### 3. 診断方法

巨大児の診断方法としては、超音波胎児計測に勝る方法がない。超音波検査により「巨大児疑い」と判定された場合は、妊婦・家族に「巨大児の正確な診断は困難

であり、肩甲難産などの異常分娩を予測することはさらに困難である」ということを説明した上で、分娩方法について相談する[6]。まず、超音波検査による巨大児検出の感度（出生時体重4,000g以上の児のうち、妊娠中に超音波検査で4,000g以上を示した確率）は12～75％、陽性的中率（妊娠中に超音波検査で4,000g以上を示した児のうち、出生時体重が4,000g以上であった確率）は17～79％に過ぎない[7]ことを知る必要がある。

## 4. 分娩方法

分娩方法は、分娩誘発、選択的帝王切開術、待機の3つの選択肢であり、妊婦・家族と相談しながら決定するしかない。分娩誘発の有用性について結論は出ていない。

Boulvainらによる RCT では、在胎不当過大（large for gestational age：LGA）疑い例における肩甲難産率は分娩誘発群（妊娠37～38週）が待機群に比して有意に低かった[8]。

Magro-Malossoらによる巨大児疑い1,190例のメタ解析では、帝王切開術率、器械分娩率、肩甲難産合併率、新生児上腕神経叢麻痺合併率は、分娩誘発群（妊娠37～38週）と待機群の間に有意差はなかったが、新生児骨折合併率は分娩誘発群が待機群に比較して有意に低かった[9]。

一方、Sanchez-Ramosらによる4,000～4,500gの症例に対するRCT（randomized controlled trial：ランダム化比較試験）では、分娩誘発群と待機群の間で帝王切開術率、肩甲難産合併率に有意差はなかった[10]。また、選択的帝王切開術の有用性についても結論は出ておらず、わが国において帝王切開術とするべき児の推定体重の基準も未確定である。

## 肩甲難産の頻度と予知

### 1. 肩甲難産の定義と危険性

肩甲難産は、『産科婦人科用語集・用語解説集』によると「児頭が娩出された後、通常の軽い牽引で肩甲が娩出されない状態」と定義される[11]。児頭娩出後の肩甲娩出困難により児の状態は急速に悪化していく。不慣れな担当医師や助産師がパニック状態に陥ることもあり、われわれは対応策について熟知しておく必要がある。娩出に時間を要すれば、重度の新生児仮死や死亡につながり、不適切な娩出手技は新生児外傷の原因となる。

## 2. 発生頻度

　肩甲難産の発生頻度は全分娩の 0.4〜1.4% とされるが [12]、実際には報告以上に存在すると考えられ、MacKenzie らは増加傾向にあると報告している [13]。

## 3. リスク因子

　肩甲難産のリスク因子には、巨大児、糖尿病合併妊娠での巨大児、肥満、過期妊娠、高年妊娠、扁平骨盤、変形骨盤、子宮収縮薬使用、分娩第 2 期遷延、吸引分娩、鉗子分娩などがある。児の体重が大きいほど肩甲難産のリスクが高いことは事実だが、児頭に比べて軀幹が大きい場合に発生しやすい。

## 4. 予知・予防法

　肩甲難産の有効な予測法や予防法はない。巨大児（4,000g 以上）が肩甲難産を起こしやすいのは事実だが、肩甲難産や分娩時損傷（鎖骨骨折や腕神経叢損傷）の約半数は非巨大児（4,000g 未満）に発症しているとの報告もあり [14, 15]、肩甲難産は必ずしも巨大児に特異的な合併症とはいえない。前述のように、吸引分娩や鉗子分娩（特に中在から）は肩甲難産のリスク因子であり [16]、特に分娩第 2 期遷延例において吸引、鉗子分娩が必要となった場合は、肩甲難産に注意する必要がある。

### 肩甲難産時の対応

　肩甲難産を回避することは不可能であり、発生時の対応を熟知しておくことが必要である。肩甲難産発生時は、人員確保、会陰切開、McRoberts 体位（図 1）[1, 17]、恥骨結合上縁部圧迫法（図 2）[1, 17] を行う。Gherman らは、これらの手技で肩甲難産の 54% が娩出可能だが [18]、これらの手技を導入しても児上腕神経叢損傷の頻度は減少しないと報告した [19]。なお、過度の児頭牽引は避けるべきであり、子宮底圧迫法は肩甲難産を悪化させるため実施してはいけない [20]。

　これらの手技でも娩出しない場合は、Schwartz 法（図 3）[1, 17]、Woods スクリュー法（図 4）[1]、Rubin 法（術者の手を児前在肩甲背側に入れて肩甲骨を圧迫し、肩を内転させて斜位に回旋させる方法）、Gaskin 法（四つん這い体位をとる）を試みる。Bruner らは、Gaskin 法により、肩甲難産 82 例中 68 例において他手技の併用なしで児娩出が可能であったと報告している [21]。

　Zavanelli 法（ニトログリセリンを静脈注射して子宮を弛緩させた上で、児頭を腟内に押し上げて緊急帝王切開術を行う方法）もあるが、実際には容易なことではない。

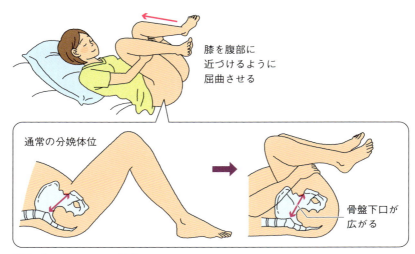

**【図1】McRoberts 体位**
助産師または産婦自身が両下腿を把持して、膝を腹部に近づけるように大腿を強く屈曲させる。

（文献 1, 17 を参考に作成）

## 肩甲難産の合併症

### 1. 新生児仮死

　Gherman らは、肩甲難産による新生児仮死（Apgar スコア 5 分値 7 点未満）の頻度が 1.2～12％、周産期死亡率が 0～2.9％であると報告した[19]。新生児脳障害に関する検討は少ないが、Ouzounian らは、頭部娩出から肩甲娩出までの時間が 7 分以上になると新生児脳障害の頻度が有意に増加すると報告した[22]。

### 2. 新生児骨折

　Gherman らは、肩甲難産による鎖骨骨折頻度が 9.5％、上腕骨骨折頻度が 4.2％と報告した[23]。鎖骨骨折は無症状のことも多く、見逃されているものも少なくないと考えられる。出生直後には気付かれず、生後 1 週ごろに仮骨により骨折部位に腫瘤を触知して気付かれることもある。触れると痛みのため泣くことが多い。特に治療は要さず、自然放置でも 2 週間程で仮骨が十分に形成され差し支えがなくなるとされる。

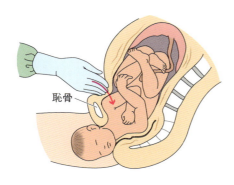

**【図2】恥骨結合上縁部圧迫法**
児の前在肩甲を児背側から児胸部側に向けて斜め45度下方に押す（前在肩甲を内転させる）。
（文献1, 17を参考に作成）

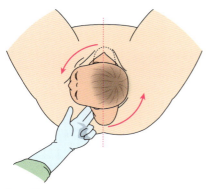

**【図4】Woods スクリュー法**
術者の指を児後在肩甲前に当て、児の後在肩甲を回旋させて前在にする方法。
（文献1, 17を参考に作成）

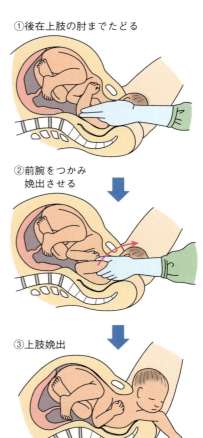

①後在上肢の肘までたどる

②前腕をつかみ娩出させる

③上肢娩出

**【図3】Schwartz 法**
術者の手を腟内深くまで挿入して、児の後在上肢を娩出させる方法。
（文献1, 17を参考に作成）

## 3. 新生児神経損傷

　Gherman らは、肩甲難産による腕神経叢損傷（腕神経叢麻痺）の発生頻度は10～20％だが、腕神経叢損傷による後障害の頻度は0～1.6％であると報告した[19]。腕神経叢麻痺には「上腕神経叢麻痺」（Erb 麻痺）、「下腕神経叢麻痺」（Klumpke麻痺）、「全腕神経叢麻痺」があり、神経根損傷の位置と型により予後が異なる。腕

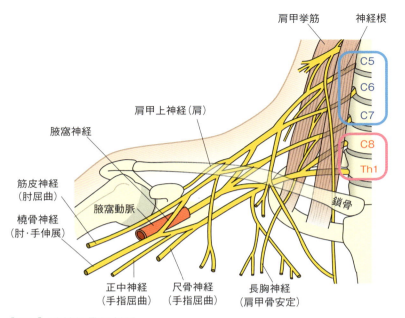

**【図5】腕神経叢解剖図**
青：Erb 麻痺の損傷部位、赤：Klumpke 麻痺の損傷部位
C：頚椎、Th：胸椎

神経叢の解剖図を図5に示す。

### Erb 麻痺

　Erb 麻痺は最もよく見られる腕神経叢損傷で、C5〜7 神経根障害による（図5青）。上腕の伸展、肩の内転はできるが肩の外転と肘の屈曲ができない（図6中央）。Moro 反射は非対称的で上腕二頭筋反射の消失を見ることもある。手指の把握と手関節の運動は可能で、予後は比較的良好で3〜4カ月での回復が期待できる。C3、C4 神経根障害を伴うと横隔膜神経麻痺を合併するので呼吸状態に注意する。

### Klumpke 麻痺

　Klumpke 麻痺はまれだが、C8、Th1 神経根障害による（図5赤）。手首から先（手関節、手指）は動かないが、肩と肘は動く（上腕二頭筋反射は見られる）（図6右）。指の屈曲のみ可能であれば Th1 損傷は免れている。逆に Th1 交感神経が損傷されると同側の Horner 症候群（眼瞼下垂、縮瞳、顔面無汗症）が生じる。

### 治療法

　Erb 麻痺、Klumpke 麻痺ともに、生後1週間ごろから他動的関節可動域訓練を行う。通常は病態が急速に改善することが多いが、障害が持続する場合もある。障

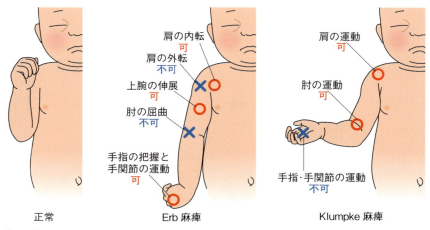

**【図6】Erb 麻痺と Klumpke 麻痺**

害が1～2週間以上持続する場合は、理学療法や作業療法により適切な肢位を取ったり腕を愛護的に動かすことが推奨される。1～2カ月以上改善しない場合は、長期の障害や成長障害のリスクが上昇する。顕微鏡手術下に行う神経移植による腕神経叢再建が予後を改善する可能性について、小児神経科医、小児整形外科医による評価が必要となる。

### 全腕神経叢麻痺

　全腕神経叢麻痺は比較的まれだが、腕神経叢全体の損傷である。上肢は弛緩し、ほとんどあるいは全く動かず、反射の欠如、感覚の消失を見る。最重症例では同側の Horner 症候群が見られる。

### 説明時の注意点

　なお、腕神経叢損傷は必ずしも肩甲難産や娩出手技によるとは限らず、子宮内で既に発生している可能性も示唆されているので、事後の説明には注意が必要である。Chauhan らは腕神経叢損傷の約半数は肩甲難産のなかった新生児であったと報告した[24]。Paradiso、Gherman らは、分娩開始前に発生している可能性があると指摘している[25,26]。Gurewitsch らは、児頚部牽引が全くなかった新生児や帝王切開術による出生児でも、腕神経叢損傷を認めると報告している[27]。上肢挙上制限や麻痺などを認めた場合は、可能な限り早期に新生児科医へ紹介して診断管理を依頼することが重要である。

## 米国産婦人科学会（ACOG）によるコメント

　肩甲難産の原因と対応について、ACOG は以下のようにコメントしている[28]。

- 肩甲難産の場合は、胎児脳が低酸素性虚血性障害を起こす前に胎児を娩出させることが重要となる。
- 肩甲娩出（胎児娩出）に必要な医療介入による合併症リスクと、児低酸素性虚血性脳障害リスクとのバランスを考える必要がある。
- 腕神経叢損傷の頻度はまれだが、内因性要因（母体の力）、外因性要因（医療従事者が加えた力）、あるいはその両者の組み合わせで生じ得る。
- 腕神経叢損傷は肩甲難産の有無に関係なく生じる。
- 肩甲娩出（胎児娩出）のための医療介入（前述した手技）は、どれほど熟練した医療従事者が行ったとしても必然的に児腕神経叢への負担を増大することとなる。

## 症例の振り返り

　本症例における過剰な妊娠中体重増加（23kg 増加、分娩時 BMI 32.5）は巨大児のリスク因子であり、巨大児は肩甲難産のリスク因子となる。当院では妊娠中の体重過剰増加に対して厳重に指導しているが、本症例でわれわれの度重なる指導にもかかわらず妊婦が聞き入れず体重過剰増加を許したことに、指導の困難と限界を痛感した。分娩第 2 期において、続発性微弱陣痛、重症高血圧、胎児機能不全が同時に襲いかかってきたため、降圧療法を併用した急速分娩が必要不可欠となった。吸引分娩を施行したことは不適切とはいえず、肩甲難産発生時の初期対応も適切と思われる。ただし肩甲難産の程度は重度で、低酸素性虚血性脳障害や胎児死亡の可能性が担当医師の脳裏をよぎり、まさに必死に対応した。結果的に左全腕神経叢麻痺を生じたが、他に有効な手段が思い当たらない。肩甲難産の怖さを痛感した今でも忘れ難い症例である。

## 今回の VIEWPOINT

❶ 肩甲難産のリスク因子には、巨大児、肥満、過期妊娠、子宮収縮薬使用、分娩第2期遷延、吸引分娩、鉗子分娩などがあるが、肩甲難産の有効な予測法や予防法はない。 一次 高次

❷ 肩甲難産発生時は、会陰切開、McRoberts体位、恥骨結合上縁部圧迫法を行う。 一次 高次

❸ 子宮底圧迫法は肩甲難産を悪化させるため実施しない。 一次 高次

❹ 肩甲娩出困難例では、Schwartz法、Woodsスクリュー法、Rubin法、Gaskin法を行う。 一次 高次

❺ 肩甲難産による新生児仮死頻度は1.2〜12%、周産期死亡率は0〜2.9%である。 一次 高次

❻ 肩甲難産による鎖骨骨折頻度は9.5%、上腕骨骨折頻度は4.2%である。 一次 高次

❼ 肩甲難産による腕神経叢損傷の発生頻度は10〜20%である。 一次 高次

❽ Erb麻痺（C5〜7神経根障害）は、上腕伸展、肩内転、手指の把握と手関節の運動はできるが、肩外転と肘屈曲ができない。 一次 高次

❾ Klumpke麻痺（C8、Th1神経根障害）は、手首から先は動かないが肩・肘は動く。 一次 高次

❿ 上肢麻痺を認めた場合は、可能な限り早期に新生児科医へ紹介して診断・管理を依頼する。 一次 高次

⓫ 肩甲難産の場合は、低酸素性虚血性脳障害を起こす前に児を娩出させる必要がある。 一次 高次

⓬ 肩甲娩出の医療介入は、たとえ熟練者が行っても必然的に児腕神経叢への負担を増大させる。 一次 高次

■引用・参考文献

1) 石川浩史. 巨大児の取り扱いについて. 日本産科婦人科学会雑誌. 60 (9), 2008, 424-31.

2) Rossi, AC. et al. Prevention, management, and outcomes of macrosomia：a systematic review of literature and meta-analysis. Obstet Gynecol Surv. 68 (10), 2013, 702-9.

3) Ehrenberg, HM. et al. The influence of obesity and diabetes on the prevalence of macrosomia. Am J Obstet Gynesol. 191 (3) ,2004, 964-8.

4) Getahun, D. et al. Changes in prepregnancy body mass index between the first and second pregnancies and risk of large for gestational age birth. Am J Obstet Gynecol. 196 (6), 2007, 530. e1-8.

5) Ferraro, ZM. et al. Excessive gestational weight gain predicts large for gestational age neonates independent of maternal body mass index. J Matern Fetal Neonatal Med. 25 (5), 2012, 538-42.

6) 日本産科婦人科学会／日本産婦人科医会. "CQ310　巨大児（出生体重4,000g以上）が疑われる妊婦への対応は?". 産婦人科診療ガイドライン：産科編2023. 東京, 日本産科婦人科学会, 2023, 189-92.

7) Chauhan, SP. et al. Suspicion and treatment of the macrosomic fetus：a review. Am J Obstet Gynecol. 193 (2), 2005, 332-46.

8) Boulvain, M. et al. Induction of labor versus expectant management for large-for-date fetuses：a randomized controlled trial. Lancet. 385 (9987), 2015, 2600-5.

9) Magro-Malosso, ER. et al. Induction of labour for suspected macrosomia at term in non-diabetic women：a systematic review and meta-analysis of randomized controlled trials. BJOG. 124 (3), 2017, 414-21.

10) Sanchez-Ramos, L. et al. Expectant management versus labor induction for suspected fetal macrosomia：a systematic review. Obstet Gynecol. 100 (5 Pt 1), 2002, 997-1002.

11) 日本産科婦人科学会編. "肩甲難産". 産科婦人科用語集・用語解説集. 改訂第4版. 東京, 日本産科婦人科学会, 2018, 63.

12) Dahlke, JD. et al. Obstetric emergency：shoulder dystocia and postpartum hemorrhage. Obstet Gynecol Clin North Am. 44 (2), 2017, 231-43.

13) MacKenzie, IZ. et al. Management of shoulder dystocia：trends in incidence and maternal and neonatal morbidity. Obstet Gynecol. 110 (5), 2007, 1059-68.

14) Pundir, J. et al. Non-diabetic macrosomia：an obstetric dilemma. J Obstet Gynaecol. 29 (3), 2009, 200-5.

15) Perlow, JH. et al. Birth trauma. A five-year review of incidence and associated perinatal factors. J Reprod Med. 41 (10), 1996, 754-60.

16) Benedetti, TJ. et al. Shoulder dystocia. A complication of fetal macrosomia and prolonged second stage of labor with midpelvic delivery. Obstet Gynecol. 52 (5), 1978, 526-9.

17) 日本母性保護産婦人科医会. 巨大児と肩甲難産. 研修ノート No. 55. 1996年10月.

18) Gherman, RB. et al. The McRoberts' maneuver for the alleviation of shoulder dystocia：how successful is it? Am J Obstet Gynecol. 176 (3), 1997, 656-61.

19) Gherman, RB. et al. Shoulder dystocia：the unpreventable obstetric emergency with empiric management guidelines. Am J Obstet Gynecol. 195 (3), 2006, 657-72.

20) Gross, SJ. et al. Shoulder dystocia：predictors and outcome. A five-year review. Am J Obstet Gynecol. 156 (2), 1987, 334-6.

21) Bruner, JP. et al. All-fours maneuver for reducing shoulder dystocia during labor. J Reprod Med. 43 (5), 1998, 439-43.

22) Ouzounian, JG. et al. Shoulder dystocia and neonatal brain injury：significance of the head-shoulder interval. Am J Obstet Gynecol. 178 (1 Pt 2), 1998, S76.

23) Gherman, RB. et al. Obstetric maneuvers for shoulder dystocia and associated fetal morbidity. Am J Obstet Gynecol. 178 (6) ,1998, 1126-30.

24) Chauhan, SP. et al. Brachial plexus injury：a 23-year experience from a tertiary center. Am J Obstet Gynecol. 192 (6), 2005, 1795-800.

25) Paradiso, G. et al. Prenatal brachial plexus paralysis. Neurology. 49 (1), 1997, 261-2.

26) Gherman, RB. et al. Brachial plexus palsy associated with cesarean section：an in utero injury? Am J Obstet Gynecol. 177 (5), 1997, 1162-4.

27) Gurewitsch, ED. et al. Risk factors for brachial plexus injury with and without shoulder dystocia. Am J Obstet Gynecol. 194 (2), 2006, 486-92.

28) Executive summary：neonatal brachial plexus palsy. Report of the American College of Obstetricians and Gynecologists' task force on neonatal brachial plexus palsy. Obstet Gynecol. 123 (4), 2014, 902-4.

# SECTION 18

## 分娩中に続発性微弱陣痛から分娩遷延（停止）したらどうする？

—— 分娩遷延、分娩停止への対応 ——

### 症例 31

　29歳、G1P0。身長155cm、非妊時体重45kg、既往歴・合併症なし、妊娠中も異常なく経過した。妊娠38週2日、妊婦健診における推定胎児体重は3,089g、Guthmann骨盤側面撮影法ではCPDは認めなかった。妊娠40週1日、妊婦健診における推定胎児体重は3,485g、前夜から産徴（おしるし）と5〜10分間隔での子宮収縮を認めるも非常に弱く、子宮口開大2.5cmで、朝食を全量摂取し体力的余裕もあったため、相談の上でいったん帰宅した。

　妊娠40週2日午前9時50分、陣痛発来にて当院へ入院した（子宮口開大5cm）。微弱陣痛と産婦に極度の疲労を認め、産婦家族の希望にて左手に静脈ルートを確保して（20G留置針）、10時30分からオキシトシン（アトニン®-O）5単位/5%糖液500mLによる陣痛促進を開始した（10mL/時より）。微弱陣痛ながら13時38分に自然破水して子宮口全開大（station±0）（オキシトシン70mL/時）となったが、その後、極度の微弱陣痛となり（オキシトシン100mL/時）、産婦も努責をほとんどかけられない状況となった（続発性微弱陣痛）。

　超音波検査にて児頭回旋異常は認めなかったが、産瘤が増大傾向にあり排臨に至らないため、15時30分に子宮底圧迫法を併用した吸引娩出術を開始した。合計4回の吸引を施行するも児娩出に至らないため、15時42分、鉗子分娩にて3,120g、Apgarスコア1分値6点/5分値8点、臍帯動脈血pH 7.076の女児を何とか娩出した（血圧106/78mmHg、心拍数112回／分、SI［shock index］＝1.1、出血少量）。15時20分〜児娩出までのCTGを図1に示す。

　子宮収縮目的でルーティンのオキシトシン5単位／生理食塩液100mLを投与し、胎盤娩出後に第2度会陰裂傷を縫合した。17時10分、子宮収縮やや不良で子宮底マッサージを行ったところ、多量のコアグラ（血塊）を排出した（血圧88/72mmHg、心拍数126回／分、SI＝1.4、合計出血量1,320g）。弛緩出血による産科危機的出血と判断し、左手静脈ルートからメチルエルゴメトリンマレイン酸塩100mgとオキシトシン15単位を追加投与、点滴別ルートを確保（右手、18G留置針）してヒドロキシエチルデンプン130000（ボルベン®）を

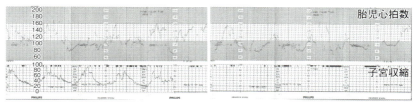

**【図1】症例31：子宮口全開大後（15時20分〜児娩出）のCTG**
子宮収縮波形は認めるが、実際には非常に微弱で努責すらかけられないほどであった。15時30分からは子宮収縮波形用トランスデューサを外し、子宮底圧迫法を併用した吸引分娩を行っている。

1,000mL投与してさらなる子宮収縮を促した。生体モニター装着と尿道バルーンカテーテル留置にて管理した。20時30分には産婦のバイタルサインも安定したが（血圧114/68mmHg、心拍数95回／分、SI＝0.8）、合計出血量は2,030gであった。

産褥1日目のヘモグロビン値は6.9g/dLで、含糖酸化鉄注射液（フェジン®）120mg/日を5日間投与、産褥4日目のヘモグロビン値は8.5g/dLで産褥5日目に母児共に退院となった。

## 症例32

27歳、G1P0。身長162cm、非妊時体重49kg、既往歴・合併症なし、妊娠中も異常なく経過した。妊娠38週1日、妊婦健診における推定胎児体重は3,011g、Guthmann骨盤側面撮影法ではCPDは認めなかった。妊娠39週1日、妊婦健診における推定胎児体重は3,266g、子宮口開大1cm、前夜から不規則な子宮収縮が持続して不眠との訴えがあり、予定日を過ぎたら計画分娩をと希望された。

妊娠41週0日午前9時35分、計画分娩目的で当院へ入院した（子宮口開大1.5cm、station－3、子宮頸管は非常に硬い）。左手に静脈ルートを確保して（20G留置針）、9時55分からプロスタグランジン$F_{2\alpha}$ 3,000μg/5%糖液500mLによる陣痛促進を開始し（20mL/時より）、17時15分で投与を終了した（子宮口開大3cm）。

妊娠41週1日の朝の時点で、微弱陣痛持続による不眠と極度の産婦疲労を認めるも、子宮収縮薬投与を希望されたため、午前9時15分からオキシトシン（アトニン®-O）5単位/5%糖液500mLによる陣痛促進を開始した（10mL/時より）。微弱陣痛ながら14時10分に自然破水して子宮口全開大（station±0）（オキシトシン100mL/時）となったが、その後、極度の微弱陣痛となり最

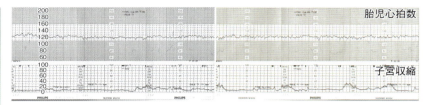

**【図2】症例32：子宮口全開大後（15時10〜30分ごろ）のCTG**
有効な子宮収縮波形がほとんど認められない。

　終的に陣痛が消失し（オキシトシン120mL/時）、産婦も努責を全くかけられない状況となった。15時10〜30分ごろのCTGを図2に示す。超音波検査にて児頭回旋異常（第1胎向後方後頭位）を認めたため、用手的児頭回旋術により児頭回旋を修正したが、産瘤が増大傾向にあり排臨に至らないため、16時00分に子宮底圧迫法を併用した吸引娩出術を開始した。その時点では産婦の陣痛はほとんど消失して、努責もかけられない状況が続いていた。合計5回の吸引を施行するも児娩出に至らないため、産婦・家族の書面での同意の上で緊急帝王切開術の方針とした。
　16時25分に手術室へ入室、16時27分にケタラール®筋注用（ケタミン塩酸塩）6mLを筋注し、16時28分に執刀、16時31分に3,125g、Apgarスコア1分値7点/5分値9点、臍帯動脈血pH 7.20の女児を娩出した。胎盤娩出後にオキシトシン5単位を子宮筋注し、オキシトシン5単位/生理食塩液100mLを静脈投与したが、極度の子宮収縮不良（筆者はこのときの子宮の感触を"たらんたらん"と表現する）にて子宮内からの大量出血を継続的に認めた。弛緩出血による産科危機的出血と判断し（出血量1,900g［羊水込み］）、血圧77/45mmHg、心拍数125回/分、SI＝1.6）、左手静脈ルートからメチルエルゴメトリンマレイン酸塩100mgとオキシトシン15単位、プロスタグランジン$F_{2\alpha}$ 2,000μgを追加投与、点滴別ルートを確保（右手、18G留置針）してヒドロキシエチルデンプン130000を1,000mL投与、オキシトシン10単位の子宮筋注を追加、子宮マッサージを30分間継続してさらなる子宮収縮を促した。ようやく子宮が収縮しはじめ出血量も減少傾向となったため、手術を再開して17時55分に終了した。手術後は産婦のバイタルサインも安定したが（血圧107/81mmHg、心拍数90回/分、SI＝0.8）、合計出血量は3,350gであった。
　産褥1日目のヘモグロビン値は5.9g/dLで、含糖酸化鉄注射液（フェジン®）120mg/日を7日間投与、産褥7日目のヘモグロビン値は8.2g/dLで、産褥8日目に母児共に退院となった。

## 正常な分娩経過

分娩進行の異常を判断するには、まず正常な分娩経過を理解することが重要である。

以前から世界中の産科医療施設では、Friedman[1]とPhilpott[2]の研究に基づきWHOが推奨しているWHOパルトグラム（いわゆるFriedman曲線）（図3）[3]を分娩進行の評価基準にしてきた。ただし、Friedman曲線は1950年代に開発されたもので、開発当時と比較して妊婦の体格、生活習慣、分娩管理法も変化しており、近年の産科臨床現場との乖離が危惧されてきた。2010年にZhangは、新たな分娩進行曲線として、通称"Zhangガイドライン"（Zhang曲線）を発表し[4]、実際はFriedman曲線より分娩進行が遅延する症例が少なくないと報告した（図4）[5]。現段階ではFriedman曲線とZhang曲線の優劣については結論が出ていないが、今後、分娩進行の評価基準が変更となる可能性がある。

分娩第1期は分娩開始時期（陣痛発来し胎児娩出まで続く規則正しい陣痛で、10分間隔以内の周期になった時点）から子宮口全開大までの時期である。分娩第1期は潜伏期と活動期に、活動期は加速期、極期、減速期に分類される。Friedman曲線では子宮口開大3〜4cm未満、米国産婦人科学会／米国母体胎児学会[6]では6cm未満、WHO[7]は5cm未満を分娩第1期潜伏期としている（いずれも初産婦）が、わが国には子宮口開大による潜伏期の明確な定義がない。日本産科婦人科学会では、次のように定義している[8]。

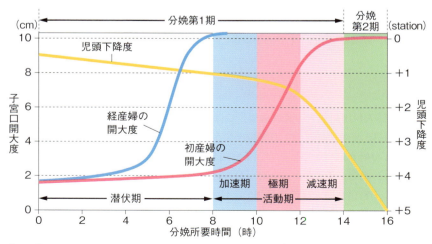

【図3】WHO パルトグラム（Friedman曲線：初産）[3]

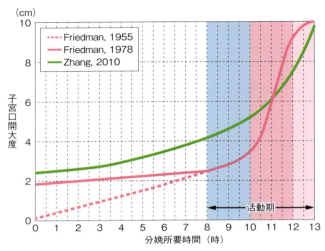

**【図4】Friedman 分娩進行曲線と Zhang 分娩進行曲線**
Friedman 曲線では分娩第1期活動期の中にさらに加速期、極期、減速期が存在するが（図3）、Zhang 曲線では減速期が存在せず、活動期のカーブが緩やかになっている。

（文献5を参考に作成）

- 潜伏期は子宮頸管の展退が進み子宮口が4〜6cmに開大し、活動期に入ると加速度的に子宮口開大が促進され子宮口全開大に至る。
- 分娩第1期の所要時間は初産婦で10〜12時間、経産婦で4〜6時間であるが、分娩時間を最も左右するのは分娩第1期潜伏期である。
- 分娩第2期は子宮口全開大から胎児娩出までの期間で、所要時間は初産婦で1〜2時間、経産婦で0.5〜1時間である。

## 遷延分娩の原因と周産期予後

『産科婦人科用語集・用語解説集』では、分娩開始後に初産婦では30時間、経産婦では15時間を経過しても児娩出に至らないものを「遷延分娩」、一度は陣痛発来して分娩が進行していたが、子宮口全開大後に2時間以上分娩が進行しない状態を「分娩第2期遷延」または「分娩停止」と定義している[9,10]。米国産婦人科学会は、子宮口全開大後に初産婦で2時間、経産婦で1時間以上経過しても分娩に至らない場合（無痛分娩の場合は初産婦で3時間、経産婦で2時間以上）を分娩第2期遷延としている[11]。

分娩第1期潜伏期遷延の判断は、分娩開始時期が不明瞭なことと、個人差の大

きさから、困難な場合が多いが、分娩第1期活動期から第2期の分娩遷延については比較的容易に判断できる。

Tildenらは、分娩第1期潜伏期遷延により分娩第1期活動期遷延、分娩第2期遷延、人工破膜施行率、陣痛促進施行率、帝王切開術率、新生児仮死（Apgarスコア5分値7点未満）率、NICU入院率、絨毛膜羊膜炎合併率、産後過多出血合併率が上昇すると報告した[12]。分娩第2期遷延の原因には、微弱陣痛、胎児胎盤不均衡、母体骨盤異常（ストレート骨盤など）、胎位異常、胎勢異常、回旋異常、巨大児などがある[13]。Henryらは、分娩第1期活動期～分娩第2期遷延例の33%が帝王切開分娩、67%が経腟分娩となったが、帝王切開分娩は絨毛膜羊膜炎（オッズ比3.4）、子宮内膜炎（オッズ比48.4）、産後出血500mL以上（オッズ比5.2）、産後出血1,000mL以上（オッズ比15.0）を増加させ、経腟分娩は絨毛膜羊膜炎（オッズ比2.7）、肩甲難産（オッズ比2.4）を増加させると報告した[14]。

米国産婦人科学会は、遷延分娩は産後出血のリスク因子であるため、経腟分娩時、帝王切開術時ともに胎児・胎盤娩出後の出血に対する備えが必要としている[15]。実際、分娩第2期遷延（オッズ比5.5～5.8）[16]は、産後出血のリスク因子として多数報告されている。

## 微弱陣痛の定義と原因

陣痛強度は子宮内圧測定により評価することが一般的だが、実際には外圧法による陣痛周期（表1）と陣痛持続時間（表2）で表現することが一般的である[17]。微

**【表1】陣痛周期による陣痛強度分類**

| 子宮口開大 | 4～6 cm | 7～8 cm | 9～10 cm | 分娩第2期 |
|---|---|---|---|---|
| 平均 | 3分 | 2分30秒 | 2分 | 2分 |
| 過強陣痛 | 1分30秒以内 | 1分以内 | 1分以内 | 1分以内 |
| 微弱陣痛 | 6分30秒以上 | 6分以上 | 4分以上 | 4分以上（初産）／3分30秒以上（経産） |

（文献17を参考に作成）

**【表2】陣痛持続時間による陣痛強度分類**

| 子宮口開大 | 4～8 cm | 9 cm～分娩第2期 |
|---|---|---|
| 平均 | 70秒 | 60秒 |
| 過強陣痛 | 2分以上 | 1分30秒以上 |
| 微弱陣痛 | 40秒以内 | 30秒以内 |

（文献17を参考に作成）

弱陣痛の目安となる陣痛周期は、子宮口開大 4～6cm で 6 分 30 秒以上、7～8cm で 6 分以上、9～10cm で 4 分以上、分娩第 2 期では初産婦は 4 分以上、経産婦は 3 分 30 秒以上とされる。微弱陣痛の目安となる陣痛持続時間は、子宮口開大 4～8cm で 40 秒以内、子宮口開大 9cm から分娩第 2 期で 30 秒以内とされる。

　微弱陣痛には原発性微弱陣痛と続発性微弱陣痛があり、おのおの原因が異なる。原発性微弱陣痛の原因には、子宮形態異常（子宮奇形、子宮発育不全）、子宮筋腫、多胎妊娠、羊水過多、肥満、精神的不安などがある。続発性微弱陣痛の原因には、産道異常（狭骨盤、軟産道強靱）、巨大児、胎位・胎勢異常、回旋異常、母体疲労などがある。微弱陣痛により遷延分娩となった場合は、後述のような陣痛促進を行う [17]。

## 遷延分娩時の対応

　『産婦人科診療ガイドライン：産科編 2023』[18]（以下、『ガイドライン 2023』）では、遷延分娩時の基本対応を以下のように推奨している。
- 分娩第 1 期潜伏期遷延の場合は、母児状態に異常がなければ病的意義は少ないと判断して基本的には待機的管理とする。ただし、既に極度の母体疲労を伴う微弱陣痛の場合は補液（脱水予防）を行い、子宮収縮薬による陣痛促進を検討する。
- 分娩第 1 期活動期～分娩第 2 期遷延の場合は遷延分娩の原因検索を行い、児頭骨盤不均衡がなく微弱陣痛の場合は子宮収縮薬などによる陣痛促進を行う。

### 1. 人工破膜

　分娩第 1 期活動期から第 2 期における微弱陣痛による分娩遷延に対する陣痛促進法には、子宮収縮薬の使用と人工破膜がある。人工破膜は、分娩時間の短縮効果を期待されて長年伝統的に行われてきたが、その機序は明確ではない。

　Smyth らによる「人工破膜単独では分娩第 1 期時間の短縮効果はないため、ルーティンでの人工破膜は推奨されない」との報告 [19] を受けて、WHO は分娩遷延予防目的での分娩第 1 期の慣習的な人工破膜は推奨していない [7]。一方で Nachum、Wei らは、分娩第 1 期潜伏期遷延例に対して人工破膜のみでは効果がないが、オキシトシン投与を併用した人工破膜は待機群に比べて分娩所要時間を 1.1～3.1 時間短縮し、正常分娩成功率、有害事象頻度に差を認めないと報告した [20, 21]。Smyth らは、人工破膜単独での分娩所要時間短縮効果はないが、初産婦での分娩第 2 期短縮効果は認めたとして、特定状況下での有用性は残されているとしている [19]。

いずれにせよ人工破膜を行う場合は、臍帯脱出に注意して児頭固定状態（内診による station − 2 より下降）を確認した上で行うべきである。さらに、実臨床においては、陣痛増強を期待して人工破膜を行っても、逆に微弱陣痛となる場合や陣痛増強を認めない場合が存在することを認識する必要もある。

## 2. 子宮収縮薬

分娩誘発（子宮収縮薬により人工的に子宮収縮を誘発すること）や陣痛促進（陣痛発来後に微弱陣痛のため分娩進行に問題が認められ子宮収縮の増強を図ること）目的での子宮収縮薬使用に際しては、適応と禁忌を厳密に確認し、産婦・家族から文書による同意を得た上で行う。子宮収縮薬にはプロスタグランジン $E_2$ 内服投与、プロスタグランジン $F_{2\alpha}$ 持続点滴投与と、オキシトシン持続点滴投与がある。各子宮収縮薬の特徴を表 3 [22] に示すが、使用禁忌の有無と子宮頸管熟化程度などを考慮して、適切な薬剤を選択する必要がある。プロスタグランジン $F_{2\alpha}$ とオキシトシンの使用方法を表 4 [23, 24] に示す。

### 【表 3】 子宮収縮薬の特徴

| | 自然分娩における変化 | 子宮体部収縮作用 | 子宮頸管熟化作用 |
|---|---|---|---|
| プロスタグランジン $E_2$ | 羊膜で産生、分娩第 1 期から羊水中濃度上昇 | ＋ | ＋ |
| プロスタグランジン $F_{2\alpha}$ | 脱落膜で産生、分娩第 1 期から羊水中濃度上昇 | ＋ | ＋／− |
| オキシトシン | 脳下垂体で産生、分娩第 2 期から血中濃度上昇 | ＋ | − |

※プロスタグランジン $E_2$：気管支喘息、緑内障は慎重投与
※プロスタグランジン $F_{2\alpha}$：気管支喘息は禁忌、緑内障は慎重投与

（文献 22 を参考に作成）

### 【表 4】 プロスタグランジン $F_{2\alpha}$、オキシトシン投与方法

| | 開始時投与量 | 増 量（30 分おき） | 最大投与量 |
|---|---|---|---|
| プロスタグランジン $F_{2\alpha}$ [23] | 1.5〜3.0 $\mu$g ／分<br>15〜30mL ／時 | 1.5〜3.0 $\mu$g ／分<br>15〜30mL ／時 | 25 $\mu$g ／分<br>250mL ／時 |
| オキシトシン（低用量）[23] | 1〜2 ミリ単位／分<br>6〜12mL ／時 | 1〜2 ミリ単位／分<br>6〜12mL ／時 | 20 ミリ単位／分<br>120mL ／時 |
| オキシトシン（高用量）[24] * | 4 ミリ単位／分<br>24mL ／時 | 4 ミリ単位／分<br>24mL ／時 | 20 ミリ単位／分<br>120mL ／時 |

プロスタグランジン $F_{2\alpha}$ は 3,000 $\mu$g を 5%ブドウ糖液、リンゲル液、あるいは生理食塩水 500mL に溶解して使用する。
オキシトシンは、5 単位を 5%ブドウ糖液、リンゲル液、あるいは生理食塩水 500mL に溶解して使用する。
＊オキシトシン（高用量）は、ガイドライン 2020 年版以降は記載が削除されている。

（文献 23、24 を参考に作成）

## 3. 低用量オキシトシン投与法と高用量オキシトシン投与法

### 分娩第2期に微弱陣痛になることの危険性

　分娩第2期に微弱陣痛による遷延分娩に陥り、陣痛がほとんど消失して児娩出に要する母体の娩出力が欠如することは、吸引分娩や鉗子分娩などの急速遂娩を非常に困難なものとする。また、米国産婦人科学会が注意喚起[15]したように、経腟分娩と帝王切開分娩を問わず重度の弛緩出血による産科危機的出血を合併する可能性がある。つまり、そのような状況に陥る前に分娩を終結させることが重要となる。この時期に使用される代表的な子宮収縮薬であるオキシトシンの投与法には、低用量投与法と高用量投与法がある。

### 最大投与量に達するまでに要する時間

　例えば、子宮口全開大時点でオキシトシンによる陣痛促進を行うとしよう。低用量オキシトシン投与法（上限2ミリ単位／分で開始、30分ごとに上限2ミリ単位／分ずつ増量）を行った場合は、オキシトシン最大投与量（20ミリ単位／分）に到達するのに4時間半を要する。子宮口全開大2時間後から行った場合は全開大から6時間半も要することになり、とても待機できる時間ではない。一方、高用量オキシトシン投与法（上限4ミリ単位／分で開始、30分ごとに上限4ミリ単位／分ずつ増量）を行った場合は、2時間でオキシトシン最大投与量（20ミリ単位／分）に到達する。

　強度の微弱陣痛に陥っている場合は、少量のオキシトシンを投与してもほとんど有効陣痛は再開しないことが多く、最大投与量でも児娩出に必要な娩出力を得られる保証はない。子宮収縮薬による陣痛促進には細心の注意を払う必要がある一方で、不十分な陣痛促進は母児の予後を明らかに悪化させる。

### ガイドラインの推奨と世界の比較検討

　わが国の『ガイドライン2017』では、Cochrane Database of Systematic Reviews[25]による「高用量オキシトシン投与群において陣痛誘発では有効性を認めないが、陣痛促進では有効性を示した」との報告を受け、限定した状況下（微弱陣痛による分娩第2期遷延、オキシトシン感受性が極めて低い場合、双胎第1子分娩後の微弱陣痛時）では高用量オキシトシン投与法（4ミリ単位／分開始）を行うことがあると紹介した[24]。しかし、『ガイドライン2020』『ガイドライン2023』では、Selinらの「高用量オキシトシン投与群では分娩時間短縮を認めたが、帝王切開術率低下は認めず器械（吸引、鉗子）分娩率増加を認めた」との1報告[26]のみを引用して、現時点では利点を見いだせないとの理由で紹介記載が削除された[27,28]。しかし、現在も低用量投与法と高用量投与法の比較検討が世界中から報告

**【表 5】低用量オキシトシン投与法と高用量オキシトシン投与法の比較検討報告**

| |
|---|
| Kenyon, S. 2013, Cochrane Database Syst Rev[25] |
| 4 研究論文、妊婦 644 例対象、オキシトシン高用量投与群（4 ミリ単位／分以上）は低用量投与群（4 ミリ単位／分未満）に比べて分娩所要時間を短縮、帝王切開術を減少、自然経腟分娩を増加させた。しかし、高用量投与法を分娩第 1 期遷延例にルーティンに推奨するにはエビデンス不足でさらなる検討が必要。 |
| Budden, A. 2014, Cochrane Database Syst Rev[29] |
| 9 研究論文、妊婦 2,391 例対象、オキシトシン高用量投与法と低用量投与法で分娩所要時間、自然経腟分娩率に差を認めなかった。低質研究を除外した場合は、高用量投与法は低用量投与法に比べて分娩所要時間を短縮させ、帝王切開率、母児有害事象発生率には差を認めなかった。しかし、高用量投与法を分娩第 1 期遷延例にルーティンに推奨するにはエビデンス不足でさらなる検討が必要。 |
| 産婦人科診療ガイドライン：産科編 2017（CQ415-1）[24] |
| 限定した状況下（微弱陣痛による分娩第 2 期遷延、オキシトシン感受性が極めて低い場合、双胎第 1 子分娩後の微弱陣痛時）では高用量オキシトシン投与法（4 ミリ単位／分開始）を行うことがあると記載された。 |
| Selin, L. 2019, Women and Birth[26] |
| 妊婦 1,295 例対象の RCT。高用量オキシトシン投与（6.6 ミリ単位／分）は低用量投与（3.3 ミリ単位／分）に比べて分娩所要時間を 23 分短縮させたが、胎児機能不全による器械分娩率を増加させた。帝王切開術率、新生児予後には差がなかった。 |
| 産婦人科診療ガイドライン：産科編 2020（CQ415-1）[28]、2023（CQ415-1）[23] |
| Selin の「高用量オキシトシン投与群では分娩時間短縮を認めたが、帝王切開術率低下は認めず、器械分娩（吸引、鉗子）率増加を認めた」との 1 報告のみを引用して現時点では利点を見いだせないとの理由で紹介記載が削除された。 |
| Prichard, N. 2019, J Matern Fetal Neonatal Med[28] |
| 妊婦 4,885 例対象の後方視的検討。高用量オキシトシン投与群は低用量投与群に比べて分娩所要時間を短縮させず、帝王切開術率、新生児予後にも差がなかったが、1,000mL 以上の産後出血合併率を減少させた。 |
| Son, M. 2021, Obstet Gynecol[30] |
| 妊婦 1,003 例対象の RCT。高用量オキシトシン投与（6 ミリ単位／分）は低用量投与（2 ミリ単位／分）に比べて分娩所要時間を 1.4 時間短縮させ、絨毛膜羊膜炎合併率、臍帯動脈血アシデミア合併率を減少させた。帝王切開術率や周産期有害事象に差はなかった。 |
| Wei, RM. 2022, Am J Obstet Gynecol MFM[31] |
| 妊婦 140 例対象の RCT。高用量オキシトシン投与群と低用量投与群の間で、分娩所要時間、産後出血量、周産期予後に差がなかった。 |
| Son, M. 2023, Obstet Gynecol[32] |
| 妊婦 1,003 例対象の RCT。オキシトシン最大投与量が 20 ミリ単位／分超群と 20 ミリ単位／分以下群の間で母児有害事象合併率に差がなかった。 |

RCT：ランダム化比較試験

され続けている（表 5）。

## 4. 帝王切開術

　日本産婦人科医会は、分娩第 2 期遷延、分娩停止の帝王切開術時の注意点につ

いて下記のように注意喚起している[13]。

1. 術前に、児頭下降度、回旋異常の有無、産瘤の大きさ、収縮輪の位置などを確認する。

2. 腹壁切開は、横切開より下腹部正中切開の方が安全性が高い。

3. 子宮切開は、子宮下節前壁中央より必ず頭側で横切開する。子宮下節中央より尾側で切開した場合は、切開部が膀胱上縁や子宮頸管に近くなり止血に難渋することがある。

4. 子宮切開時にメスによる児損傷に注意する。

5. 児頭は産瘤も含めて切開部位よりかなり下方に深く進入している。

6. 切開創から挿入した術者の手で児頭を娩出するが、容易でない場合が多い。

7. その場合は、第一助手や第三者が経腟的に児頭を押し上げるなどして児頭を娩出する。

8. 児頭娩出時に子宮切開部位の断端が下方へ深く裂けて止血操作困難となる場合がある。その場合は、子宮円索切断、膀胱下方剥離、尿管走行確認の上、出血部位を確認し止血する。

9. 弛緩出血のリスクが高く、特に子宮下節の収縮不全が起こりやすいため圧迫する。

10. 頻回内診や児頭娩出操作による子宮内感染や腹腔内感染に注意する。

11. 閉腹前に生理食塩液による腹腔内洗浄や皮膚切開部洗浄を行う。

12. 術後に産道損傷の有無を確認する。

13. 長時間の児頭圧迫により膀胱麻痺が起こりやすいため、排尿困難、尿閉に注意する。

## 症例の振り返り

　両症例共に、遷延分娩や微弱陣痛のリスクである極度の母体疲労状態において分娩第1期から低用量オキシトシン投与法にて分娩促進を行った症例である。微弱陣痛ながら子宮口全開大までは進行したが、分娩第2期に極度の続発性微弱陣痛に陥り、分娩第2期遷延となった。子宮口全開大時点でのオキシトシン投与量は最大投与量に達しておらず、最大投与量に達しても陣痛がどんどん微弱となり最終的には消失してしまった。結果的に、両症例共に母体娩出力消失状態での器械分娩の困難さを痛感した。また、両症例共に産後危機的出血に陥り、症例32では手術中の搬送も不可能で非常に危険な状況に陥った。極度の母体疲労に陥る前に少しでも早く陣痛促進を始めるべきだったかのかもしれない。また、低用量オキシトシン

投与法を4ミリ単位（24mL/時）に増やして行う、あるいは高用量投与法で行い、少しでも分娩所要時間を短縮させるべきだったかもしれないがこの点はさらなる検討を要する。

## 今回の VIEWPOINT

①分娩第2期遷延は、絨毛膜羊膜炎、子宮内膜炎、産後出血、肩甲難産を増加させる。 一次 高次

②分娩第1期潜伏期遷延の場合は、母児状態に異常がなければ病的意義は少ないと判断して待機的管理とするが、既に極度の母体疲労を伴う微弱陣痛の場合は子宮収縮薬による陣痛促進を検討する。 一次 高次

③分娩第1期活動期～分娩第2期遷延の場合は、遷延分娩の原因検索を行い、CPDがなく微弱陣痛の場合は子宮収縮薬などによる陣痛促進を行う。 一次 高次

④オキシトシンの投与法には低用量投与法と高用量投与法があり、後者の適否についての研究が世界中で行われている。 一次 高次

⑤分娩第2期遷延で陣痛が消失した場合は、児娩出に要する母体娩出力の欠如は急速遂娩を非常に困難なものとし、産科危機的出血のリスクが高まるため、そのような状況に陥る前に分娩を終結させることが重要となる。 一次 高次

■引用・参考文献
1) Friedman, EA. The graphic analysis of labor. Am J Obstet Gynecol. 68（6）, 1954, 1568-75.
2) Philpott, RH. et al. Cervicographs in the management of labour in primigravidae. I. The alert line for detecting abnormal labour. J Obstet Gynaecol Br Commonw. 79（7）, 1972, 592-8.
3) World Health Organization partograph in management of labour. World Health Organization Maternal Health and Safe Motherhood Programme. Lancet. 343（8910）, 1994, 1399-404.
4) Zhang, J. et al. Contemporary patterns of spontaneous labor with normal neonatal outcomes. Obstet Gynecol. 116（6）, 2010, 1281-7.
5) Bernitz, S. et al. Study protocol：the labor progression study, LAPS-does the use of a dynamic progression guideline in labor reduce the rate of intrapartum cesarean sections in nulliparous women? A multicenter, cluster randomized trial in Norway. BMC Pregnancy Childbirth. 17（1）, 2017, 370.
6) American College of Obstetricians and Gynecologists. Safe prevention of the primary cesarean delivery. Am J Obstet Gynecol. 210（3）, 2014, 179-93.
7) WHO. WHO recommendations：intrapartum care for a positive childbirth experience. 2018. https://www.who.int/publications/i/item/9789241550215 ［2024. 12. 2］
8) 日本産科婦人科学会. "分娩の管理". 産婦人科専門医のための必修知識 2020 年度版. 東京, 日本産科婦人科学会, 2020, B133-8.
9) 日本産科婦人科学会. "遷延分娩". 産科婦人科用語集・用語解説集. 改訂第4版. 東京, 日本産科婦人科学会, 2018, 198.

10）日本産科婦人科学会．" 分娩停止 "．前掲書9．328．

11）American College of Obstetrics and Gynecology Committee on Practice Bulletins-Obstetrics. ACOG Practice Bulletin, Number 49, December 2003：Dystocia and augmentation of labor. Obstet Gynecol. 102（6）, 2003, 1445-54.

12）Tilden, EL. et al. Latent phase duration and associated out-comes：a contemporary, population-based observational study. Am J Obstet Gynecol. 228（5S）, 2023, s1025-36. e9.

13）日本産科婦人科医会．" 第二期遷延，分娩停止の帝王切開時の注意点は?"．研修ノート No. 110．2023．https://www.jaog.or.jp/note/q1．第二期遷延，分娩停止の帝王切開時の注意点は／［2024. 12. 2］

14）Henry, DEM. et al. Perinatal outcomes in the setting of active phase arrest of labor. Obstet Gynecol. 112（5）, 2008, 1109-15.

15）Committee on Practice Bulletins-Obstetrics. Practice Bulletin, Number 183, postpartum hemorrhage. Obstet Gynecol. 130（4）, 2017, e168-86.

16）Henry, A. et al. Primary postpartum haemorrhage in an Australian tertiary hospital：a case-control study. Aust N Z J Obstet Gynaecol. 45（3）, 2005, 233-6.

17）山田崇弘．研修コーナー；代表的異常分娩とその管理．日本産科婦人科学会雑誌．64（1）, 2012, N3-5.

18）日本産科婦人科学会／日本産科婦人科医会．"CQ404 微弱陣痛による分娩進行遅延時の対応は?"．産婦人科診療ガイドライン：産科編 2023．東京，日本産科婦人科学会，2023, 208-10.

19）Smyth, RM. et al. Amniotomy for shortening spontaneous labour. Cochrane Database Syst Rev. 2013（6）, 2013, CD006167.

20）Nachum, Z. et al. Comparison between amniotomy, oxytocin or both for augmentation of labor in prolonged latent phase：a randomized controlled trial. Reprod Biol Endocrinol. 8, 2010, 136.

21）Wei, S. et al. Early amniotomy and early oxytocin for prevention of, or therapy for, delay in first stage spontaneous labour compared with routine care. Cochran Database Syst Rev. 2, 2009, CD006794.

22）伊東宏晃ほか．クリニカルカンファレンス：子宮頸管熟化と分娩誘発．日本産科婦人科学会雑誌．59（9）, 2007, N405-9.

23）日本産科婦人科学会／日本産科婦人科医会．"CQ415-1 子宮収縮薬（オキシトシン，プロスタグランジン $F_{2\alpha}$ 製剤，ならびにプロスタグランジン $E_2$ 製剤［経口剤］の三者）投与開始前に確認すべきことは?"．前掲書18．253-6.

24）日本産科婦人科学会／日本産科婦人科医会．"CQ415-1 子宮収縮薬（オキシトシン，プロスタグランジン $F_{2\alpha}$，ならびにプロスタグランジン $E_2$ 錠の三者）投与開始前に確認すべき点は?"．産婦人科診療ガイドライン：産科編 2017．東京，日本産科婦人科学会，2017, 304-8.

25）Kenyon, S. et al. High-dose versus low-dose oxytocin for augmentation of delayed labour. Cochrane Database Syst Rev. 2013（7）, 2013, CD007201.

26）Selin, L. et al. High-dose versus low-dose oxytocin for augmentation：a randomized controlled trial. Women Birth. 32（4）, 2019, 356-63.

27）日本産科婦人科学会／日本産科婦人科医会．"CQ415-1 子宮収縮薬（オキシトシン，プロスタグランジン $F_{2\alpha}$，ならびにプロスタグランジン $E_2$ 錠の三者）投与開始前に確認すべきことは?"．産婦人科診療ガイドライン：産科編 2020．東京，日本産科婦人科学会，2020, 245-9.

28）Prichard, N. et al. High-dose compared with low-dose oxytocin for induction of labour of nulliparous women at term. J Matern Fetal Neonatal Med. 32（3）, 2019, 362-8.

29）Budden, A. et al. High-dose versus low-dose oxytocin infusion regimens for induction of labour at term. Cochrane Database Syst Rev. 2014（10）, 2014, CD009701.

30）Son, M. et al. High-dose compared with standard-dose oxytocin regimens to augment labor in nulliparous women：a randomized controlled trial. Obstet Gynecol. 137（6）, 2021, 991-8.

31）Wei, RM. et al. High-vs low-dose oxytocin in lean and obese women：a double-blinded randomized controlled trial. Am J Obstet Gynecol MFM. 4（4）, 2022, 100627.

32）Son, M. et al. Maximun dose rate of intrapartum oxytocin infusion and associated obstetric and perinatal outcomes. Obstet Gynecol. 141（2）, 2023, 379-86.

# SECTION 19

## 子宮内反症を認めたらどうする？
—— 子宮内反症への対応 ——

### 症例33

31歳、G1P0、妊娠中問題なく経過していた。

妊娠37週0日、午前3時に破水にて当院に入院となった。入院時、子宮口開大1.5cm、有効陣痛なし、36.5℃、CTGにて異常所見を認めなかった。9時50分、微弱陣痛と産婦の希望のため家族の書面同意の下で点滴ルートを確保（左手、20G留置針）してオキシトシン5単位/5%ブドウ糖液500mLによる陣痛促進を10mL/時から開始した。

その後順調に分娩進行し、12時45分に子宮口全開大するもその後微弱陣痛となり、14時25分、子宮底圧迫法3回にて3,004g、Apgarスコア1分値9点/5分値9点、臍帯動脈血pH7.334の男児を経腟分娩した。

その後、助産師により右手で子宮底部を確認しながら左手で注意深く臍帯を牽引するも胎盤娩出せず、出血も中等量あるため医師に交代した。医師は胎盤本体が既に腟内に下降していることを確認、子宮底部も通常通り触知確認できたにもかかわらず娩出しなかった。

14時40分、医師が右手で子宮底部を確認しながら左手で用手的に胎盤を剥離した。剥離手技は比較的スムーズにでき、産婦も痛みなどを訴えなかったが、その直後から大量の性器出血を認めた。内診にて子宮内反を疑うような反転子宮を触知せず子宮内反症とは診断できなかった。弛緩出血か胎盤剥離部分からの出血を考え、生体モニターを装着開始、点滴別ルートを確保（右手、18G留置針）して、ヒドロキシエチルデンプン500mL、メチルエルゴメトリンマレイン酸塩400mg、オキシトシン10単位、プロスタグランジン$F_{2\alpha}$ 1,000μgを追加投与して子宮収縮を施した（血圧103/70mmHg、心拍数75回／分、SI [shock index] ＝ 0.73）。

14時50分、出血は持続し、血圧74/55mmHg、心拍数151回／分、SI＝2.0となり産科危機的出血状況と判断した。

14時55分、内診にて反転した子宮内壁らしきものを触れたため、視診と経腹超音波検査（図1）にて子宮内反症と診断した。用手的整復術を試みるも成功

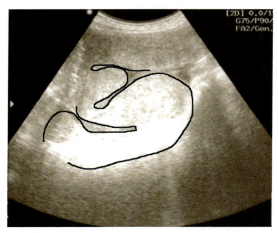

**【図1】** 子宮内反症発生時点での経腹超音波画像
右：腟側、左：頭側、黒線：内反した子宮

せず、救急搬送を決定し救急要請した（血圧106/67mmHg、心拍数145回／分、SI＝1.4）。

　15時3分に救急隊到着時点では意識あり、計測可能な出血量は約2,492mL＋αであった。15時10分、医師が同乗して救急車出発、15時19分にA地域周産期母子医療センターに到着した。産婦はERではなく産婦人科一般病棟の処置室の内診台に移され産婦人科担当医の診察を受けた。内診で容易に分かるほどの内反した子宮内壁を触れて非凝固性の大量な性器出血を伴うため、子宮内反症による出血性ショックと診断された。開腹手術による整復術あるいは子宮摘出術が必要と考えられ、術前検査を施行中に産婦が意識消失に陥ったため、超緊急手術として手術室へ移動した。麻酔科医による全身麻酔下で開腹、幸い子宮内反整復術（Huntington法）により内反が整復されたが、子宮が全く収縮せず出血も持続した。B-Lynch子宮縫合術、オキシトシン10単位を子宮筋肉注射、メチルエルゴメトリンマレイン酸塩200mg、オキシトシン10単位、プロスタグランジン$F_{2α}$ 2,000μgの経静脈投与にて、ようやく子宮が収縮してバイタルサインが安定化した。術中出血量1,070mL以上で早急に輸血が必要な状態であったが、交差適合試験「適合」を確認後に交差同型輸血（RBC 6単位、FFP 5単位、PC 10単位）を施行した。

　帰室後の血液検査で、ヘモグロビン4.6g/dL、血小板数5万7,000/μL、Dダイマー100以上、フィブリノゲン947mg/dLで、RBC 6単位、FFP 5単位、

PC 10 単位を追加輸血した。術後 1 日目、子宮収縮良好、性器出血減少、母体バイタルサインも安定し、ヘモグロビン 8.7 g/dL、血小板数 11 万 6,000/μL、D ダイマー 1.0、術後 6 日目に退院となった。総出血量 3,562mL ＋ α（実際には 5,000mL 以上と推定される）、総輸血量 RBC 12 単位、FFP 10 単位、PC 10 単位であった。

　母親はその後第 2 子を妊娠し、A センターで管理され無事生児を得ることができた。

## 子宮内反症とは

　わが国の妊産婦死亡全国調査（2010～2022 年、n ＝ 558）では産科危機的出血が死亡原因の第 1 位（18％）で、内訳は子宮型羊水塞栓症 43％、子宮破裂 14％、常位胎盤早期剝離 10％、癒着胎盤 10％、弛緩出血 9％、子宮内反症 4％であり[1]、子宮内反症は妊産婦死亡原因として決して侮れない重症合併症である。

　子宮内反症は子宮が内膜面を外方に反転した状態で、子宮が陥没または下垂反転し、時には子宮内壁が腟内や外陰に露出する。

### 1. 頻　度

　発症頻度は 1/2,000～2 万分娩との報告がある[2~4]。米国における最大規模全国悉皆調査（2004～13 年、n ＝ 829 万 4,279）によると、子宮内反症の発症頻度は 1/3,448 分娩、死亡 1 例、22％が輸血を必要とし、3％が子宮摘出を余儀なくされたと報告した[4]。

### 2. 分　類

　子宮内反症は、内反程度により、第 1 度（子宮陥凹、子宮圧痕、不全子宮内反症）、第 2 度（完全子宮内反症で子宮底が腟内に突出した状態）、第 3 度（完全子宮内反症で子宮底が腟口から腟外に脱出した状態）に分類され[5]（図 2）、発症時期により、急性（分娩から 24 時間以内：83.4％）、亜急性（分娩後 24 時間～4 週間：2.6％）、慢性（分娩後 4 週間以降：13.9％）に分類される[6]。

### 3. 診　断

　診断は、内診所見（子宮底が触れない、または子宮が陥凹している）、クスコ診所見（肉眼的に内反子宮が腟外に脱出していることを確認できる）、超音波所見（子宮の inside out、upside down 像を認める）による。

**173**

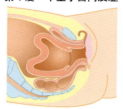 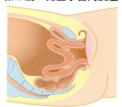 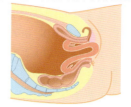

第1度：不全子宮内反症　　第2度：完全子宮内反症　　第3度：子宮脱を伴う子宮内反症

子宮底が陥凹または反転するが外子宮口を超えない。　　反転した子宮底が外子宮口を超えて腟内に突出する。　　反転した子宮底が腟口から腟外に脱出する。

【図2】子宮内反症の内反程度による分類

## 4. 原　因

原因として、癒着胎盤、過短臍帯、急速進行分娩、子宮壁の過度伸展、粗暴な産科操作（過度のCrede胎盤圧出、過度な臍帯牽引、胎盤用手剥離）などが考えられるが原因不明症例も少なくない。

## 5. 症　状

症状は激烈で緊急対応を要する。子宮支持組織の牽引による迷走神経反射、腹膜刺激症状による腹部激痛、神経原性ショック、子宮収縮不良や胎盤剥離面からの大量出血などが生じる[7]。

### 子宮内反症発生時の対応

子宮内反症は非常にまれな疾患であるため、実際に経験した医師や助産師は少ないと思われる。子宮内反症に対する治療の基本は、内反子宮の整復、出血性ショックへの対応、子宮内反症の再発予防であり[8]、治療の実際を以下に示す。

①高次医療施設では、人員確保（産科医、麻酔科医、助産師、看護師）、経腟的整復術、手術室での開腹整復の準備を行う。一次医療施設では、人員確保（医師、助産師、看護師）、経腟的整復術、母体搬送の準備を行う。

②子宮収縮薬の使用をいったん中止し、太めの留置針で複数の静脈ルートを確保し、循環血液量減少に対する電解質輸液を開始する。高次医療施設では輸血の準備を始め、一次医療施設では母体搬送後の輸血を考慮する。

③内反直後、胎盤剥離後、子宮未収縮の場合は、内反した子宮底部を手掌（Johnson法）あるいは手指（Harris法）により腟壁の長軸方向に挙上すること

で整復できる可能性がある（図3）。胎盤未剝離の場合は、胎盤剝離は原則的には子宮内反整復後に行う。内反子宮の整復に際して、子宮収縮抑制薬による子宮弛緩が必要となる。

④内反整復が成功した場合は、子宮収縮抑制薬投与を中止して子宮収縮薬を投与する。術者は、十分な子宮収縮を得られるまで子宮双手圧迫を行うと同時に内反再発の有無を経腟的にチェックする。整復後に再度内反したことに気付かず状態の悪化を招くことが少なくないため、整復後も厳重な観察が必要となる。子宮内バルーン留置により内反再発を予防し子宮収縮を促す方法もある。

⑤用手的整復術不成功の場合は、観血的整復術（開腹手術）を全身麻酔下にて行う。子宮収縮抑制薬を使用し、両側円靱帯に鉗子を装着し上方に牽引し、内反漏斗部の子宮体表面を鉗子で繰り返し牽引して整復する（Huntington手術）（図4）。絞扼輪により子宮が元の位置に戻らない場合は、絞扼輪を通るよう子宮後壁に縦切開を加え（Haultain切開）、内方から子宮底部を露出して子宮内反を整復する。整復後は子宮収縮抑制薬投与を中止し子宮収縮薬を投与した上で子宮切開部を修復する。これらの整復法を試みても整復困難な場合や整復可能でもDICの発症により止血が困難な場合は、子宮摘出を施行することもある。

## 分娩第3期における改変積極的管理法と本症例の振り返り

分娩後出血は妊産婦死亡原因の第1位であり、適切な予防的医療介入の必要性

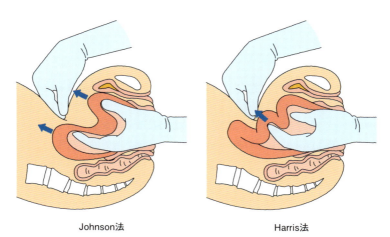

【図3】子宮内反症の経腟的整復術（Johnson法、Harris法）

（文献8より作成）

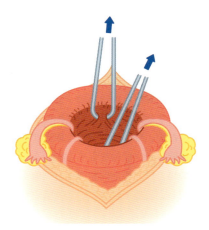

**【図4】開腹手術による観血的整復術（Huntington 手術）**
（文献8より作成）

が以前から議論されてきた。2003年に国際助産師連盟（International Confederation of Midwives；ICM）、国際産婦人科連合（The International Federation of Gynecology and Obstetrics；FIGO）、WHOが分娩第3期の管理方法として、臍帯の早期結紮、臍帯の注意深い牽引（controlled cord traction；CCT）、子宮収縮薬投与を組み合わせた積極的管理（active management）を推奨した[9]。当院では独自に部分的変更を加えた改変積極的管理法（modified active management；MAM）を採用しているので紹介する。

## 1. 改変積極的管理法（MAM）

MAM（表）における重要ポイントは、①安全かつ積極的に胎盤を娩出して産後出血量の減少を図る、②子宮内反症を絶対に起こさないこと、である。当院では分娩担当助産師が胎盤娩出後すぐに胎盤計測のためにその場を離れることを許可しない。担当助産師は自分の分娩介助の結果（新生児状態、胎盤娩出状態、子宮収縮程度、子宮頸管裂傷の有無、腟壁／会陰裂傷の程度、腟壁血腫の有無）を確認して医師に報告、子宮下部から腟内にたまった凝血塊の排出を行い、分娩直後出血量の異常がないことを確認して初めて胎盤計測に行くことを徹底している。

## 2. 本症例で考察すべきポイント

本症例においても助産師はMAMに沿ったCCTを行っており、臍帯牽引によ

## 【表】 当院における分娩第3期の改変積極的管理法（MAM）

### 児娩出
- 早期に臍帯クランプと切断を行う
- 児の啼泣と状態が安定していることを確認した上で短時間の母児接触を行う
- その後ラジアントウォーマに移動して医師の診察を受ける
- 児の状態が不安定な場合は母児接触をせずラジアントウォーマに直接移動する

### 子宮収縮薬投与
- 臍帯クランプ時にオキシトシン5単位／生理食塩液100mL を経静脈投与する（ルーチン）
- 子宮収縮不良時は積極的にオキシトシンやプロスタグランジン $F_{2\alpha}$ を点滴内に追加、必要な場合はメチルエルゴメトリン100mg／生理食塩液100mL を経静脈投与する

### 胎盤娩出
- 右手1指を恥骨上、2～5指を子宮底に置き、手掌で子宮全体を包み込む
- 左手で臍帯を軽く牽引する（決して強引に牽引しない）
- 右手で軽度の Crede 法と確実な Brandt-Andrews 法を交互に行い胎盤剝離を施すと同時に子宮内反症を防止する
- 胎盤本体の半分ほどが腟内まで下降しているのに臍帯牽引でもびくともしない場合は、臍帯牽引ではなく左手全体で胎盤本体をつかみ出す要領で娩出を促す
- 胎盤娩出直前まで子宮を把握している右手を離さないことで子宮内反症を防止する
- 上記手技は手を左右逆にして施行することも可能である
- 胎盤娩出困難時は医師と交代し、必要な場合は用手的胎盤剝離術を行う
- 子宮底の陥凹が見られた場合は、子宮内反症のハイリスク状態にて第三者による経腹的超音波断層法モニタリング併用での注意深い用手的胎盤剝離術を行う

### 娩出胎盤の確認
- 胎盤部分欠損、卵膜遺残、臍帯付着部異常、胎盤剝離や辺縁静脈洞破裂を疑う凝血塊付着などをその場で短時間で観察して医師に報告する
- 分娩担当助産師がその時点で「胎盤計測に行ってきます」と LDR を離れることを当院では許可しない

### 子宮、腟、会陰の確認
- 右手で子宮体部収縮を確認しつつ下方に少し押し下げ、左手で子宮下部の収縮を確認しつつ凝血塊を取り出すことで子宮収縮を施す
- 子宮頸管裂傷の有無を確認する（特に3時、9時方向の裂傷が重要）
- 腟内を左手でなぞり、腟壁裂傷と腟壁血腫の有無を確認する
- 3度裂傷、4度裂傷の有無を確認する
- 会陰裂傷の程度を確認し、上記所見を医師に報告する
- 上記手技は手を左右逆にして施行することも可能である

### 母体状態、出血量などの確認と胎盤計測
- 母体のバイタルサイン（血圧、心拍数、意識状態など）の安定化、異常な分娩時出血の有無を確認して初めて胎盤計測のために LDR を離れる

り子宮内反症が生じたとは考えにくいが、胎盤の一部が子宮内壁から剝離して一部が未剝離の状態で臍帯牽引を行っており、子宮陥凹か圧痕（第1度子宮内反症）の状態になっていた可能性は否定できない。医師に交代した時期が適切だったかは議論の余地があるが、医師が胎盤の一部が剝離した子宮内壁からの出血を考慮して未剝離部分の用手的胎盤剝離術を選択したことは間違っていない。しかし、用手的胎盤剝離術直後に不全子宮内反症（第1度子宮内反症）が発生してしまった。

もう１つの問題は、胎盤娩出直後からの大量出血の原因を子宮内反症ではなく弛緩出血と誤判断したことにある。第２度以上の子宮内反症の診断は容易であるが、経験がない場合の第１度子宮内反症の診断は必ずしも容易ではない。本来なら子宮収縮抑制を施すべきところを逆に子宮収縮を強力に施し、結果的には子宮内反症を悪化させ、整復を困難にしてしまった。子宮内反症を早期に的確に診断することの重要性を痛感した。

　経腟的整復術が困難と判断して速やかに母体搬送を選択したことは正解である。搬送受け入れ高次医療施設の担当医やスタッフには本当に感謝している。提案があるとすれば、ER で産婦人科医が子宮内反症と大量出血を評価して、直接手術室に入室させ、麻酔や開腹術の準備を行った状態で経腟的整復術を試み、開腹術に切り替える手順としていれば相当の時間短縮が図られたであろう。状況によっては未交差同型輸血も考慮されたかもしれない。

　母体が子宮摘出を回避でき、さらに第２子を出産できたことは不幸中の幸いであった。

## 今回 の VIEWPOINT

**❶** 子宮内反症は妊産婦死亡原因となり得る重症合併症であると認識する。
　一次 高次

**❷** 癒着胎盤、過短臍帯、急速進行分娩、子宮壁の過度伸展、粗暴な産科操作（過度の Crede 胎盤圧出、過度な臍帯牽引、胎盤用手剥離）などは子宮内反症の原因となり得るため注意する。 一次 高次

**❸** 子宮内反症発生時には、人員確保、経腟的整復術、母体搬送の準備、観血的整復術の準備を行う。 一次 高次

**❹** 子宮収縮薬投与中止と子宮収縮抑制薬投与を行い、経腟的整復術を試みる。
　一次 高次

**❺** 整復成功の場合は内反再発の有無を経腟的にチェックする。 一次 高次

**❻** 整復術不成功の場合は観血的整復術を全身麻酔下にて行う。 高次

**❼** 出血性ショック対策を行い、状況によっては未交差同型輸血を選択する。
　高次

**❽** 観血的整復困難な場合や DIC により止血困難な場合は子宮摘出を施行する。
　高次

**❾** ER で産婦人科医が子宮内反症と大量出血を評価した場合は、直接手術室に入室させるなど時間短縮を図る。 高次

## ■引用・参考文献

1）妊産婦死亡症例検討評価委員会／日本産婦人科医会. " 妊産婦死亡報告事業での事例収集と症例検討の状況について：2010～2022 年に報告され、事例検討を終了した 558 例の解析結果 ". 母体安全への提言 2022. 13, 2023, 9-29.

2）Witteveen, T. et al. Puerperal uterine inversion in the Netherlands：A nationwide cohort study. Acta Obstet Gynecol Scand. 92（3）, 2013, 334-7.

3）Baskett, TF. Acute uterine inversion：A review of 40 cases. J Obstet Gynaecol Can. 24（12）, 2002, 953-6.

4）Coad, SL. et al. Risks and consequences of puerperal uterine inversion in the United State, 2004 through 2013. Am J Obstet Gynecol. 217（3）, 2017, e1-377.

5）Pauleta, JR. et al. Ultrasonographic diagnosis of incomplete uterine inversion. Ultrasound Obstet Gynecol. 36（2）, 2010, 260-1.

6）Livingston, SL. et al. Chronic uterine inversion at 14 weeks postpartum. Obstet Gynecol. 109（2 Pt2）, 2007, 555-7.

7）木村聡. " 子宮内反症 ". 日本の妊産婦を救うために 2015. 日本産婦人科医会医療安全委員会ほか監修. 東京, 東京医学社, 2015, 210-4.

8）日本産婦人科医会. " 産科異常出血の原因と対応：子宮内反症（Uterine inversion）". 産科異常出血への対応. 東京, 日本産婦人科医会, 2020,（日本産婦人科医会研修ノート, 103）.

9）International Federation of Obstetrics and Gynecology；International Confederation of Midwives. International joint policy statement. FIGO/ICM global initiative to prevent post-partum hemorrhage. J Obstet Gynaecol Can. 26（12）, 2004, 1100-2, 1108-11.

# SECTION
# 20

## 胎盤娩出直後に
## 大量出血を認めたらどうする？
── 常位癒着胎盤への対応 ──

### 症例 34

29 歳、G1P0、子宮手術の既往なく、妊娠中は問題なく経過していた。

妊娠 38 週 3 日、午前 3 時に陣痛発来にて当院に入院となった。入院時の子宮口開大 6cm、血圧 117/77mmHg、心拍数 89 回／分、点滴ルートを確保（左手、20G 留置針）した。その後順調に分娩が進行し、5 時 22 分に吸引 1 回と子宮底圧迫法 1 回にて 2,590g、Apgar スコア 1 分値 10 点／5 分値 10 点、臍帯動脈血 pH 7.368 の女児を経腟分娩した。分娩時血圧 129/58mmHg、心拍数 95 回／分であった。オキシトシン 5 単位を点滴静脈内投与した。5 時 42 分（児娩出から 20 分）、胎盤はスムーズに娩出し、肉眼的には胎盤実質に明らかな欠損箇所を認めなかった。

5 時 50 分（胎盤娩出からわずか 8 分後）、性器出血が急激に増加し（計測できるだけで出血量 500mL）、血圧 86/47mmHg、心拍数 79 回／分と血圧低下も認めた。子宮体部の収縮は良好であったが子宮内からの多量の出血であるため、この段階では弛緩出血を考え、生体モニター装着を開始し、点滴別ルートを確保（右手、18G 留置針）して、メチルエルゴメトリンマレイン酸塩 400mg、オキシトシン 15 単位、プロスタグランジン $F_{2\alpha}$ 500μg を追加投与して子宮収縮を施した。

6 時 3 分、血圧 84/54mmHg、出血量 1,100mL に増加したためオキシトシン 10 単位を子宮頸管に注射した。6 時 15 分（胎盤娩出から 33 分後）、血圧 90/46mmHg、心拍数 83 回／分、出血量 1,944mL に増加し続けた。子宮収縮は良好、腟壁血腫や子宮破裂を疑うような異常な腹痛もなく、超音波検査では子宮下部に血腫像を認めるも子宮体部に異常像はなく、腹腔内出血も認めなかった。

以上から原因不明の産科危機的出血状況と判断し、A 地域周産期母子医療センターに搬送依頼をして応需されたため救急要請した。救急隊到着時点では意識あり、血圧 80/41mmHg、心拍数 104 回／分、SI（shock index）＝ 1.3、計測可能な出血量は 2,058mL ＋ α であった。6 時 25 分、医師が同乗して救急車が出発し、6 時 38 分に A センターに到着した。

産婦は救急室ではなく産婦人科一般病棟の処置室の内診台に移され、産婦人科担当医の診察を受けた。内診で子宮収縮良好にもかかわらず非凝固性の大量な性器出血を伴い、意識レベルの軽度低下も認めたため、原因不明の産科危機的出血性ショックと診断された。血液検査では、ヘモグロビン値5.9g/dL、血小板数22万2,000/μL、フィブリノゲン262mg/dLでDICは合併していなかった。

　保存的処置（子宮収縮薬、ヨードホルムガーゼ、Bakri®バルーン、輸血）を行うも止血せず、合計出血量が4,000mLを超えたため、麻酔科医による全身麻酔下で開腹して子宮全摘出術が行われた。早急に輸血が必要な状態であったが、交差適合試験（生食法）「適合」を確認後に交差同型輸血（RBC 12単位、FFP 16単位）を施行した。診断は常位癒着胎盤（楔入胎盤：placenta accreta）で、癒着胎盤部の血管破綻による出血で子宮収縮のみでは止血不可能な状態であった（図1）。帰室後の血液検査では、ヘモグロビン値7.3g/dL、血小板数9万2,000/μLであった。

　術後3日目、産婦の希望と状態の安定により、当院へ帰院した。総出血量5,000mL以上、総輸血量RBC 12単位、FFP 10単位、PC 16単位であった。当院帰院後は順調に経過して、母子接触促進と乳房ケアおよび育児指導を行った。産褥6日目の血液検査では、ヘモグロビン値8.6g/dLまで改善し、産褥8日目に母児共に退院となった。

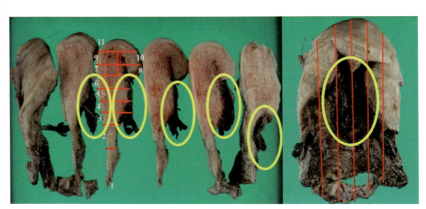

【図1】本症例の摘出子宮マクロ標本
　〇：癒着胎盤部分

# 癒着胎盤

## 1. 分類

　癒着胎盤は、胎盤付着面の脱落膜の欠如あるいは子宮壁瘢痕組織による脱落膜の発育不全により、絨毛浸潤の抑制ができないために発生し、胎盤が子宮筋に強固に付着して剥離できない状態をいう。

　癒着胎盤は、臨床的には付着胎盤（用手的に剥離可能）と癒着胎盤（用手的に剥離不可能）とに分類される。病理組織学的には楔入胎盤（絨毛が子宮筋層表面と癒着するが筋層内には侵入していない：placenta accreta）、嵌入胎盤（絨毛が子宮筋層内に深く侵入している：placenta increta）、穿通胎盤（絨毛が子宮筋層を貫通して子宮漿膜面に達する：placenta percreta）に分類される（図2）。楔入胎盤、嵌入胎盤、穿通胎盤の割合は、おのおの60.4％、26.2％、13.4％との報告がある[1]。

## 2. リスク因子

　癒着胎盤の発症リスク因子は、前置胎盤、帝王切開術既往、高年齢、高血圧合併、子宮内膜掻爬術既往、子宮筋腫摘出術既往、Asherman症候群、癒着胎盤既往などがある。特に前置癒着胎盤の発症率（1/2,500分娩）は常位（前置でない）癒着胎盤の発生率（1/2万2,000分娩）より高率で、前置胎盤は癒着胎盤のリスク

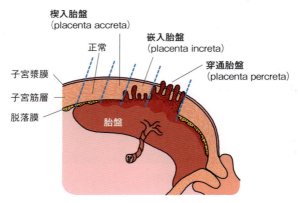

【図2】癒着胎盤の病理組織学的分類
楔入胎盤：絨毛が子宮筋層表面と癒着するが筋層内には侵入していない（accreta）
嵌入胎盤：絨毛が子宮筋層内に深く侵入している（increta）
穿通胎盤：絨毛が子宮筋層を貫通して子宮漿膜面に達する（percreta）

を 2,000 倍高めると Miller は報告している[2]。癒着胎盤発症率は 1970～80 年代が 1/2,510～1/4,017 分娩、1980～90 年代が 1/533 分娩、2016 年の米国の研究では 1/272 分娩であり、発症率の明らかな増加が報告された。これは帝王切開分娩率の著明な増加と関係していると米国産婦人科学会（American College of Obstetricians and Gynecologists；ACOG）は警鐘を鳴らしている[3]。

Sumigama が報告したように、帝王切開術と同時に行う子宮摘出術の術中平均出血量は嵌入胎盤 3,630mL、穿通胎盤 1 万 2,140mL と非常に多く[4]、母体生命を脅かす出血を伴う可能性がある。わが国の妊産婦死亡全国調査（2010～2022 年、n = 558）では産科危機的出血が死亡原因の第 1 位（18%）で、その内訳は子宮型羊水塞栓症 43%、子宮破裂 14%、常位胎盤早期剥離 10%、癒着胎盤 10%、弛緩出血 9%、子宮内反症 4% であり[5]、癒着胎盤は妊産婦死亡原因として重要である。

## 3. 分娩前診断

前置癒着胎盤の分娩前診断については多くの超音波所見、MRI 所見（胎盤付着部位の低エコー層［sonolucent zone］の欠如、胎盤内の拡張した絨毛間腔［placental lacunae］、子宮筋層の菲薄化または途絶、膀胱への子宮突出像、拡張した絨毛間腔の激しい血流、スポンジ様現象［sponge-like appearance］など）が報告されているが、敏感度や特異度については報告によって大きく異なる。一方、常位（前置でない）癒着胎盤の分娩前診断はほとんど不可能と考えるべきである。

## 前置癒着胎盤の管理法

前置胎盤や前回の帝王切開創部上に胎盤がある場合は癒着胎盤のリスクが高いため、安易に一次医療施設で帝王切開術を行うべきではない。特に画像診断上、前置癒着胎盤が疑われる場合は相当量の出血が予想されるため、麻酔科、ICU、NICUなどと協力して集学的治療が行える高次医療施設での周術期管理が絶対的に必要となる。膀胱への胎盤穿通が疑われる場合は、手術前に尿管ステントを挿入することも考慮する。前置癒着胎盤が明らかな場合は、胎盤から十分離れた部位での子宮切開により児を娩出して、胎盤を剥離させずに子宮全摘出術を行う[6,7]。

## 癒着胎盤妊婦死亡事例（福島県立大野病院産科医逮捕事件）

前置癒着胎盤の帝王切開術中に妊婦が死亡した事例において、執刀医師が刑法業

務上過失致死傷罪と医師法による異状死届出義務違反の容疑で逮捕、起訴された。術前に前置胎盤は診断されていたが、癒着胎盤は診断されていなかった。児娩出後に用手剥離術によっても胎盤が剥離せず、クーパーで切開を入れようやく胎盤を剥離し、娩出した。剥離中に出血量が増加し止血困難となり、子宮全摘出術を施行するも最終的に出血性ショックによる心室細動により母体死亡となった。

　裁判の焦点は、「本事例において医師に刑事事件を問えるか」にあった。裁判は無罪判決となったが、各マスメディアは「本件はカルテ改ざんや、技量もなく高度医療を施した医療過誤とは違い、警察捜査は医師の裁量にまで踏み込み過失責任の刑事罰を問うた」と批判した。本件に対しては、日本産科婦人科学会や日本産婦人科医会から「座視できない」「事件は産婦人科医師不足という医療体制の問題に根差しており、医師個人の責任を追及するのはそぐわない」「前置癒着胎盤というまれで救命可能性の低い事例で医師を逮捕するのは、地域における産科医療を崩壊させる」と批判した。いずれにせよ、われわれは癒着胎盤に対して慎重にも慎重を期して向き合う必要がある。

## 常位癒着胎盤の管理法

　前置胎盤でもなく前回の帝王切開創部上に胎盤がない場合、果たして誰が癒着胎盤を疑うだろうか。しかし実際に、低頻度ながら常位（前置でない）癒着胎盤は存在する。予測はほぼ不可能であるが故に、発症時には正確な診断と適切な緊急対応が必要となる。

　児娩出後約30分を経過しても胎盤が娩出しない場合には胎盤嵌頓、付着胎盤を含む常位癒着胎盤を疑う。胎盤嵌頓は子宮頸管の収縮による胎盤剥離後の娩出遅延で、胎盤娩出前の強力な子宮収縮促進により起こる可能性がある。用手剥離術を行う場合は、超音波断層法による子宮胎盤状態のモニタリングと大量出血に備えてのルートを確保した上で慎重に行う。

　癒着胎盤（付着胎盤を除く）では用手剥離術によっても胎盤の一部は残存し、無理な操作は子宮穿孔の危険もあるため、徹底的な剥離は控える。本当に癒着胎盤であった場合は、用手剥離術直後から止血困難な大量出血が出現すると考えるべきである。出血が増加した場合は、子宮収縮薬投与、Bakri®バルーン挿入、ヨードホルムガーゼ挿入などで対応する。止血困難な場合は集学的治療が可能な高次医療施設への母体搬送を躊躇しない。高次医療施設では、輸血などにより循環動態を安定化させるとともに、画像下治療（IVR）あるいは子宮摘出術を行い、母体を救命する。帝王切開術において常位癒着胎盤により出血が増加した場合は、上述した初期

対応に加えて B-Lynch 子宮圧迫縫合も用いられる[6,7]。

## 症例の振り返り

　本症例は常位胎盤で帝王切開術や子宮内手術操作の既往がなかったため、癒着胎盤については夢にも思っていなかった。確かに胎盤娩出に 20 分を要したが、用手剥離術もせずに適度の臍帯牽引にて比較的スムーズに胎盤は娩出した。少なくとも肉眼的には明らかな胎盤欠損部分は見当たらなかった。しかし、実際には常位癒着胎盤（楔入胎盤）で、太い破綻血管からの出血であった。副胎盤も考えにくく、胎盤欠損部分を見落としていたかもしれない。もしも胎盤が娩出せず用手剥離術が行われたとしたら、手技の途中で剥離できない部分に遭遇したであろう。その場合に癒着胎盤を予想して剥離を中止すべきであるが、ある程度積極的に用手的な剥離を進めてしまう可能性がないとは言えない。常位癒着胎盤を経験しているか否か、その存在を認識しているか否かでその後の経過が大きく異なる。

　いずれにせよ、胎盤娩出後あるいは胎盤娩出中からの大量出血を認めた場合は、弛緩出血、子宮破裂、子宮頸管裂傷のみならず、常位癒着胎盤の可能性も念頭に置くことが重要である。常位癒着胎盤による出血は強力な子宮収縮や Bakri® バルーンなどによる子宮圧迫法により対処でき、子宮を温存できる可能性があるが、本症例のような場合は困難である。一次医療施設は速やかに集学的治療が可能な高次医療施設へ搬送を決断すべきである。高次医療施設では補液や緊急度コードに準じた輸血により患者の循環動態を安定化すると同時に、子宮動脈塞栓術を含めた IVR や子宮全摘出術を実践する。

　本症例とは異なるが、常位（前置でない）でなくても胎盤付着部が前回の帝王切開創部上あるいは近い位置にある場合も癒着胎盤や予想外の術中出血のリスクを考え、高次医療施設での管理を依頼してもよいかと考えている。

**185**

## 今回の VIEWPOINT

❶ 経腟分娩後に胎盤が娩出しない場合は、胎盤嵌頓や常位癒着胎盤を疑う。
`一次` `高次`

❷ 用手剝離術を行う場合は、超音波断層法による子宮胎盤状態のモニタリングと大量出血に備えてのルートを確保した上で慎重に行う。 `一次` `高次`

❸ 常位癒着胎盤で止血困難な場合は、高次医療施設への母体搬送を躊躇しない。
`一次`

❹ 前置胎盤や前回の帝王切開創部上に胎盤がある場合は癒着胎盤のリスクが高いため、高次医療施設での周術期管理が必要である。 `一次` `高次`

❺ 帝王切開術中に出血が増加した場合は、子宮収縮薬投与、Bakri®バルーン挿入、ヨードホルムガーゼ挿入、B-Lynch子宮圧迫縫合などを行う。
`一次` `高次`

❻ 出血がさらに増加した場合は、補液や緊急度コードに準じた輸血により循環動態を安定化させ、IVRや子宮摘出術により母体を救命する。 `高次`

---

■ 引用・参考文献

1) Jauniaux, E. et al. Epidemiology of placenta previa accreta : a systematic review and meta-analysis. BMJ Open. 9, 2019, e031193.

2) Miller, DA. et al. Clinical risk factors for placenta previa-placenta accreta. Am J Obstet Gynecol. 177 (1), 1997, 210-4.

3) American College of Obstetricians and Gynecologists ; Society for Maternal-Fetal Medicine. Obstetric care consensus No. 7 : placenta accreta spectrum. Obstet Gynecol. 132 (6), 2018, e259-75.

4) Sumigama, S. et al. Placenta previa increta/percreta in Japan : a retrospective study of ultrasound findings, management and clinical course. J Obstet Gynaecol Res. 33 (5), 2007, 606-11.

5) 妊産婦死亡症例検討評価委員会／日本産婦人科医会. "妊産婦死亡報告事業での事例収集と症例検討の状況について：2010〜2022年に報告され、事例検討を終了した558例の解析結果". 母体安全への提言2022. 13, 2023, 9-29.

6) 板倉敦夫. 産科疾患の診断・治療・管理：異常分娩の管理と処置. 日本産科婦人科学会雑誌. 61 (3), 2009, N-62-6.

7) 長谷川潤一. "直接産科的死亡". 日本の妊産婦を救うために2015. 日本産科婦人科学会医療安全委員会ほか監修. 東京, 東京医学社, 2015, 188-94.

# SECTION

# 21

## 分娩時、腟会陰縫合したにもかかわらず 肛門から多量の出血を認めたらどうする？

── Ⅲ度、Ⅳ度腟会陰裂傷への対応 ──

### 症例 35

　24歳、G1P0、身長167cm、非妊時体重55kg（妊娠中体重増加10kg）、妊娠中問題なく経過していた。妊娠37週4日、21時0分に破水にて当院に入院となった。入院時所見は子宮口未開大、血圧117/70mmHg、心拍数89回／分、体温36.9℃。点滴ルートを確保（左手、20G留置針）し、21時15分にフロモキセフナトリウム1gを点滴静脈内投与した。

　妊娠37週5日、午前9時20分、子宮口開大3cm、体温36.2℃。微弱陣痛にて本人、夫と相談、書面での同意を得た上でオキシトシン5単位/5%糖液500mLで陣痛促進を開始した。10時43分、子宮口7cm開大時に遅発一過性徐脈（最下点80bpm、2分弱持続）が出現したため酸素10L経母体投与を開始した。11時13分、子宮口全開大するも遅発一過性徐脈（最下点80bpm、2分弱持続）が頻発した（図1）。11時24分、右側会陰切開を施行し、吸引2回と子宮底圧迫法1回にて2,755g、Apgarスコア1分値9点/5分値10点、臍帯動脈血pH 7.363の男児を経腟分娩で出産した。分娩時血圧111/58mmHg、心拍数87回／分で、オキシトシン5単位を点滴静脈内投与した。11時28分、胎盤はスムーズに娩出、出血量は50mLであった。内診上、子宮収縮良好、子宮頸管裂傷なし、腟会陰裂傷は円蓋に至らず血腫も認めなかった。視診上は直腸粘膜損傷なしと判断して2-0合成吸収性ブレイド縫合糸（バイクリル ラピッド®）にて腟会陰裂傷を2層縫合、異常な出血は認めなかった。

　12時40分、診察時に産褥パッドに大量の出血を認めた（出血量460mL、血圧106/69mmHg、心拍数119回／分）。子宮体部収縮は良好であったが、この段階では弛緩出血を考え生体モニターを装着開始、メチルエルゴメトリンマレイン酸塩400mg、オキシトシン5単位を追加投与した。13時10分、出血490mL（合計1,000mL）、血圧93/65mmHg、心拍数99回／分、腟からではなく肛門から多量の流血を認めた。会陰縫合部再開放と直腸診にて鷲卵大血腫と2cm長の直腸粘膜裂傷を認めた。肛門からの流血が持続し、出血量も1,200mL以上に達したため、A地域周産期母子医療センターへの母体搬送とした（救急車

**187**

出発時血圧95/70mmHg、心拍数124回／分、SI［shock index］＝1.3）。

Aセンター到着後の診察で、肛門から2cm奥に3cm長の直腸粘膜損傷を認め、2-0合成吸収性モノフィラメント縫合糸（PDS®）を用いて直腸粘膜を含め3層縫合した。産褥1日目、ヘモグロビン値6.4g/dLであったが輸血を要さず、感染予防目的でセフメタゾール点滴を4日間施行して産褥5日目に退院となった。術後合併症は認めなかった。

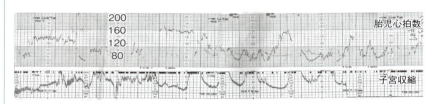

【図1】 症例35：分娩直前のCTG

## 分娩時母体損傷

分娩時母体損傷は、骨産道や軟産道に生じる分娩時産道損傷の総称で、われわれが日常的に遭遇する合併症である。骨産道損傷（恥骨結合離開、仙骨関節や尾骨の損傷）や軟産道損傷（子宮破裂、子宮頸管裂傷、腟会陰裂傷、腟外陰血腫）は、軽症のものから、出血性ショックやDICから母体死亡に至る重症例まで見られる。

これらは分娩に際しての医療介入（吸引分娩、鉗子分娩、子宮底圧迫法）や助産師による分娩介助法と無関係ではないため、「子宮底圧迫法が適切であったか？」「娩出直前の努責の仕方が正しかったか？」「娩出時にうまく努責を逃すことができたか？」「会陰保護が適切にできていたか？」など、分娩担当者が責任を感じてしまうことがある。

本項では、子宮頸管裂傷と腟会陰裂傷に焦点を絞って診断のピットフォールや予防対策としての分娩介助法について解説したい。

## 子宮頸管裂傷

### 1. 原因と症状

外子宮口から子宮頸部に及ぶ裂傷で、好発部位は3時方向と9時方向の側壁である。原因として、子宮頸管の急速な開大（子宮口全開大前の吸引・鉗子分娩、過

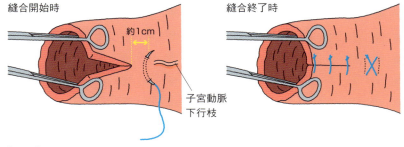

**【図2】子宮頸管裂傷縫合術**

(文献1を参考に作成)

強陣痛による急激な分娩の進行)、子宮頸管拡張などの器械的操作、子宮頸管自体の異常、陳旧性子宮頸管裂傷の瘢痕などによる子宮頸管の脆弱性などがある。

症状は児娩出直後から鮮紅色の持続出血である。

## 2. 診断と縫合

診断は腟鏡をかけて直接視診で出血部位を確認する。裂傷が1cm以内でほとんど出血がない場合は縫合不要だが、それ以外の場合は大量出血予防目的で縫合を要す。子宮頸管裂傷縫合術時はSimon腟鏡などで腟前壁と後壁を別々に広げて視野を確保し、裂傷の部位と程度を確認する。頸リス鉗子で子宮頸管の前唇と後唇を別々に把持して牽引する。裂傷最上部よりさらに5〜10mm頭側から吸収糸で縫合を開始し、順次下方に縫合を進める（図2)[1]。

# 腟壁裂傷

## 1. 好発部位と症状

子宮頸管裂傷に伴う腟円蓋部の裂傷、輪状に腟を離断する腟円蓋裂傷、腟を縦走する裂傷、腟前壁尿道口下部の裂傷、坐骨棘と児頭の間に挟まれて生じる裂傷、会陰裂傷に伴って発生する腟下部1/3の縦走裂傷などがあり（図3)[2]、会陰裂傷に伴う腟壁裂傷が最も多い。

症状は児娩出直後から鮮紅色の持続出血で、深部裂傷では出血性ショックを起こすことがある。大腟鏡かSimon腟鏡をかけ直視下に出血部位を確認する。裂傷の最上部が腟円蓋に達する場合は、不全子宮破裂の可能性があるので注意を要する。

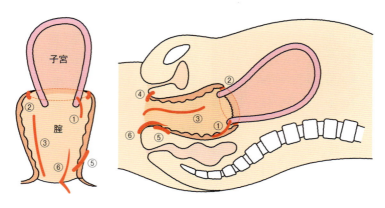

①頸管裂傷に伴う腟円蓋部の裂傷
②輪状に腟を離断する腟円蓋裂傷
③腟を縦走する裂傷
④腟前壁尿道口下部の裂傷
⑤坐骨棘と児頭の間に挟まれて生じる裂傷
⑥会陰裂傷に伴って発生する腟下部1/3の縦走裂傷

**【図3】腟壁裂傷の好発部位**

(文献2を参考に作成)

## 2. 縫合

　出血が少ない場合は裂傷上端から吸収糸にて縫合するが、深部裂傷で最深部縫合が困難な場合は、確実に縫合できる部位を縫合した後に、その縫合糸を牽引して最深部を縫合する。直腸に注意して死腔を残さないように縫合するが、創部底が縫合できない場合は無理に死腔を残さないことにこだわらずドレーンを留置する。

## 3. 出血が多い場合の対応

　出血が多い場合は圧迫止血を行い、バイタルサインをチェック後に全身管理が必要となる。一次医療施設での対応が困難と判断した場合は、高次医療施設への搬送を躊躇しない。人員確保の上で輸液輸血を準備して縫合止血するが、麻酔が必要な場合もある。止血困難な場合は、血管造影で出血部位の動脈を同定して選択的動脈塞栓術を行う方法も有効である[3]。

# 会陰裂傷

## 1. 分類と縫合

　裂傷の深度により以下の4群に分類される。Ⅰ度会陰裂傷(会陰皮膚のみ、腟

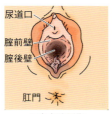 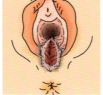 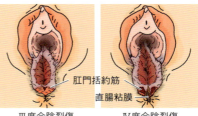

【図4】会陰裂傷　　　　　　　　　　　　　　　　　　　　　（文献4を参考に作成）

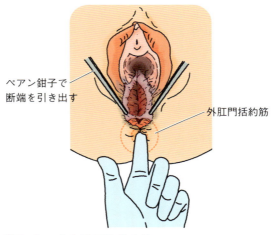

【図5】Ⅲ度会陰裂傷縫合術　　　（文献4を参考に作成）

壁粘膜表面のみに限局し、筋層には達しない裂傷）、Ⅱ度会陰裂傷（球海綿体筋や浅会陰横筋などの会陰筋層には及ぶが、外肛門括約筋には達しない裂傷）、Ⅲ度会陰裂傷（外肛門括約筋や直腸腟中隔に達する裂傷）、Ⅳ度会陰裂傷（Ⅲ度会陰裂傷に加え肛門粘膜や直腸粘膜の損傷を伴う裂傷）（図4)[4]。

　分娩直後に視診にて損傷の深さを確認し、直腸診にて肛門括約筋が正常に機能するか、直腸粘膜裂傷がないかを確認する。Ⅰ度会陰裂傷は必ずしも縫合する必要はないが、出血がある場合には吸収糸で縫合する。

　Ⅱ度会陰裂傷以上は腟壁裂傷を伴うため、腟壁裂傷上端から吸収糸にて縫合する。死腔を残さぬよう直腸に注意して縫合する。

　Ⅲ度会陰裂傷では肛門括約筋縫合も必要となる。肛門括約筋が断裂すると離断部は一端が露出し他端が退縮するため、退縮した断端をペアン鉗子で引き出し吸収糸

にて縫合する（図5）[2]。

　IV度会陰裂傷では直腸損傷の程度を確認の上、直腸裂傷最上端よりさらに5mm程度上方から3-0吸収糸などにて直腸粘膜に糸を出さないようにAlbert-Lembert縫合し、直腸周囲の結合組織を吸収糸で結節縫合する。縫合部位に細いドレーンを留置する場合もある。

## 2. 処置後の管理

　処置後は抗菌薬と消毒による感染対策と排便管理を行う。絶食管理を要することはまれだが、緩下薬（酸化マグネシウムなど）にて便が硬くならないように配慮する。適切な処置が行われないと、肛門括約筋機能不全、便失禁、子宮脱、子宮下垂の原因となる。縫合不全や感染を起こすと直腸腟瘻孔を形成し、再手術が必要となる[3]。

### 症例の振り返り

　本症例は難産で、子宮口全開大後の吸引と子宮底圧迫法で児娩出となった。子宮口全開大前からの強引な吸引でもなく、子宮底圧迫法も適切になされていた。分娩担当助産師による会陰保護も適切になされていたと思うが、結果的にはIV度裂傷となってしまった。難産の場合は、吸引と子宮底圧迫により腟壁や会陰部に対して相当の圧力がかかる。吸引カップを外すタイミングや子宮底圧迫法をやめる微妙なタイミングのズレがなかったか検討を要する。

　本症例では腟会陰裂傷縫合時に直腸裂傷を診断できなかった。分娩後に肛門から多量の出血を認め、再度創部を展開して直腸診にて初めて診断できた。肛門からの出血がなければ、直腸裂傷を見逃して直腸腟瘻を合併した可能性がある。裂傷の程度を確認する際、大丈夫と思っても直腸診を行うことの重要性を痛感した。出血量が多い場合や裂傷が大きい場合は、高次医療施設への搬送を考慮してもよいと思う。

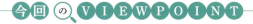

❶ 子宮口全開大前の吸引・鉗子分娩、過強陣痛による急激な分娩の進行、不適切な会陰保護などは、子宮頸管裂傷のみならず腟会陰裂傷の原因となる。 一次 高次

❷ 適切な会陰保護は、腟会陰裂傷の程度を最小限に抑える可能性がある。 一次 高次

❸ Ⅲ度・Ⅳ度会陰裂傷は、視診のみではなく直腸診を併用して確実に診断する。 一次 高次

❹ 出血が多い場合や裂傷の程度が重い場合は、高次医療施設での管理に移行する。 一次

❺ 直腸裂傷に対しては Albert-Lembert 縫合を行い、感染防止と排便管理にて術後合併症の発症を予防する。 一次 高次

■引用・参考文献
1) 日本産科婦人科学会. "頸管裂傷". 産婦人科専門医のための必修知識 2020 年版. 東京, 日本産科婦人科学会, 2020, B153-4.
2) 日本母性保護産婦人科医会. 産道損傷. 研修ノート No.60. 社団法人日本母性保護産婦人科医会編, 東京：1998；1-51.
3) 小林隆夫. 分娩時母体損傷. 日本産科婦人科学会雑誌. 60 (4), 2008, N65-72.
4) 鮫島浩. 分娩損傷. NEW エッセンシャル産科学・婦人科学第 3 版. 池ノ上克ほか編. 東京, 医歯薬出版, 2004；460-4.

# SECTION 22

## 分娩中にけいれんを起こしたらどうする？
―― 分娩時子癇への対応 ――

### 症例 36

　34歳、G1P0、妊娠高血圧症候群（HDP）なく経過した。妊娠40週5日、陣痛発来にて当院へ入院した。入院時血圧は124/80mmHgで、以後血圧は測定されなかった。入院後7時間、子宮口開大8cm時にLDRにて意識消失を伴うけいれんが出現し、酸素10Lの経鼻マスク投与と担当助産師から医師への報告がなされた。2分後、医師到着時には抗けいれん薬を使用せずけいれんは消失するも、意識障害（JCS [Japan Come Scale] 200）は持続、血圧は210/120mmHgであった。けいれん直後から胎児徐脈に陥った（図1）。子癇あるいは脳卒中が疑われ、A地域周産期母子医療センターに母体搬送となった。Aセンター到着時、意識障害（JCS100）あり、血圧150/100mmHg、胎児心拍数基線は正常域に回復していた。緊急帝王切開術にて2,979g、Apgarスコア1分値5点/5分値8点、女児を娩出した。手術終了4時間後、けいれんが再発したため（血圧133/45mmHg）、ジアゼパム、フェニトインが静脈投与された。けいれん再発1時間後のMRIにて両側基底核、橋の血管原性浮腫を認めた（図2）。術後8日目に母児共に神経学的後遺症なく退院となった。

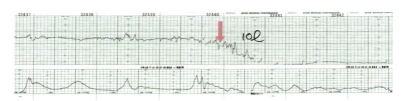

**【図1】けいれん発症時点でのCTG**
子宮口開大8cm時点のけいれん発症（↓）直後から胎児徐脈に陥った。

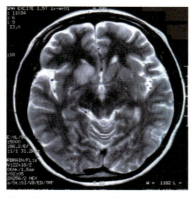

両側基底核、橋の血管原性浮腫を認めた。

**【図2】帝王切開分娩から4時間後のけいれん再発1時間後に撮影した頭部MRI**

## 子癇の疫学

　子癇発症頻度は、先進国では総分娩の0.03〜0.05%[1]、わが国では0.04%[2]、発展途上国では0.28%[3]との報告がある。愛知県全域悉皆調査（2005〜2018年）[2]では298件（総分娩の0.03%）の子癇が報告された。子癇の発症場所は高次医療施設56%、一次医療施設39%、医療施設外5%、管理場所は高次医療施設94%、一次医療施設6%、発症時期は妊娠中18%、分娩時43%、産褥期39%で、死亡率は0.3%であった。

## 子癇の基本病態、発症機序

　けいれん合併妊婦に関する初めての報告は紀元前2200年のエジプトにさかのぼる。紀元前4世紀にはヒポクラテスが「けいれん合併妊婦の多くが死亡する」と報告した。Eclampsia（子癇）という言葉が医学書に記載されたのは17世紀、つまり画像診断など存在しない大昔から使用されている概念である。その後、超音波による血流分析やCTやMRIによる頭部画像検査により多くの研究者による本格的な検討が始まった（表）。

　1990年代には子癇発症機序として「脳血管攣縮による脳虚血とする仮説」[4]が有力視されたが、1990年代後半からは脳血流量増加による高血圧性脳症様発作とする説[5]が有力視されるようになった。1996年、Hincheyは、重症妊娠高血圧症

## 【表】 子癇研究の歴史

### 第 1 段階：臨床症状からの子癇の報告と研究

| BC4th | Hippocrates | けいれん合併妊婦の多くが死亡すると報告 |
|---|---|---|
| 1616 | Varandaeus | Eclampsia（子癇）という表現を初めて医学書に記載 |
| 1797 | Damanet | 全身浮腫は妊婦けいれんの原因の 1 つであると報告 |
| 1943 | Lever | 子癇は蛋白尿を伴うことが多いと報告 |

### 第 2 段階：子癇と高血圧の研究（血圧測定法の確立）

| 1896 | Riva Rocci | 血圧測定法が確立され、高血圧という概念を提唱 |
|---|---|---|
| 1903 | Cook & Briggs | 高血圧、蛋白尿、浮腫は子癇のサインであると報告 |

### 第 3 段階：子癇発症機序解明に向けた研究（超音波ドプラ法、CT、MRI 等の技術進歩）

| 1973 | Skinhoj | 子癇の病態は高血圧性脳症に似ていると報告 |
|---|---|---|
| 1988 | Trommer | 子癇は脳血管攣縮を合併すると報告 |
| 1992 | Belfort | HDP における眼動脈血流速度上昇を報告 |
| 1992 | Hata | HDP における眼動脈 PI 低下を報告 |
| 1993 | Kanayama | 子癇症例に脳血管攣縮が認められた症例を報告 |
| 1996 | Hinchey | 子癇は後頭葉一過性脳浮腫（PRES/RPLS）に該当すると報告 |
| 1997 | Hata | HDP における眼動脈 PI 低下を報告 |
| 1997 | Ohno | HDP において中大脳動脈 PI 低下、平均血流速度上昇を報告 |
| 1998 | Williams | HDP において脳血管還流圧の上昇を報告 |
| 1999 | Ohno | HDP における眼動脈 PI 低下、平均血流速度上昇を報告 |
| 2003 | Ohno | 産褥期重症 HDP において IC-FVI が増加することを報告 |

HDP：妊娠高血圧症候群、PI：pulsatility index、IC-FVI：intracranial flow volume index

候群（重症 HDP）、免疫不全状態、高血圧、腎障害などの病態において、後頭葉に限局した一過性脳浮腫を生じ、頭痛、意識低下、精神神経障害、けいれん発作、視力障害などの神経症状を伴う症候群（posterior reversible encephalopathy syndrome；PRES）の存在を報告し、子癇の病態は PRES に一致するとした[5]。1994 年、Ohno（筆者）は母体中大脳動脈と母体眼動脈の血流分析を行い、HDP において PI 低下と平均血流速度増加を報告し、HDP における脳内血流量増加の可能性を示唆した[6,7]。1998 年、Ohno は「Flow volume index（FVI）＝平均血流速度×（収縮期血管内腔半径）$2 \times \pi$（L/min）」を脳内流入血流量の新指標として設定、両側内頚動脈と椎骨動脈の FVI の和を Intracranial FVI（IC-FVI）として算出した[8]。IC-FVI は脳内流入血流量を反映する新指標である。重症 HDP の IC-FVI は非重症 HDP、正常血圧群に比して有意に増加しており、IC-FVI と平均血圧との間に二次式で近似される正の相関関係を認めた。以上の結果は「体血圧上昇に伴う脳血流量異常増加が子癇発症に深く関与している」ことを示唆した。通常、平均体血圧が 60mmHg と 150mmHg の間で脳血流量自動調節能が作用し、血圧変動によっても脳血流量が一定に保たれる。平均体血圧がその上限を逸脱した

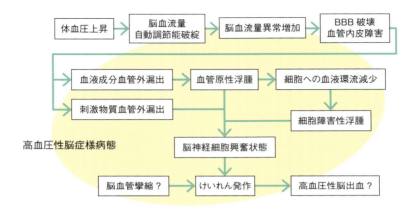

**【図3】 子癇発症機序**
BBB：血液脳関門

場合に急激な脳血流量の増加を生じ、いわゆる高血圧性脳症が発症する。Ohnoの研究結果では平均血圧 120mmHg 以上で IC-FVI の増加を認めており、HDP では脳血流自動調節能の機能範囲の上限が下方にシフトしている可能性が考えられる。Hinchey[5] や Ohno[6~8] が提唱した子癇発症機序を図3に示す。

子癇に特徴的な頭部画像（CT、MRI、MRA）所見は一過性血管原性脳浮腫であり、局在は大脳皮質下、被殻、視床、橋などさまざまである。脳浮腫には血管原性浮腫と細胞障害性浮腫があり、両者の鑑別は MRI 拡散強調画像（diffusion weighted imaging；DWI）と ADC（apparent diffusion coefficient）map で行う。Hinchey[5] が提唱した PRES/RPLS（reversible posterior leukoencephalopathy syndrome）の脳内所見は後頭葉を中心とした一過性脳浮腫であり、子癇の脳内病態はこれに相当する。子癇症例では PRES 以外に RCVS（reversible cerebral vasoconstriction syndrome）を認める場合がある。RCVS は反復性強度頭痛と多発性脳血管収縮を認め数日～数週間以内に軽快する症候群である。

## けいれん合併時の対応と管理のポイント

### 1. けいれん発症時の緊急対応

妊産婦がけいれんを発症した場合、母体救急処置を最優先しつつ、適切な抗けいれん治療と降圧治療を行う。また、けいれん合併時には子癇と脳卒中を含む他疾患

との鑑別が重要である。『産婦人科診療ガイドライン：産科編 2017』（以下、『ガイドライン 2017』）では「けいれんを起こした場合は子癇として治療を開始する」と記載されたが、『ガイドライン 2020』では「けいれんが消失したら子癇や他疾患（脳卒中など）を念頭に鑑別診断と治療を開始する」と表現が変更された。これは、「けいれんは子癇」と短絡的に考えるのではなく「けいれんに予後不良な脳卒中の可能性があると認識すべき」との警鐘である。しかし『ガイドライン 2023』では、「けいれんを認めた場合まずは子癇として治療する」に再び変更された。この変更は個人的には疑問が残る。なぜなら子癇は他疾患を除外して初めて診断し得ること、そして臨床医学は「症状」から最悪の病態を考慮した上で治療を行うのが鉄則である故である。

## 2. 脳卒中とけいれんの関連

脳卒中データバンク 2015[9] によると、出血性脳卒中の初発神経症状は、意識障害（40%）が最多でけいれんは 1〜2%、虚血性脳卒中の初発神経症状は、片麻痺（50〜60%）が最多でけいれんは 1% であった。このようにけいれんを初発症状とする脳卒中は多くないが、特に HDP を合併してけいれんや意識障害で発症する妊産婦脳卒中の報告が少なくないのも事実である。両者の正確な鑑別は頭部画像検査（CT あるいは MRI）で行う必要があるため、一次医療施設で妊産婦がけいれんを起こした場合は、画像診断と脳卒中管理が可能な高次医療施設へ搬送することが求められる。

## 3. 脳卒中管理と専門医との連携

出血性脳卒中を認めた場合、速やかに脳神経外科との共同管理を開始する。帝王切開術後あるいは帝王切開術と同時に脳外科医による開頭血腫除去術などが行われる可能性があるが、HELLP 症候群を合併した場合は、脳外科手術の難易度が格段に上昇し、止血に難渋する可能性が高い。HELLP 症候群という周産期特有の病態を脳外科医と共有することが重要である。虚血性脳卒中を認めた場合、脳神経外科あるいは脳神経内科との共同管理を開始する。

## 分娩時の母体血圧推移と分娩時発症高血圧

本症例のように妊娠中に HDP を認めずに経過したにもかかわらず、陣痛発来後に初めて高血圧を発症する場合がある。われわれは、このような病態を分娩時発症高血圧と呼称しているが、分娩時発症高血圧は分娩時発症型 HDP に該当する（詳

細は、p. 220、25「分娩中、産褥期に初めて高血圧を認めたらどうする？：分娩時発症高血圧、産褥期発症高血圧と HDP 発症時期別分類の新提案」を参照)。

子癇例では発作前に急激な血圧上昇を示す例もあり、血圧のモニタリングは子癇予知に有効である可能性がある。

『ガイドライン 2023』では陣痛発来後に初めて高血圧を呈する病態があることを認識すると同時に、全症例において入院から分娩終了までの間に適時血圧測定を行うことを勧めた。特に分娩時に高血圧を示した妊婦においては定期的な血圧測定を勧めている。

分娩第 1〜2 期の母体血圧測定と血圧値の医師への報告について、医療スタッフの判断に任せている医療施設がそれぞれ 14%、23%存在するとの報告がある[10]。分娩時の血圧上昇は子癇や脳卒中の危険因子と考えられ、医療介入を要する場合があるため、高血圧が確認されたら直ちに医師に伝える。『ガイドライン 2023』では、「医師に対して報告すべき血圧値を事前に設定しておく」という推奨は既に定着していると解説している。

## 子癇発症時の CTG 所見

けいれんが分娩前に起こった場合は胎児心拍数を確認する必要があるが、子癇における CTG 所見の変化についての報告はほとんどない。けいれん発作時の胎児一過性徐脈はけいれん消失後短時間で回復することが多いが[11]、本症例 (図 1) のように長時間持続する場合もある[12]。胎児徐脈が遷延あるいは反復して出現する場合は常位胎盤早期剝離の合併も考慮する必要がある。

## 今回の VIEWPOINT

❶ 妊娠中に HDP がなくても分娩時に高血圧を示す分娩時発症高血圧（分娩時発症型 HDP）があることを認識する。 一次 高次

❷ 分娩中の定期的な血圧測定が分娩時子癇や分娩時脳卒中の予防策となり得る。 一次 高次

❸ けいれんを起こした場合、母体救急処置を行いつつ抗けいれん薬による鎮痙と高血圧に対する降圧療法を開始する。 一次 高次

❹ けいれん発作と同時に胎児徐脈が出現し、常位胎盤早期剥離がなくてもけいれん消失後に胎児徐脈が持続する場合がある。 一次 高次

❺ けいれん＝子癇と思い込まず、予後の悪い脳卒中の可能性も考え、頭部画像診断（CT/MRI）と管理が可能な高次医療施設での対応に移す。 一次

❻ 脳卒中を認めた場合は脳神経外科、脳神経内科などとの共同管理を速やかに開始する。 高次

■ 引用・参考文献

1) Knight, M. Eclampsia in the United Kingdom 2005 . BJOG. 114 (9), 2007, 1072-8.
2) 大野泰正ほか. 子癇、妊産婦脳卒中、分娩周辺期血圧管理に対する愛知県全域悉皆調査. 平成 31 年度愛知県周産期医療協議会調査研究事業報告書. 2020.
3) Abalos, E. et al. Pre-eclampsia, eclampsia, and adverse maternal and perinatal outcomes : a secondary analysis of the World Health Organization Multicountry Survey on Maternal and Newborn Health. BJOG. 121 （Suppl 1), 2014, 14-24 .
4) Kanayama, N. et al. Magnetic resonance imaging angiography in a case of eclampsia. Gynecol Obstet Invest. 36 (1), 1993, 56-8.
5) Hinchey, J. et al. A reversible posterior leukoencephalopathy syndrome. N Eng J Med. 334 (8), 1996, 494-500.
6) Ohno, Y. et al. Ophthalmic artery velocimetry in normotensive and preeclamptic women with or without photophobia. Obstet Gynecol. 94 (3), 1999, 361-3.
7) Ohno, Y. et al. Transcranial assessment of maternal cerebral blood flow velocity in patients with pre-eclampsia. Acta Obstet Gynecol Scand. 76 (10), 1997, 928-32.
8) Ohno, Y. et al. Increased intracranial blood flow volume in a preeclamptic woman with postpartum photophobia. Obstet Gynecol. 101 (5 Pt 2), 2003, 1082-4.
9) 高松和弘ほか. " 脳卒中の病型別にみた初発神経症状の頻度 ". 脳卒中データバンク 2015. 小林祥泰編. 東京, 中山書店, 2015, 26-7.
10) Ohno, Y. et al. Questionnaire-based study of cerebrovascular complications during pregnancy in Aichi Prefecture, Japan (AICHI DATA). Hypertens Res Pregnancy. 1, 2013, 40-5 .
11) Paul, RH. et al. Changes in fetal heart rate-uterine contraction patterns associated with eclampsia. Am J Obstet Gynecol. 130(2), 1978, 165-9.
12) Ohno, Y. et al. Management of eclampsia and stroke during pregnancy. Neurol Med Chir. 53 (8), 2013, 513-9 .

# SECTION 23

## 妊産婦に中枢神経系異常症状を認めたらどうする？
### —— 妊産婦脳卒中への対応 ——

### 症例37

　39歳、G4P1、妊娠高血圧症候群の合併なく経過した。

　妊娠27週6日、A産婦人科無床診療所での妊婦健診にて血圧146/80mmHg、尿蛋白半定量（4＋）を認めたため、主治医は連休明けの3日後に高次医療施設を受診するよう指示した。2日後、朝に意識消失を伴うけいれん発作が出現したため家人が救急要請した。主治医に連絡を試みるも、無床診療所のため連絡がつかず、輪番病院であったB総合病院に搬送受け入れを要請し、B病院の救急担当医が応需して母体搬送となった。

　B病院到着時、意識障害（Japan Coma Scale［JCS］100）、血圧159/115mmHg、けいれんが重積するため産婦人科医に診察を依頼した。硫酸マグネシウムを投与して頭部CTを施行したところ、後頭葉皮質下に脳出血を認めたが（図1）、B病院での管理が困難と判断されC大学病院へ転院搬送となった（転院搬送に約2時間を要した）。

　C大学病院到着時、意識障害（JCS 200）、血圧187/118mmHg、血小板数3万8,000/μL、AST（aspartate aminotransferase）685U/L、ALT（alanine aminotransferase）210 U/L、LDH（lactate dehydrogenase：乳酸脱水素酵素）3,284 U/LでありHELLP症候群と診断した。脳神経外科医と協議した結果、妊娠終了を優先し緊急帝王切開術にて、810g、Apgarスコア1分値1点/5分値2点の女児を娩出した。術後施行した頭部CTにて著明な脳浮腫と多発性皮質下出血を認め、同日死亡した。

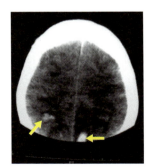

【図1】後頭葉皮質下に脳出血を認めたCT

## 症例38

35歳、G1P0、両親に高血圧の家族歴あり、妊娠高血圧症候群の合併なく経過した。

妊娠35週4日に前医からD地域周産期母子医療センターへ里帰り初診となり、血圧112/85mmHg、尿蛋白半定量（3＋）と妊娠蛋白尿を認めた。36週4日の妊婦健診にて血圧187/120mmHg、尿蛋白陰性と重症妊娠高血圧を認めたが、妊婦の自己申告による当日朝の家庭血圧値が130/100mmHgであったため白衣高血圧と判断された。37週4日の妊婦健診においても診察室血圧は高値を示していたが（データ不明）、妊婦の自己申告による家庭血圧値が123/83mmHgのため同様に白衣高血圧と判断された。

妊娠40週0日、陣痛発来での入院時血圧は190/140mmHgであったにもかかわらず、血圧値は医師に報告されず、以後血圧が測定されることはなかった。入院から11時間後、子宮口全開大時に強度の頭痛を訴えたため血圧を測定すると血圧223/139mmHgを示し、ニカルジピンの持続静脈内投与を開始した。1時間後、意味不明な言動が見られる意識障害（JCS 100）、血圧263/176mmHgであったため、鉗子分娩にて3,174g、Apgarスコア1分値9点/5分値10点の男児を娩出した。

会陰縫合時に右上下肢麻痺が出現したため脳卒中を疑い、脳神経外科医の指示にて頭部CTを施行した。CTにて左尾状核出血、脳室内穿破を認めたため（図2）、内視鏡下血腫除去術、両側脳室ドレナージ術を施行した。

術後17日目のCT上で血腫縮小傾向を認め、術後32日目に歩行可能となり、術後57日目にリハビリ病院へ転院となった。

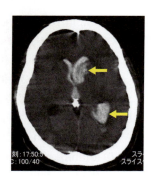

【図2】左尾状核出血・脳室内穿破を認めたCT

## 症例39

39歳、G4P3、妊娠高血圧症候群を含め異常妊娠歴はなかった。第3子分娩（33歳、E地域周産期母子医療センター）後の37歳時に右後下小脳動脈瘤破裂によるくも膜下出血を発症し、Eセンター脳神経外科にてクリッピング手術を行い、術後9カ月目のMRAも正常なため妊娠許可が下りた（図3）。

38歳時に第4子を妊娠し当院を初回受診（妊娠5週）、くも膜下出血術後のためEセンターに紹介し、以後周産期管理された。妊娠高血圧症候群の合併なく順調に経過し、脳神経外科医と相談の上で分娩方法は経腟分娩となった。

　妊娠38週2日、NSTにて胎児心拍数基線110〜120bpmと徐脈傾向を認めたため同日管理入院となった。38週3日からオキシトシンにて分娩誘発を開始、38週4日、子宮口全開大時点で意識障害（JCS 300）を伴うけいれん発作を起こした（血圧161/109mmHg）。幸いその直後に2,598g、Apgarスコア1分値9点/5分値10点の女児を娩出した。

　分娩後に挿管した状態で撮影した頭部CTにてくも膜下出血を認め（図4）、内視鏡下血腫除去術を行い、産褥4日目に後下小脳動脈分岐部解離性動脈瘤破裂に対して脳動脈瘤塞栓術を行った。意思疎通は可能だが、短期記憶障害、自発性低下、軽度右上下肢麻痺は残り、産褥42日にリハビリ病院へ転院となった。

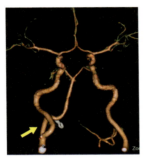

【図3】クリッピング手術後9カ月目のMRA

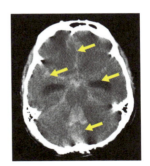

【図4】分娩後にくも膜下出血を認めたCT

## 症例40

　34歳、G2P1、ハイリスク妊娠（帝王切開術既往、前置胎盤、心疾患合併、外国人）であった。

　妊娠16週5日、F産婦人科無床診療所での妊婦健診では異常はなかった。17週1日、夜間に頭痛（左眼奥から後頚部）と嘔吐を認め、救急車を使わずに自らG総合周産期母子医療センター救急外来を受診した。血圧108/65mmHgで神経学的異常所見もなかったが、念のため頭部CTを撮影した。担当医（研修医）がCT異常所見なしと判断し帰宅許可を出したが、偶然居合わせた専門医がCT画像を読影し、くも膜下出血を発見したため（図5）急きょ入院となった。3D-MRA

にて左前大脳動脈瘤破裂によるくも膜下出血と診断し、翌日クリッピング手術を行った。

妊娠20週2日に退院し、以後H大学病院で周産期管理された。37週4日に総腸骨バルーン留置、全身麻酔下にて帝王切開術と子宮全摘出術を施行。2,888g、Apgarスコア1分値5点/5分値9点の男児を娩出した。術中術後も血圧は正常で、術後7日目に神経学的後遺症なく退院となった。

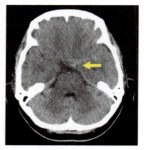
【図5】くも膜下出血を認めたCT

### 症例41

32歳、G2P1、二絨毛膜二羊膜性双胎で順調に経過していた。

妊娠19週5日、I産婦人科無床診療所での妊婦健診では血圧105/66mmHg、尿蛋白陰性で異常なかった。翌日（19週6日）午前6時30分ごろに起床し朝食の準備をしていたが、7時30分に寝室で倒れているところを夫が発見し救急要請した。救急隊到着時には意識なく（JCS 300）、全身を硬直させていた。主治医に連絡を試みるも無床診療所のため連絡がつかず、J総合周産期母子医療センターに搬送した。到着時、血圧150/90mmHg、意識消失（JCS 300）、除脳硬直の状態であったため、即座に挿管して頭部CTを撮影したところ、左被殻出血と脳室内穿破を認め（図6）、脳神経外科医により血腫除去術と脳室内ドレナージを行った。以後、挿管したままセデーションを継続、夫と相談の結果、20週6日、全身麻酔下で帝王切開術による中期中絶を施行した。

術後8日目、右片麻痺と失語があり、頭部MRI、MRA検査にて左もやもや病のもやもや血管破綻による脳出血と診断された。術後42日目に発語を認め、術後49日目にリハビリ病院へ転院となり、杖歩行練習を開始した。

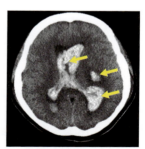
【図6】左被殻出血と脳室内穿破を認めたCT

### 症例42

31歳、G1P0、妊娠高血圧症候群の合併なく経過した。

妊娠30週4日、20時ごろに路上で突発性下肢脱力発作と頭痛により転倒、通行人が救急要請した。22時にK産婦人科有床診療所に搬送されたが、症状改善傾向のため帰宅となった（詳細は不明）。翌日午前1時50分、自宅で就寝中に尿失禁、失語、挙動不審が生じたため夫が救急要請した。3時40分、救急救命士が脳卒中疑いと判断し、L総合周産期母子医療センターへ搬送した。到着時、軽度意識障害（JCS 1）、左上下肢脱力を認めた（血圧97/68mmHg）。頭部MRI、MRA検査にて左前頭葉梗塞、右前中大脳動脈攣縮を認めたため（図7）神経内科に入院した。プロテインC欠乏症（活性値46%）、Dダイマー上昇（3.5μg/mL）を認めたため、ヘパリンを7日間投与した。

妊娠33週6日の頭部MRI、MRA検査にて脳梗塞像は認めるものの血管攣縮は改善されたため退院、以後Lセンターにて周産期管理された。37週6日、経腟分娩にて2,680g、Apgarスコア1分値9点/5分値9点の男児を娩出し、産褥7日目に退院となった。産褥6カ月時点でも脳梗塞像は残存するも神経学的後遺症はない。

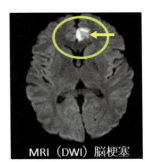

【図7】左前頭葉梗塞を認めたMRI

### 症例43

37歳、G4P3、第3子妊娠中は妊娠高血圧腎症と子宮内胎児死亡にて帝王切開術を経験している。

妊娠27週3日、妊娠高血圧腎症とSGA（small for gestational age）のため、M地域周産期母子医療センターからN総合周産期母子医療センターへ転院搬送となった。血圧140/100mmHg、尿蛋白半定量（1＋）、推定胎児体重689g（－3.3 SD［標準偏差］）と著明なSGAを認めた。

妊娠28週0日、血圧174/101mmHgに上昇し強度の頭痛を訴えたため、ニカルジピン持続静脈内投与による降圧治療を開始した（頭部画像検査は行わなかった）。28週1日、帝王切開術にて606g、Apgarスコア1分値5点/5分値6点の男児を娩出した。

術後 2 日目、血圧 127/87mmHg、軽度意識障害（JCS 10）、頭痛が改善しないため、頭部 CT、MRI、MRA、脳血管造影を施行した。上矢状、直、横静脈洞が描出されず（図 8 左）、両側基底核に細胞障害性浮腫を認めたため、脳静脈洞血栓症と診断し、ウロキナーゼ、ヘパリン、ワルファリン、グリセオール®、エダラボンなどによる治療を開始し、上矢状、直、横静脈洞が描出されるようになった（図 8 右）。術後 15 日目の血液検査でプロテイン C 欠乏症（活性値 14%）と判明、術後 30 日目に退院となった。

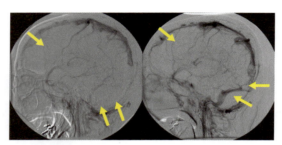

【図 8】 治療前後の上矢状、直、横静脈洞の描出の有無

## 妊産婦脳卒中の疫学

### 1. 妊産婦死亡の重要な原因疾患

WHO による系統的解析（n＝223 万 1,500）では、脳卒中を含む高血圧合併症が全世界の妊産婦死亡原因の第 2 位（14%）[1]、わが国の全国調査（n＝213）でも脳卒中が妊産婦死亡原因の第 2 位（16%）[2] と報告されており、脳卒中は妊産婦死亡の重要な原因疾患である。

### 2. 出血性脳卒中と虚血性脳卒中

脳卒中には、出血性脳卒中（脳出血、くも膜下出血、脳動静脈奇形、もやもや病）と虚血性脳卒中（脳梗塞、脳静脈洞血栓症）があり、妊娠中、分娩時、産褥期いずれの時期にも発症し、特に予後の悪い出血性脳卒中では妊産婦の生命を脅かす。

欧米諸国では出血性脳卒中に比べて虚血性脳卒中が多く見られるが、日本・台湾を含む東アジアでは出血性脳卒中が多い[3]。

## 3. 日本国内の悉皆調査

日本脳神経外科学会による全国悉皆調査（2010～2011年）では、134例の妊産婦脳卒中（出血性脳卒中97例、虚血性脳卒中37例）が報告された[4]。発症時期は妊娠中62%、分娩時13%、産褥期25%で、母体死亡10例は全て出血性脳卒中であった。

日本脳卒中学会による全国悉皆調査（2012～2013年）では、151例の妊産婦脳卒中（出血性脳卒中75%、虚血性脳卒中25%）（総分娩の0.001%）が報告された[3]。発症時期は妊娠中51%、分娩時14%、産褥期35%で、死亡率は9%であった。

愛知県全域悉皆調査（2005～2018年）（AICHI DATA)では、84件の妊産婦脳卒中（出血性脳卒中70%、虚血性脳卒中30%）（総分娩の0.009%）が報告された[5]。脳卒中の発症場所は、高次医療施設31%、一次医療施設36%、医療施設外33%、発症時期は、妊娠中45%、分娩時20%、産褥期35%で、死亡率12%であった。

AICHI DATAは「一次医療施設従事者に対する妊産婦脳卒中の重要性の啓発」「一次から高次医療施設への円滑な母体救急搬送体制の確立」「医療施設外発症例における救急隊と医療施設との連携強化」という重要な課題を提議し続けている。

## 妊産婦脳卒中の管理

## 1. 初発神経症状

『脳卒中データバンク2015』によると、出血性脳卒中の初発神経症状は意識障害（約40%）が最多で、けいれんは1～2%、虚血性脳卒中の初発神経症状は片麻痺（50～60%）が最多で、けいれんは1%以下であった（表1)[6]。米国脳卒中協会は、顔面非対称、上下肢麻痺、言語障害を認めたら脳卒中を疑うよう啓発しており（ACT FAST）、妊産褥婦に同症状を認めた場合は必ず脳卒中を疑わねばならない。けいれん発作を初発神経症状とする脳卒中は決して多くないが、妊産褥婦においてけいれん発作消失後も上記症状が持続した場合は、子癇のみならず脳卒中も疑う。脳卒中を子癇と誤判断して妊産婦死亡となった事例が少なくないので要注意である。

**【表1】脳卒中の初発中枢神経症状**

| 初発症状 | 脳卒中全体 | 脳出血 | くも膜下出血 | 脳梗塞 |
|---|---|---|---|---|
| | n = 9万5,844 | n = 1万7,723 | n = 5,344 | n = 7万2,777 |
| 片麻痺 | 49.3 | 49.7 | 9.5 | 52.2 |
| 構音障害 | 23.5 | 16.7 | 0.8 | 26.8 |
| 意識障害 | 20.1 | 35.1 | 41.7 | 14.9 |
| 失語 | 17.4 | 26.0 | 12.3 | 17.7 |
| 感覚障害 | 7.0 | 7.3 | 0.5 | 10.8 |
| 頭痛 | 6.8 | 8.4 | 47.5 | 3.4 |
| 嘔気・嘔吐 | 4.5 | 7.3 | 22.0 | 2.6 |
| 目まい | 3.9 | 3.3 | 1.4 | 4.1 |
| 半盲 | 2.3 | 1.9 | 0.0 | 2.6 |
| けいれん | 0.6 | 1.2 | 1.3 | 0.4 |

表内表示は全て%　　　　　　　　　　　　　　　　　　（文献6より引用改変）

## 2. 鑑別のための検査

　脳卒中の正確な鑑別は頭部画像検査で行う。まず頭部CTにより脳卒中（特に出血性脳卒中）の有無を確認し、必要で実施可能であれば頭部MRIにより脳卒中の脳内病変を評価する。頭部画像検査が実施できない場合は、実施可能な施設と連携して適切な時期に搬送する。

## 3. 他科との連携

### 脳神経外科や関連診療科との共同管理

　脳卒中を認めた場合は、脳神経外科や関連診療科との共同管理を開始する。主要な脳卒中の6タイプの病態、診断、治療の概略を表2に示す。帝王切開術後あるいは帝王切開術と同時に脳神経外科医による開頭血腫除去術などが行われる可能性があるが、HELLP症候群を合併した場合は、脳神経外科手術の難易度が格段に上昇して止血に難渋する可能性が高い。HELLP症候群の病態を脳神経外科医などと共有することが重要である。脳神経外科や関連診療科との共同管理ができない場合は、それが可能な高次医療施設での管理に移す。

### 学会活動など研究分野での協力

　妊産婦脳卒中はまれな疾患で、産婦人科や脳神経外科にとって研究や検討が進まなかった「ブラックボックス」であり、両科学会間での連携もほとんど行われてこなかった。そこで2013年、日本産科婦人科学会、日本妊娠高血圧学会、日本脳神経外科学会、日本脳卒中学会承認のもと、「妊産婦脳卒中に関する合同委員会」を発足させ、現在8人の委員（筆者を含む産婦人科医5人、脳神経外科医2人、脳

## 【表 2】 妊産婦脳卒中 6 タイプの病態、診断、治療概略

| 脳出血 |
|---|
| 高血圧性脳出血はほとんど片側性に発症し、被殻、視床、小脳、橋に好発する[7]。症状は、意識障害、運動麻痺、失語、けいれん、眼球位置異常、視野障害などがある。治療には、開頭血腫除去術、CT 定位的血腫吸引除去術、内視鏡下血腫除去術がある。脳出血に対する外科治療／保存的治療法と妊娠終了のいずれを優先するか、脳神経外科医と連携して慎重な対応を行う。 |

| くも膜下出血 |
|---|
| くも膜下出血の発症頻度は 6〜17 件／10 万分娩と報告されている[8]。くも膜下出血の主原因は脳動脈瘤破裂で、妊娠後半に多く発症する。症状は、突発する頭痛で重症例では意識障害を来す。胎児娩出可能な状況であれば、緊急帝王切開術後直ちに脳動脈瘤の治療を行うが、妊娠初期から中期に発症した場合は、妊娠を継続したまま脳動脈治療を行う場合もある。治療には脳動脈瘤クリッピングと脳動脈瘤コイル塞栓術がある。 |

| もやもや病 |
|---|
| もやもや病では、過換気による脳虚血発作と高血圧による脳出血が問題となる。妊娠中に初めて診断された出血発症例は予後不良である。分娩方法については、分娩時の血圧上昇や過換気による脳虚血のリスクを避けるため帝王切開術が選択されることが多いが、厳重な血圧管理下での硬膜外無痛経腟分娩の選択の可能性も報告されている[9]。 |

| AVM（脳動静脈奇形） |
|---|
| AVM の出血率は妊娠により上昇する[10]。症状は、片麻痺、意識障害、頭痛が多い。妊娠初期〜中期の AVM 破裂の場合は母体救命が優先されるため、非妊時と同様の AVM 治療（摘出術など）がなされる傾向が強く、妊娠後期の破裂の場合は緊急帝王切開術で胎児を娩出し、出血に対する急性期治療を行う傾向にある。治療はナイダス（血管の塊）の根治的摘出、血腫除去、脳室ドレナージなど、病変に応じて選択する。 |

| 脳梗塞 |
|---|
| 脳梗塞の発症頻度は 4〜11 件／10 万分娩と推定され、発症リスクは産褥期に高まる。症状は、片麻痺、言語障害、意識障害などが多く、必ずしも高血圧を示すとは限らない。発症 4.5 時間以内の超急性期には、遺伝子組み換え型組織プラスミノゲンアクチベータ（rt-PA）による血栓溶解療法が選択肢になる[11]。 |

| 脳静脈洞血栓症 |
|---|
| 脳静脈洞血栓症は脳浮腫、静脈性脳梗塞、脳出血を来し、頭痛やけいれん発作、意識障害、片麻痺などの症状を呈する。脳静脈洞血栓症の 88％が産褥期に発症し、感染、急速遂娩、帝王切開術が発症リスク因子とされる[12]。発病初期には単純 CT では診断が困難なことが多く、CT-venography、MR-venography が有用である。 |

神経内科医 1 人）を中心に活動している。産婦人科・脳神経外科双方のガイドライン作成時の査読や助言、基幹学会における合同シンポジウムの開催や全国悉皆調査の実施[3,4] を中心に活動している。

### 周産期脳卒中センターの開設

　名古屋第二赤十字病院（現・日本赤十字社愛知医療センター名古屋第二病院、総合周産期母子医療センター、包括的脳卒中センターを兼備）において、周産期脳卒中センターが 2017 年から稼働している。筆者もアドバイザーとしてセンター開設時から参画している。脳卒中疑い症例は原則的に絶対応需とし、母体救命の観点からオーバートリアージを許容するのが本センターの特徴である。患者の ER 到着時

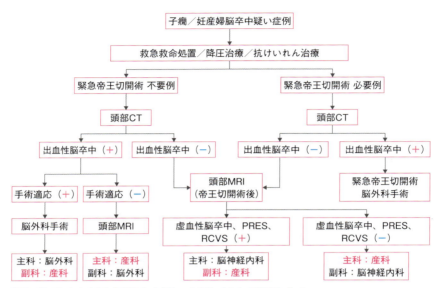

**【図9】子癇や妊産婦脳卒中疑い症例に対する管理プロトコル
（名古屋第二赤十字病院周産期脳卒中センター）**

PRES：posterior reversible encephalopathy syndrome
RCVS：reversible cerebral vasoconstriction syndrome

点から産科医、脳神経外科医、救急医、脳神経内科医、放射線科医などが共同プロトコル（図9）に沿った管理を開始する。脳卒中発症時の神経症状を参考にアプローチし、頭部CTにて出血性脳卒中の有無を確認する。出血性脳卒中が認められた時点で、脳神経外科との共同管理が開始される。重要なことは、脳卒中を少しでも疑った場合には産婦人科医のみで判断せず、速やかに関連専門科医との連携を図ることに尽きる。

## 症例の振り返り

症例37～43は全て、筆者の共同研究医療施設の症例である。

### 症例37：妊娠中に発症した脳出血

妊娠高血圧腎症が短期間で急激に増悪し、脳卒中を起こした妊産婦死亡例である。結果的には搬送先が適切とは言い難く、転院搬送の時間的ロスを招いた。本症例からの学びは、①たとえ高血圧が軽度でも、妊娠高血圧症候群が数日以内のスピードで増悪する可能性を認識して対応する必要がある、②無床診療所通院中の妊産婦の

場合には、主治医と連絡がつかない場合があることに注意する、③救急隊が症例の状況を踏まえて適切な搬送先に搬送でき、転院搬送の時間的ロスを減らす体制を構築する、ことである。

## 症例38：分娩時に発症した脳出血

妊娠高血圧症候群を白衣高血圧と誤判断したためか分娩中の血圧管理が不十分で、結果的に分娩時脳出血に至った教訓的な症例である。本症例からの学びは、①白衣高血圧の定義を理解して誤判断しない、②たとえ白衣高血圧でも、妊娠高血圧症候群のハイリスク群であると認識して管理する、③分娩中の定期的な血圧測定と医師への報告基準値を各医療施設で決める、④脳卒中を疑った場合には、脳神経外科との迅速な共同管理が母体予後を左右する、ことである。

## 症例39：くも膜下出血既往妊婦における分娩時のくも膜下出血再発

くも膜下出血術後の画像検査で異常なしを確認していた。脳神経外科医とも十分に協議し、分娩中の血圧もコントロールされていたにもかかわらず別部位の動脈瘤破裂によるくも膜下出血を起こした。本症例からの学びは、①くも膜下出血術後でも再発の可能性があることを認識する、②分娩様式は帝王切開術、無痛分娩、血圧の厳重なコントロールの下での経腟分娩のいずれを選択するか、脳神経外科との協議が必要である、ことである。

## 症例40：妊娠中に発症したくも膜下出血

一つ間違えば、くも膜下出血を見逃していた可能性があったヒヤリハット症例である。本症例からの学びは、①見逃しやすいくも膜下出血の部位があることに注意する、②頭部画像の読影は、可能な限り専門知識を有する医師に依頼する、ことである。

## 症例41：妊娠中に発症したもやもや病出血

妊娠前に診断されておらず、妊娠中の脳出血で初めて診断されたもやもや病である。本症例からの学びは、①未診断もやもや病の妊娠中イベント予測は不可能である、②もやもや病の場合は、血圧上昇による出血と分娩時の過換気などによる虚血発作が問題になる、③無床診療所通院中の妊産婦の場合には、主治医と連絡がつかない場合があることに注意する、ことである。

## 症例 42：妊娠中に発症した脳梗塞

　初発神経症状（下肢脱力）からは、診断に苦慮した脳梗塞である。本症例からの学びは、①下肢脱力発作と頭痛から脳卒中を疑い得たか、帰宅は正しい判断だったか、②他の中枢神経症状が見られた時点で脳卒中を疑い、画像検査にて診断する必要がある、③脳神経内科（脳神経外科）と共同して抗凝固療法や血栓溶解療法などを速やかに開始する、ことである。

## 症例 43：帝王切開術後に診断された脳静脈洞血栓症

　妊娠高血圧腎症として管理されたが、実は脳静脈洞血栓症であった。本症例からの学びは、①激烈な頭痛は脳出血、くも膜下出血のみならず脳静脈洞血栓症の初発症状である、②脳出血、くも膜下出血、脳静脈洞血栓症では、治療方法が全く異なるので注意する、③診断は困難であり、MRV や血管造影を必要とする、ことである。

---

### 今回の VIEWPOINT

❶妊産褥婦が意識障害、麻痺、構音障害、けいれんなどの神経学的異常症状を呈した場合は、必ず脳卒中の可能性を考える。 一次 高次

❷脳卒中の診断は頭部画像検査（CT、MRI）にて行うため、一次医療施設の場合は画像検査可能な高次医療施設へ搬送する。 一次

❸脳卒中を疑う場合は、必ず脳神経外科や脳神経内科と連携して治療に当たる。 高次

❹出血性脳卒中を認めた場合は、脳神経外科主導の管理に移行し、分娩前の場合は急速遂娩と脳卒中治療を同時に行うのか、いずれかを先行させるのかについて協議する。 高次

❺虚血性脳卒中の場合も脳神経外科や脳神経内科主導の管理に移行する。 高次

❻画像の読影は専門医に依頼し、軽度くも膜下出血などの見落としのないように注意する。 高次

---

■引用・参考文献
1) Say, L. et al. Global causes of maternal death：a WHO systematic analysis. Lancet Glob Health. 2（6），2014, e323-3.
2) Hasegawa, J. et al. Current status of pregnancy-related maternal mortality in Japan：a report from the Maternal Death Exploratory Committee in Japan. BMJ Open. 6（3），2016, e010304.

3) Yoshida, K. et al. Strokes associated with pregnancy and puerperium：a nationwide study by the Japan Stroke Society. Stroke. 48（2）, 2017, 276-82.

4) Takahashi, J. et al. Pregnancy-associated intracranial hemorrhage：results of a survey of neurosurgical institutes across Japan. J Stroke Cerebrovasc Dis. 23（2）, 2014, e65-71.

5) 大野泰正ほか. 愛知県周産期医療協議会調査研究事業「子癇、妊産婦脳卒中、分娩周辺期血圧管理に対する愛知県全域悉皆調査. 平成31年度研究報告書. 2022.
https://www.pref.aichi.jp/uploaded/attachment/455757.pdf［2024. 12. 9］

6) 高松和弘ほか. "急性期脳卒中の実態：脳卒中の病型別にみた初発神経症状の頻度". 脳卒中データバンク 2015. 東京, 中山書店, 2015, 26-7.

7) Broderick, J. et al. Lobar hemorrhage in the elderly. The undiminishing importance of hypertension. Stroke. 24（1）, 1993, 49-51.

8) Bateman, BT. et al. Peripartum subarachnoid hemorrhage：nationwide data and institutional experience. Anesthesiology. 116（2）, 2012, 324-33.

9) Takahashi, J. et al. Pregnancy and delivery in moyamoya disease：results of a nationwide survey in Japan. Neurol Med Chir. 52（5）, 2012, 304-10.

10) Gross, BA. et al. Hemorrhage from arteriovenous malformations during pregnancy. Neurosurgery. 71（2）, 2012, 349-55.

11) Wardlaw, J. et al. Recombinant tissue plasminogen activator for acute ischemic stroke：an updated systematic review and meta-analysis. Lancet. 379（9834）, 2012, 2364-72.

12) Saposnik, G. et al. Diagnosis and management of cerebral venous thrombosis：a statement for healthcare professionals from the American heart association/American stroke association. Stroke. 42（4）, 2011, 1158-92.

# SECTION 24

## 分娩周辺期に高血圧と上腹部痛を認めたらどうする？

—— HELLP 症候群への対応 ——

### 症例 44

　30 歳、G3P2。妊娠 34、36、37 週にそれぞれ尿蛋白半定量（1 ＋）、（2 ＋）、（3 ＋）を認めたものの、高血圧は認めず経過した。妊娠 37 週 4 日、破水と陣痛発来にて A 産科有床診療所へ入院した。入院時所見は、子宮口開大 5cm、血圧 172/111mmHg、尿蛋白半定量検査は未施行、降圧薬は投与されなかった。

　急速に分娩進行し、入院 2 時間後に 2,190g、Apgar スコア 1 分値 9 点 /5 分値 10 点の男児を娩出した。分娩時血圧は 208/123mmHg であったが、降圧薬は投与されなかった。分娩 1 時間後に頭痛が出現、高血圧も持続していたため（175/100mmHg）、ニフェジピンが舌下投与された。分娩 2 時間後には頭痛と頻回な生あくびを認め、高血圧も持続していたが（168/102mmHg）、LDR から個室病室へ移動となった。分娩 4 時間後には強度の心窩部痛が出現、血圧 170/103mmHg であったが、鎮痛薬（スコポラミン筋肉注射）のみで経過観察となった。分娩 6 時間後にけいれん発作が出現したため、B 総合周産期母子医療センターへ母体搬送となった。搬送時所見は、けいれん重積状態、意識障害（JCS 100）、血圧 168/105mmHg、頭部 CT にて脳出血は認めず子癇と診断され、ニカルジピン（ペルジピン®）持続静脈内投与による降圧療法が開始された。

　産褥 1 日目、AST 615U/L、ALT 310U/L、LDH 1,820U/L、血小板数 12 万 8,000/μL と肝機能障害を認めたため、ガベキサートメシル酸塩（エフオーワイ®）、アンチトロンビン - Ⅲ、フェニトイン、グリセオール®による治療が追加された。頭部 MRI にて両側後頭葉、両側頭頂葉、基底核、橋に血管原性浮腫を認め子癇と診断された。産褥 2 日目、AST 2,670U/L、ALT 2,240U/L、LDH 3,620U/L、血小板数 9 万 /μL と肝機能障害の増悪を認め、HELLP 症候群と診断された。産褥 4 日目、胸腹部 CT にて両側胸腹水と肝右葉の広範な虚血性壊死を認めた（図）。産褥 15 日目、経皮経肝膿瘍ドレナージ（percutaneous transhepatic abscess drainage；PTAD）、右胸腔ドレナージを開始した。胸水が漸減し産褥 63 日目に胸腔ドレーンを抜去した。その後、肝臓壊死は改善し、産褥 73 日目に PTAD を抜去、産褥 76 日目に退院となった。

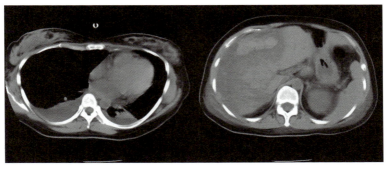

**【図】症例44：搬送後に撮影した胸腹部CT画像**
産褥4日に撮影した胸腹部CTにて、両側胸水（左）、腹水と肝右葉の虚血性肝壊死（右）を認めた。

## 症例45

28歳、G1P0、妊娠中は妊娠高血圧症候群（hypertensive disorders of pregnancy；HDP）を認めず順調に経過した。

妊娠39週0日、陣痛発来にて当院へ入院した。入院時所見は子宮口開大4cm、血圧117/82mmHg、尿蛋白半定量（1＋）、両下肢浮腫高度であった。以後順調に分娩進行し、8時間後に3,254g、Apgarスコア1分値9点/5分値9点の女児を娩出した。分娩時血圧114/64mmHg、分娩第1～2期の最高血圧は137/79mmHgであった。

産褥1日には血圧119/82mmHgで下肢浮腫も軽減したが、産褥3日に下肢浮腫が再度増悪した（血圧118/81mmHg）。産褥4日には血圧155/93mmHg、尿蛋白半定量（2＋）と、HDPの診断基準を満たす状態に変化していた。産褥5日（退院当日）午前0時0分、「胸と胃が痛い」との訴えがあり血圧高値（174/103mmHg）を示したため、当直医師の指示にてヒドラジン塩酸塩20mg内服の上、慎重観察とした。0時15分には胃痛が消失した。1時0分、血圧170/101mmHgのため当直医師に報告、1時間後に血圧再度測定の指示が出た。2時15分、血圧148/94mmHg、胸痛も軽減していた。

9時15分、前胸部痛あり、血圧159/98mmHg、常勤医師の指示にてニフェジピン徐放剤内服、至急採血を行った結果、AST 96U/L、ALT 107U/L、血小板数28万7,000/μLと、HELLP症候群の診断基準は満たさないものの、肝逸脱酵素の上昇（肝機能障害）を認めた。産褥期発症型HDPにHELLP症候群を発症しつつある状態と判断し、C地域周産期母子医療センターに搬送した。C

センターでの血液検査は、AST 202U/L、ALT 325U/L、LDH 605U/L、血小板数8万9,000/μL で、HELLP 症候群と診断された。ニフェジピン徐放剤による降圧療法、DIC 治療を行い、血圧と肝機能ともに正常化して産褥 10 日に退院となった。

本患者は4年後に第2子を妊娠、妊娠中は HDP を認めず順調に経過した。

妊娠 40 週3日、破水と陣痛発来にて当院へ入院した。入院時所見は子宮口開大 4cm、血圧 143/93mmHg、尿蛋白半定量（1＋）であった。以後順調に分娩進行し、3時間後に 3,704g、Apgar スコア1分値6点/5分値 10 点の男児を娩出した。分娩時血圧 137/77mmHg、分娩第1～2期の最高血圧は 140/92mmHg であった。

産褥2日には血圧上昇（163/100mmHg）のためニフェジピン徐放剤を内服投与した。産褥4日には尿蛋白半定量（±）、血圧 160/109mmHg のため、ニフェジピン徐放剤を再投与して、同剤を処方して家庭血圧測定を条件に産褥5日目に退院とした（退院時血圧 133/89mmHg）。

家庭血圧値は 110～135/70～85mmHg で推移していたが、産褥 15 日、17 時 50 分に産婦から「朝の血圧は 123/78mmHg であったが先ほどから胃が痛くなり、血圧も 171/63mmHg に急に高くなって心配」との電話連絡が入ったため、すぐに来院するよう指示した。18 時 15 分に来院、尿蛋白半定量（2＋）、血圧 183/112mmHg、頭痛と強度の上腹部痛を認めたため、HELLP 症候群を疑い、ニカルジピン持続静脈内投与による降圧療法を開始して C センターに搬送した。C センター到着時には血圧は 115/75mmHg に下降しており、AST 77U/L、ALT 40U/L、LDH 283U/L、血小板数 26 万 9,000/μL で HELLP 症候群の診断基準は満たさなかったが、産褥期発症型 HDP において HELLP 症候群を発症しつつある状態と判断し、入院管理となった。子癇予防として硫酸マグネシウム持続静脈内投与が開始された。ニカルジピン持続静脈内投与からニフェジピン徐放剤内服に変更し、血圧、肝機能ともに正常化して産褥 20 日に退院となった。

## HELLP 症候群とは

### 1. 最初の報告

1982 年、Weinstein が「溶血、肝機能障害、血小板減少」を伴う 29 例を「HELLP 症候群」として初めて報告した[1]。HELLP の由来は、溶血（hemolysis；

H)、肝酵素上昇（elevated liver enzyme；EL）、血小板減少（low platelet；LP）である。

## 2. 発症頻度

発症頻度は全分娩の0.6〜1%で、発症時期は約70%が妊娠中期〜後期、約30%が産褥期（ほとんどが分娩後48時間以内）である[2]。

## 3. 合併症

合併症には、DIC（15%）、子癇、常位胎盤早期剥離（9%）、急性腎不全、肺水腫、まれに肝被膜下血腫（1%）や虚血性肝壊死などがある。

## 4. 症　状

症状には、上腹部痛、心窩部痛、上腹部違和感、悪心・嘔吐、極度の全身倦怠感などがある。上腹部痛や心窩部痛の原因は、腸管など腹部臓器への血流不全による腸管麻痺、胃拡張によると考えられている。

## 5. 診　断

HELLP症候群の診断には、Sibaiが提唱した基準（テネシー分類）が用いられる[3]。①溶血：LDH > 600U/Lかつビリルビン > 1.2mg/dL、異常赤血球形態（血液塗抹標本で）、②肝酵素上昇：AST > 70U/L、③血小板減少：血小板数 < 10万/μLの全てを満たす場合をHELLP症候群と診断するが、3項目全てを満たす症例は非常に少ない。3項目のうち2項目を満たす病型を「partial HELLP症候群」と称することがある。

## HELLP症候群の管理

『産婦人科診療ガイドライン：産科編2023』では、HELLP症候群と診断あるいは強く疑った場合は高次医療施設で管理し、硫酸マグネシウム（子癇発作の予防と全身血管抵抗の低下目的）、降圧療法（脳卒中や肝臓破裂の予防目的）、アンチトロンビン製剤（抗DIC治療目的）、ステロイド投与（血小板数増加や抗ショック療法目的）により治療を行い、適切な娩出時期を決定することを推奨している[4]。HELLP症候群合併例では出血傾向になっており、分娩時の大量出血から産科危機的出血や産科DICに陥りやすいので注意を要する。また、出血性脳卒中を合併し、脳外科手術が必要になった場合に、止血に難渋して手術の難易度が格段に上昇する

と予想されるため、HELLP 症候群という産科特有の病態について脳神経外科医と情報共有することが肝要である。

　HELLP 症候群の再発率は約 20％との報告があるが、HELLP 症候群の予防につながるコンセンサスの得られた有効な治療法はない[5]。

## 症例の振り返り

### 症例 44：産褥子癇、HELLP 症候群、虚血性肝壊死を合併した分娩時発症型 HDP

　共同研究施設における分娩時発症型重症 HDP である。問題点は、分娩終了後も高血圧が持続する場合が産褥期子癇、産褥期脳卒中、産褥期 HELLP 症候群合併のハイリスク状態であることを見落としている点にある。高血圧が持続して生あくびを頻回に認める状態であるにもかかわらず、詳細な管理が不可能な病室に移動させたこと、HELLP 症候群を疑うべき状況（高血圧と上腹部痛）に対して鎮痛薬での対症療法を選択したことは適切とはいえない。遅くともこの段階で、高次医療施設への搬送を行うべきであったと思われる。けいれんは幸いにも脳卒中ではなかったが、HELLP 症候群に肝虚血性壊死を合併し、重症化した。幸い救命できたが、学ぶ点が多い教訓的症例である。

### 症例 45：HELLP 症候群を合併した産褥期発症型 HDP

　当院で経験した産褥期発症型重症 HDP である。産婦もわれわれも、産褥期にこのような展開になるとは予想していなかった。高血圧と上腹部痛があと数日遅く、退院後に出現していたら、果たして適切に対応できたであろうか。HELLP 症候群のほとんどが妊娠後期から産褥 48 時間以内に発症するが、このように 48 時間以降の発症例もあるため、当院では妊産婦が胃痛や上腹部痛を訴えた場合には、HELLP 症候群の可能性を考慮して血圧測定を行うようにしている。この産婦には、次回妊娠時の再発の可能性を説明していたが、産褥 15 日目に発症するとは正直想定外であった。産婦本人が HELLP 症候群に対する認識があったため、適切に対応できた。医療従事者のみならず、妊産婦への啓発も重要であると痛感した。

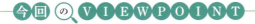

- ❶ 高血圧と胃痛や上腹部痛を認めたら HELLP 症候群を疑い、至急採血を行うか高次医療施設へ搬送して集学的治療を行う。 一次 高次
- ❷ HELLP 症候群に脳卒中、肝被膜下出血、肝虚血性壊死などを合併した場合は重症化するため重症例では胸腹部 CT 撮影も考慮する。 高次
- ❸ HELLP 症候群と脳卒中を合併した場合は、脳外科手術の難易度が格段に上昇することを脳外科医と情報共有する。 高次

■引用・参考文献
1) Weinstein, L. Syndrome of hemolysis, elevated liver enzymes, and low platelet count ; a severe consequence of hypertension in pregnancy. Am J Obstet Gynecol. 142 (2), 1982, 159-67.
2) Barton, JR. et al. Diagnosis and management of hemolysis, elevated liver enzymes, and low platelets syndrome. Clin Perinatol. 31 (4), 2004, 807-33.
3) Sibai, BM. Diagnosis, controversies, management of the syndrome of hemolysis, elevated liver enzymes and low platelet count. Obstet Gynecol. 103 (5 Pt 1), 2004, 981-91.
4) 日本産科婦人科学会／日本産婦人科医会. "CQ312 妊産褥婦に HELLP 症候群・急性妊娠脂肪肝を疑ったら?". 産婦人科診療ガイドライン：産科編 2023. 東京, 日本産科婦人科学会, 2023, 196-8.
5) 日本産科婦人科学会 編集・監修. "HELLP 症候群, 急性妊娠脂肪肝". 産婦人科専門医のための必修知識 2020 年度版. 東京, 日本産科婦人科学会, 2020, B76-9.

# SECTION 25

## 分娩中、産褥期に初めて高血圧を認めたらどうする？

── 分娩時発症高血圧、産褥期発症高血圧とHDP 発症時期別分類の新提案 ──

### 愛知県全域悉皆調査における子癇や脳卒中の実態と問題点

#### 1. 愛知県全域悉皆調査から得られる AICHI DATA

愛知県周産期医療協議会調査研究事業として筆者が長年行っている「子癇、妊産婦脳卒中、分娩周辺期血圧管理に関する愛知県全域悉皆調査」[1] は、わが国における貴重な疫学データとして、『産婦人科診療ガイドライン：産科編 2023』（以下、『ガイドライン 2023』）にも引用されている。本調査は県内全分娩施設を対象としたアンケート調査（合計 5 回施行、回答率 100%）で、本調査結果は AICHI DATA として国内外に報告されている。

AICHI DATA（表 1、表 2）対象期間 14 年間（2005～2018 年）における総分娩 88 万 7,863 件の分娩場所は、高次医療施設 29 万 8,876 例（34%）、一次医療施設 58 万 8,987 例（66%）で、同期間に発症した子癇は 298 例、脳卒中は 84 例であった。

##### 子癇の実態

子癇 298 件の発症場所は、高次医療施設 167 例（56%）、一次医療施設 115 例（39%）、医療施設外 16 例（5%）であった。発症時期は、妊娠中 54 例（18%）、分娩時 127 例（43%）、産褥期 117 例（39%）であった。転帰は、死亡 1 例、神経学的後遺症あり 1 例、神経学的後遺症なし 296 例で予後は良好であった。

##### 脳卒中の実態

脳卒中 84 例（出血性 59 例、虚血性 25 例）の発症場所は、高次医療施設 26 例（31%）、一次医療施設 30 例（36%）、医療施設外 28 例（33%）であった。発症時期は、妊娠中 38 例（45%）、分娩時 17 例（20%）、産褥期 29 例（35%）であった。内容は、脳実質内出血 32 例、くも膜下出血（subarachnoid hemorrhage；SAH）21 例、もやもや病出血 6 例、脳動静脈奇形（arteriovenous malformation；AVM）出血 1 例、脳梗塞 21 例、脳静脈洞血栓 4 例であった。転帰は、死亡 10 例、神経学的後遺症あり 26 例、神経学的後遺症なし 48 例であった。死亡率は脳

**【表1】** 愛知県全域悉皆調査による子癇、脳卒中の発生数と発症場所、管理場所

| | | 合　計 | 高次医療施設 | 一次医療施設 | 自宅他 |
|---|---|---|---|---|---|
| 分娩数 | | 88万7,863 | 29万8,876 （34%） | 58万8,987 （66%） | |
| 子　癇 | 発症場所 | 298 （0.034%） | 167 （56%） | 115 （39%） | 16 （5%） |
| | 管理場所 | | 281 （94%） | 17 （6%） | 0 |
| 脳卒中 | 発症場所 | 84 （0.009%） | 26 （31%） | 30 （36%） | 28 （33%） |
| | 管理場所 | | 76 （90%） | 8 （10%） | 0 |

**【表2】** 愛知県全域悉皆調査による子癇、脳卒中の発症時期

| 子癇症例数 | | 298 |
|---|---|---|
| 発症時期 | 妊娠中 | 54 （18%） |
| | 分娩時 | 127 （43%） *70 |
| | 産褥期 | 117 （39%） *66 |
| 画像診断 | CT and/or MRI | 247 （83%） |
| | 画像診断せず | 31 （10%） |
| 予　後 | 後遺症なし | 296 （99%） |
| | 後遺症あり | 1 （0.3%） |
| | 死　亡 | 1 （0.3%） |

| 脳卒中症例数 | | 84 |
|---|---|---|
| 発症時期 | 妊娠中 | 38 （45%） |
| | 分娩時 | 17 （20%） *11 |
| | 産褥期 | 29 （35%） *19 |
| 脳卒中タイプ | 出血性 | 59 （70%） |
| | 虚血性 | 25 （30%） |
| 予　後 | 後遺症なし | 48 （57%） |
| | 後遺症あり | 26 （31%） |
| | 死　亡 | 10 （12%） |

*分娩時発症高血圧（分娩時発症型HDP）合併症例数

卒中全体の12%、出血性脳卒中では14%、虚血性脳卒中では8%であった。

## 2. AICHI DATAから分かる問題点

本調査結果からは以下のような問題点が抽出された。

1) 一次医療施設での当該疾患発症頻度の高さから、一次医療施設医療従事者に当該疾患を認知してもらうための取り組みが必要である。

2) 一次医療施設から高次医療施設への円滑な母体搬送体制の確立が重要である。

3) 医療施設外での発症例に関して、救急隊から高次医療施設への適切な搬送体制の確立が重要である。

4) 分娩時期（1〜2日）における子癇や脳卒中例が予想以上に多く、分娩周辺期の管理に対する啓発が必要である。

## 発症時期による現在の HDP 分類と問題点

### 1. 現在主流の HDP 分類

　国内外を問わず、発症時期による HDP 分類は早発型（妊娠 34 週未満の発症）と遅発型（妊娠 34 週以降の発症）のみであり、妊娠中発症型、分娩時発症型、産褥期発症型という分類の概念は存在しない。HDP における一般的なイメージは「妊娠中に高血圧を発症し、一次医療施設から高次医療施設へ紹介搬送になり、降圧治療を行うも状態が悪化して帝王切開術などによる妊娠終了を行い、妊娠終了後は比較的速やかに軽快する」ではないだろうか。

### 2. 臨床で遭遇する HDP のパターン

　しかし実臨床現場では、分娩時発症型 HDP から分娩時子癇を発症した症例（p.194、22「分娩中にけいれんを起こしたらどうする？：分娩時子癇への対応」を参照）や、分娩時発症型 HDP から産褥早期子癇、虚血性肝壊死となった症例（p.214、24「分娩周辺期に高血圧と上腹部痛を認めたらどうする？：HELLP 症候群への対応」症例 44 を参照）のように陣痛発来後に初めて HDP を発症するケース（分娩時発症高血圧／分娩時発症型 HDP：筆者呼称）や、産褥期発症型 HDP から産褥期 HELLP 症候群が見られた症例（p.215、24 の症例 45 を参照）のように分娩後に初めて HDP を発症するケース（産褥期発症高血圧／産褥期発症型 HDP：筆者呼称）が存在することをわれわれは知っている。前述の愛知県全域悉皆調査においても分娩時発症子癇、分娩時発症脳卒中の過半数が妊娠中に高血圧を認めず経過していたことが明らかとなった。

### 3. 発症時期により診断・管理に差が生じる要因

#### 妊娠中発症型 HDP

　妊娠中発症型 HDP（筆者呼称）の場合は、妊婦健診時血圧値や家庭血圧値の上昇から比較的早期に診断され、厳重な管理下に置かれるため、病状悪化時に適切に妊娠を終了させることが可能である。

#### 分娩時発症型 HDP

　一方、分娩時発症型 HDP の場合は、①妊婦健診で HDP を認めないため、多くの医療従事者が分娩時に急激に HDP を発症するとは思っていない、②分娩中の血圧上昇を陣痛発作による生理的変化と混同しがちである、③そもそも分娩中の母体血圧推移について誰も知らないし、詳細な研究もされていない、などの理由で発見

や診断が遅れがちになる。けいれん（子癇）や中枢神経異常症状（脳卒中）を認めた時点で初めて診断されるも、母児救命に慌てる状況に陥る。

### 産褥期発症型 HDP

産褥期発症型 HDP の場合は、①ほとんどの医療従事者が分娩後に初めて HDP を発症する病態の存在を知らない、②産後に血圧測定を行っていない施設も少なくない、③産褥 3〜4 日夜間（退院直前）に血圧上昇を認めることが多く、ノーマークでの退院となる、などの理由でなおさら発見や診断が遅れやすい。

## 4. 問題の解決に向けて

この大きな問題を解決するためには、1. 分娩周辺期における母体血圧値の推移を知る、2. 分娩時発症型 HDP と産褥期発症型 HDP の発症頻度、周産期予後、発症リスク因子を検討する必要がある。しかし、これらに関する文献報告はほとんど存在しなかったため、筆者は自施設において臨床研究を開始した。

## 分娩時発症型、産褥期発症型 HDP についての臨床研究

当院に通院し、妊娠中に HDP を認めなかった妊婦 1,349 人を対象とした。分娩目的入院時、分娩中（分娩第 1〜2 期）（陣痛間歇時に 2 時間以内の間隔で）、分娩直後、分娩 1 時間後、2 時間後、産褥 1〜5 日（1〜3 回／日）に血圧を測定した。収縮期血圧に注目し、「最高収縮期血圧 < 140mmHg」を正常血圧群、「160mmHg >最高収縮期血圧 ≧ 140mmHg」を非重症 HDP 群、「最高収縮期血圧 ≧ 160mmHg」を重症 HDP 群と定義分類した。研究の流れ（フローダイアグラム）を図 1 に示す。

## 分娩時発症型 HDP

## 1. 発症率と特徴

妊娠中に HDP を認めなかった対象妊婦 1,349 人のうち、1,023 人（76%）は分娩中正常血圧で推移したが、241 人（18%）が分娩中に非重症 HDP（分娩時発症型非重症 HDP）、85 人（6%）が分娩中に重症 HDP（分娩時発症型重症 HDP、子癇 1 例含む）を示したことは衝撃的であった。分娩時発症型重症 HDP では、分娩中最高収縮期血圧 172.9mmHg、分娩直後収縮期血圧 140.9mmHg、分娩中降圧薬使用率 15.3%、緊急分娩率 22.4%と他群に比べて有意に高かった。産褥期に

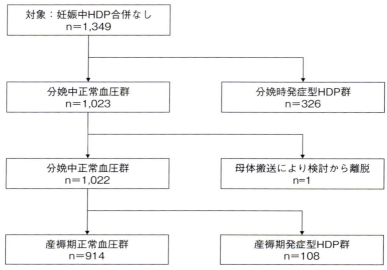

【図1】分娩時発症型HDP、産褥期発症型HDPの臨床研究フローダイアグラム

収縮期血圧≧160mmHgを認めた割合は、分娩時発症型重症HDP（21%）が非重症HDP（10%）、正常血圧群（3%）に比べて有意に多かった。

分娩時発症型HDPの特徴は、分娩終了とともに比較的速やかに血圧が下降することである（図2）が、SECTION 27の症例44（分娩時発症型HDPから産褥早期子癇、虚血性肝壊死となった症例）のように分娩終了後も高血圧が持続するケースは、産褥子癇や脳卒中、HELLP症候群のハイリスク群である。

## 2. 発症のリスク因子

分娩時発症型重症HDP発症のリスク因子として、年齢≧35歳（危険度2.4倍）、分娩時BMI≧30（危険度2.9倍）、140mmHg＞妊娠36週時収縮期血圧≧130mmHg（危険度3.1倍）、140mmHg＞入院時収縮期血圧≧130mmHg（危険度17.0倍）、妊娠中尿蛋白半定量≧（2＋）（危険度4.8倍）、強度浮腫（危険度1.8倍）が明らかとなった。

われわれは、分娩時発症型HDPという病態の存在を認識し、分娩時子癇、脳卒中、産褥期高血圧のハイリスクであることを理解する必要がある。また、分娩時発症型HDP予知に役立つ発症のリスク因子を明らかにしたことは、本研究の大きな収穫である。

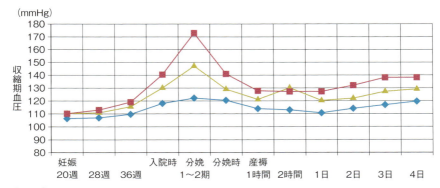

**【図2】** 妊娠中正常血圧であった妊婦1,349人における妊娠中、分娩時、産褥期の血圧推移

- ◆ 分娩時正常血圧群（n=1,023）
- ▲ 分娩時発症型非重症HDP群（n=241）
- ■ 分娩時発症型重症HDP群（n=85）

SBP（systolic blood pressure：収縮期血圧）値の推移。分娩時発症型重症HDPは分娩終了により比較的速やかに降圧するが、産褥3～4日にかけて再度血圧上昇傾向を認めた。

## 産褥期発症型HDP

### 1. 発症率と特徴

　妊娠中、分娩中ともにHDPを認めなかった妊婦1,022人のうち、914人（89％）は産褥期も正常血圧で推移したが、88人（9％）が産褥期に非重症HDP（産褥期発症型非重症HDP）、20人（2％）が産褥期に重症HDP（産褥期発症型重症HDP、産褥HELLP症候群1例含む）を示したことも予想外であった。

　産褥期発症型重症HDPでは、産褥期収縮期血圧128.7mmHg（1日目）、141.9mmHg（2日目）、150.5mmHg（3日目）、159.3mmHg（4日目）、産褥期降圧薬使用率65％、産褥4日目尿蛋白半定量陽性（≧2＋）率20％と、他群に比べて有意に高かった。

　産褥期発症型HDPの特徴は、退院直前（産褥3～4日）にかけて血圧上昇傾向を認めることである（図3）。産褥期に血圧測定をしない医療施設や高血圧があるにもかかわらず、退院後に家庭血圧測定を行わない場合は、退院後の予期せぬ血圧上昇やHELLP症候群（p.214、SECTION 24の症例45［産褥期発症型HDPから産褥期HELLP症候群が見られた症例］）などの合併を察知できず危険である。

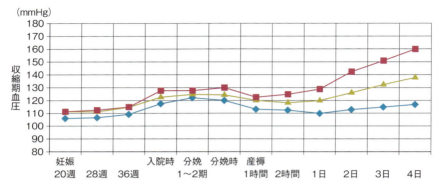

**【図3】** 妊娠中〜分娩時に正常血圧であった妊婦1,022人における妊娠中、分娩時、産褥期の血圧推移

- 産褥期正常血圧群（n=914）
- 産褥期発症型非重症HDP群（n=88）
- 産褥期発症型重症HDP群（n=20）

SBP（収縮期血圧）値の推移。産褥期発症型HDPでは産褥3〜4日にかけて血圧上昇傾向を認めた。

## 2. 発症のリスク因子

　産褥期発症型重症HDP発症のリスク因子として、140mmHg＞入院時収縮期血圧≧130mmHg（危険度5.1倍）、140mmHg＞分娩2時間後収縮期血圧≧130mmHg（危険度6.0倍）が明らかとなった。産褥婦のストレス要因（過度の乳房緊満、新生児合併症、不眠、多数訪問者）と産褥期発症型HDPとの関連性は認められなかった。われわれは、産褥期発症型HDPという病態の存在を認識し、産褥期子癇、産褥期脳卒中、産褥期HELLP症候群のハイリスクであることを理解する必要がある。

## 発症時期による新たなHDP分類についての提言

　筆者が新しい分類（妊娠中発症型、分娩時発症型、産褥期発症型）にこだわるのには理由がある。前述したように、妊娠中発症型は比較的早期に発見・診断でき、高次医療施設での適切な管理が可能であるが、分娩時発症型は発見や診断が遅れやすく、一次医療施設での発症例は管理に難渋する。さらに、妊娠中（胎児・胎盤が存在し陣痛を伴わない状態）、分娩時（胎児・胎盤が存在し陣痛を伴う状態）、産褥期（胎児・胎盤・陣痛の三要素全てが存在しない状態）では母体の循環動態や自律神経状態は全く異なるのである。従って、HDPを早発型（妊娠20〜33週発症）

と遅発型（妊娠 34 週〜分娩時〜産褥 12 週発症）のみに分類することが果たして適切なのか疑問を感じている。

われわれの新分類の提唱を受け入れてもらうためには、海外に向けてアピールする必要がある。筆者は、分娩時発症型 HDP についての研究結果を 2016 年に国際医学雑誌に発表し[2]、イタリアの研究グループが筆者の提案に賛同してくれた[3]。国際学会の主要メンバーと直接会っての議論も繰り返してきた。2018 年には Springer 社から発刊された英文医学書に筆者の提言を執筆した[4]。しかし、学会による定義分類の再考にはさらなるエビデンスの蓄積が必要と痛感している。

## 愛知県全域悉皆調査における分娩周辺期血圧管理法の現状分析[1]

### 1. 入院時の血圧測定

本臨床研究は入院時から分娩時の血圧測定の重要性を示唆しており、『ガイドライン 2023』でも全妊婦に対する分娩目的での入院時に血圧測定を推奨している。AICHI DATA 2019 年調査によると、入院時の血圧測定状況は、「全例に対して血圧測定している」施設が 98% であった（2010 年調査は 91%）。入院時血圧値の医師への報告状況は、「全例あるいは 140/90mmHg 以上を報告」している施設は 95%（2010 年調査は 59%）と増加したが、「スタッフの判断に任せる」施設は 17%（2010 年調査は 21%）と減少していないことが問題点である（表 3）。

### 2. 入院時の尿蛋白半定量検査

子癇患者の 8〜10% が直近の妊婦健診時において正常血圧で蛋白尿陽性であっ

【表 3】 分娩目的での入院時の血圧測定と医師への報告状況（AICHI DATA）

| | | 2019 年 | 2010 年→ 2019 年 |
|---|---|---|---|
| 血圧測定の対象 | 全 例 | 125（98%） | 91%→ 98%⬆ |
| | 直近の妊婦健診時または入院時の血圧≧ 140/90mmHg のみ | 0 | 4%→ 0% |
| | 測定の有無をスタッフ判断に任せている | 0 | 1%→ 0%⬇ |
| | 測定しない | 0 | 0%→ 0% |
| 医師に血圧値を報告する基準 | 全 例 | 11（9%） | 14%→ 9% |
| | 血圧≧ 140/90mmHg | 80（63%） | 45%→ 63%⬆ |
| | 血圧≧ 160/110mmHg | 11（9%） | 15%→ 9%⬇ |
| | 血圧≧ 180/120mmHg | 1（1%） | 0%→ 1% |
| | 報告の有無をスタッフ判断に任せている | 22（17%） | 21%→ 17%⬇ |

たとの報告や、妊娠蛋白尿を示した妊婦の 25% がその後に妊娠高血圧腎症を発症したとの報告[5] があり、『ガイドライン 2023』では全妊婦に対する分娩目的での入院時に尿蛋白半定量検査を推奨している。AICHI DATA 2019 年調査によると、入院時の尿蛋白半定量検査状況は、「全例に対して検査している」施設が 40%（2016 年調査は 39%）、「スタッフの判断に任せる」施設が 11%（2016 年調査は 8%）、「検査していない」施設が 22%（2016 年調査は 21%）で減少せず、しかも高次医療施設で検査していない傾向が強かった。入院時の尿蛋白半定量検査結果の医師への報告状況で「スタッフの判断に任せる」施設が 31%（2016 年調査は 29%）で減少していない点も課題である（表 4）。

## 3. 分娩中の血圧測定

　分娩中の血圧測定は分娩時高血圧関連有害事象の予知に重要であり、『ガイドライン 2023』でも定期的な測定を推奨している。AICHI DATA 2019 年調査によると、分娩第 1〜2 期の血圧測定状況は、「全例に血圧測定している」施設は 80%（2010 年調査は 47%）と確実に増加し、「スタッフの判断に任せる」施設は 9%（2010 年調査は 14%）と減少している。分娩第 1〜2 期の血圧値の医師への報告状況は、「140/90mmHg 以上を報告」している施設が 59%（2010 年調査は 45%）と微増、「160/110mmHg 以上を報告」している施設が 12%（2010 年調査は 16%）と微減してより早い段階での報告傾向が見られたが、「スタッフの判断に任せる」施設は 18%（2010 年調査は 23%）と減少していないのが問題点である（表 5）。

## 4. 降圧治療の開始基準

　『ガイドライン 2023』では血圧 160/110mmHg 以上を降圧治療開始基準とし

**【表 4】分娩目的での入院時の尿蛋白半定量測定と医師への報告状況**

| | | 2019 年 | 2016 年→ 2019 年 |
|---|---|---|---|
| 尿蛋白半定量検査の対象 | 全　例 | 51（40%） | 39%→40% 🔺 |
| | 妊娠高血圧症候群のみ | 20（16%） | 21%→16% |
| | 入院時高血圧症例のみ | 9（7%） | 9%→ 7% |
| | 検査するかはスタッフが判断 | 14（11%） | 8%→11% 🔺 |
| | 検査しない | 28（22%） | 21%→22% 🔺 |
| 医師へ尿蛋白半定量検査結果を報告する基準 | 全　例 | 18（19%） | 15%→19% |
| | 尿蛋白 1 ＋以上 | 26（27%） | 25%→27% |
| | 尿蛋白 2 ＋以上 | 20（21%） | 21%→21% |
| | 報告するかはスタッフが判断 | 30（31%） | 29%→31% 🔺 |

**【表5】 分娩第1～2期における血圧測定と医師への報告状況（AICHI DATA）**

| | | 2019年 | 2010年→2019年 |
|---|---|---|---|
| 血圧測定の対象 | 全例 | 102（80%） | 46%→80%⬆ |
| | 直近の妊婦健診時または入院時の血圧≧140/90mmHgのみ | 10（8%） | 32%→8% |
| | 測定の有無をスタッフ判断に任せている | 12（9%） | 14%→9%⬇ |
| | 測定しない | 0 | 3%→0% |
| 医師に血圧値を報告する基準 | 全例 | 9（7%） | 10%→7% |
| | 血圧≧140/90mmHg | 76（59%） | 45%→59%⬆ |
| | 血圧≧160/110mmHg | 15（12%） | 16%→12%⬇ |
| | 血圧≧180/120mmHg | 1（1%） | 0%→1% |
| | 報告の有無をスタッフ判断に任せている | 23（18%） | 23%→18%⬇ |

**【表6】 分娩第1～2期における降圧治療を開始する血圧基準（AICHI DATA）**

| | | 2019年 | 2010年→2019年 |
|---|---|---|---|
| 降圧治療開始の基準となる血圧値 | 血圧≧140/90mmHg | 16（13%） | 22%→13%⬇ |
| | 血圧≧160/110mmHg | 94（73%） | 37%→73%⬆ |
| | 血圧≧180/120mmHg | 8（6%） | 30%→6%⬇ |

て推奨している。AICHI DATA 2019年調査によると、降圧治療開始のカットオフ値を「140/90mmHg」、「160/110mmHg」、「180/120mmHg」とした施設はおのおの、13%（2010年調査は22%）、73%（2010年調査は37%）、6%（2010年調査は30%）であった。これは2010年時に比較して180/120mmHg以上ではなく160/110mmHg以上を認めた時点で降圧治療を開始する施設が増加したことを意味する（表6）。

## 今回の VIEWPOINT

❶妊娠中に HDP を認めることなく経過した症例のうち、分娩時あるいは産褥期に発症する高血圧（HDP）が存在するケースがあることを認識する。 一次 高次

❷分娩時発症子癇、分娩時発症脳卒中の過半数は分娩時発症高血圧（HDP）合併である。 一次 高次

❸分娩時発症高血圧（HDP）のリスク因子は、妊娠後期、入院時収縮期血圧130～140mmHg、妊娠中尿蛋白（2+ 以上）であり、リスク因子が存在する場合は注意する。 一次 高次

❹産褥期発症高血圧（HDP）のリスク因子は、入院時、分娩 2 時間後収縮期血圧 130～140mmHg であり、このような場合は注意する。 一次 高次

❺入院時、分娩中の血圧測定基準、医師への報告基準を各医療施設内で決めておく。 一次 高次

■引用・参考文献
1）大野泰正ほか. 愛知県周産期医療協議会調査研究事業「子癇、妊産婦脳卒中、分娩周辺期血圧管理に対する愛知県全域悉皆調査. 平成 31 年度研究報告書. 2022.
　https://www.pref.aichi.jp/uploaded/attachment/455757.pdf［2024. 12. 4］
2）Ohno, Y. et al. The risk factors for labor onset hypertension. Hypertens Res. 39（4）, 2016, 260-5.
3）Giosia, PD. et al. Is labor-onset hypertension a novel category among hypertensive disorders of pregnancy associated with adverse events in high-risk subjects? Lights and shadows. Hypertens Res. 39 （6）, 2016, 401-3.
4）Ohno, Y. "Prevention and treatment of stroke and eclampsia". Comprehensive Gynecology and Obstetrics. Heidelberg, Springer, 2018, 253-70.
5）Yamada T, et al. Isolated gestational proteinuria preceding the diagnosis of preeclampsia: an observational study. Acta Obstet Gynecol Scand. 95（9）, 2016, 1048-54.

# SECTION

# 26

## 「自宅で出産した」「陣痛が強く病院まで間に合わない」との連絡があったらどうする？

—— 医療施設外分娩への対応 ——

### 症例 46

　31 歳、G3P1、第 1 子分娩所要時間は 11 時間で、今回の妊娠中も異常なく経過した。妊娠 39 週 0 日の妊婦健診における内診では子宮口開大 3cm で、前駆陣痛やおしるしもなかった。

　妊娠 39 週 1 日（12 月中旬）、午前 4 時 45 分、当院から 11km 離れた自宅（A 郡）にいる産婦の夫から「家内が頻回な陣痛のためつらそうなので、今すぐクリニック（当院・岩倉市）に向かうけれど 30 分ほどかかります」との電話連絡があった。その時点の当院の状況は、当直医師 1 名、当直助産師 1 名、当直看護師 1 名で、他産婦の分娩が進行しており、分娩対応中という慌ただしい状況であった。

　4 時 51 分、再び自宅にいる夫から「児頭が出てきたがどうしたらよいか？」との電話連絡があったため「床にタオルを敷いて開脚して分娩体位を取ること」「児娩出の状況確認と指示出しの連絡ツールを保持する必要から、電話を切らないこと」を指示した。4 時 52 分、電話口から児の啼泣が聞こえ、夫から「児は元気そうで、産婦の気分不快もなく出血量も多くない」との状況報告があった。児を乾いた布で拭き、タオルを巻いて保温すると同時に、すぐに救急要請をするよう指示した。4 時 55 分、夫から「児が泣かない」との報告があったため、「呼吸あり」との確認をした上で足底刺激をして泣かせるよう指示し、すぐに啼泣を認めた。

　5 時 2 分、A 郡消防本部から救急車 2 台（母体用と新生児用）が同時に自宅に到着し、救急隊員が母児と接触した時点（児娩出後 10 分経過）で、児は元気に啼泣しており（Apgar スコア 10 点）、胎盤は娩出しておらず、母体の状態は安定していた。救急隊が自宅から 3.5km 離れた B 地域周産期母子医療センター（B 市）に連絡、担当医師の指示にて臍帯を切断した。

　5 時 15 分、救急隊から当院に「B センターに搬送を打診したが、母児の状態が良ければクリニック（当院）に搬送するよう言われたため向かいます」との電話連絡があった。当院への搬送という方針が理解しがたく、当院の人員体制も不

**231**

十分であったが、当直医師も他産婦の分娩処置中で手が離せず、直接救急隊員と協議する余裕がなかった。さらに母児は既に当院へ向かっているため、やむを得ず急いで分娩室と保育器の準備を行った。救急車内での児の状態は、心拍数 130～134 回／分、呼吸数 30～40 回／分、$SpO_2$ 98％、体温（腋窩温）35.8～36.4℃との記録がある。

まず 5 時 41 分（児娩出後 49 分経過）に新生児を乗せた救急車が到着し、児を保育器に収容して当直医師が診察した。児 $SpO_2$ 98％、Apgar スコア 9 点、体温（直腸温）33.1℃と著明な低体温を認めたため、保育器内温度を上げて復温に努めた。続いて 5 時 57 分（児娩出後 65 分経過）に母体を乗せた救急車が到着、ストレッチャーで LDR に収容し当直医師が診察した。母体血圧 125/92mmHg、心拍数 78 回／分、体温 36.0℃、乳酸リンゲル液（ラクテック®）500mL で点滴ルート確保（左腕、18 G 留置針）し、オキシトシン 5 単位／生理食塩液 100mL を投与した。6 時 12 分に胎盤を娩出、腟壁裂傷はなかった。胎盤娩出時に臍帯静脈から採血した血液ガス分析結果は pH 6.893、$PaO_2$ 12.7mmHg、$PaCO_2$ 80.2mmHg、$HCO_3^-$ 14.7mmol/L、BE － 19.6mmol/L であった（児娩出から 80 分後における臍帯静脈血）。保育器での復温では不十分と考え、児をラジアントウォーマに移動させ、積極的に保温を行った。直腸温が 37℃に上昇したため、保育器に再収容した。

自宅分娩での出生児であり、一定時間の低体温の存在、感染リスクなどを考え、C 地域周産期母子医療センター（C 市）NICU への新生児搬送も検討したが、その後の児の状態が非常に安定していたため、当院での慎重な経過観察とした。

10 時 23 分に児手背静脈から採血した血液ガス分析結果は pH 7.506、$PaO_2$ 171.7mmHg、$PaCO_2$ 21.2mmHg、$HCO_3^-$ 16.6mmol/L、BE － 2.3mmol/L であった。以後順調に経過して、産褥 5 日目に母児共に退院した。

## 医療施設外分娩の現状

### 1. 海外の報告

海外の医療施設外分娩の頻度は、米国 0.44％[1]、オーストラリア 0.46％[2]、英国 0.48％[3]、フランス 0.42％[4] だが、わが国の医療施設外分娩頻度に関するまとまった報告はない。

## 2. 総務省消防庁による全国悉皆調査

　総務省消防庁全国悉皆調査[5]によると、2020年の新生児搬送数（生後28日未満の新生児搬送全数）は1万2,180人（全救急搬送数の0.2%）であったが、医療施設外分娩による新生児搬送数や実態は不明である。

## 3. 宮園らによる全国悉皆調査

　宮園らによる全国悉皆調査（全国消防本部、全国周産期母子医療センター産科、小児科対象調査）[6]では、2015年に全国で救急出動した医療施設外分娩数は891人（全救急搬送数の0.02%）であった。分娩時期は、救急隊接触前74%、接触後～搬送中24%であった。病院前出生児の死亡率は5%で、2018年のわが国の新生児死亡率0.09%の50倍であり、著明に高かった。

## 4. 田島らによる愛知県内悉皆調査

　田島らによる愛知県内悉皆調査[7]では、救命救急士1,208名が過去に経験した医療施設外分娩457件について検討した。その内、2016～2017年に県内で救急出動した医療施設外分娩件数は178件（県内の全救急搬送数の約0.03%）であった。

　457件中、分娩時期は、救急隊接触前76%、接触後～搬送中22%、医療施設到着～医師管理開始前2%であった。経産回数は、初産婦28%、経産婦67%であった。

　接触前分娩例の分娩場所は、自宅のトイレ37%、居間・寝室13%、玄関・廊下8%、浴室4%、台所1%であった。

　新生児Apgarスコア（1分値）は、7～10点86%、4～6点7%、0～3点7%（0点5%）であった。新生児Apgarスコア（5分値）は、7～10点93%、4～6点2%、0～3点5%（0点4%）であった。

　新生児体温（17%で測定を実施）は、34℃台9%、35℃台22%、36℃台43%、37℃台25%、38℃台1%であった。

　全症例の76%で救急救命士による新生児対応や母体出血対応を要し、22%で救急救命士による分娩介助を要した。

## 5. 花木らによる筑波大学病院における調査

　花木らは、2008～2018年に筑波大学病院が対応した医療施設外分娩53件中40件について検討した[8]。

母体背景として、未婚妊婦35％、妊婦健診未受診または3回以下受診が53％、未婚妊婦の場合の未受診率は93％であった。

　分娩場所は、自宅45％、救急車内45％、自家用車内7％、ショッピングセンタートイレ内3％であった。

　新生児出生体重は2,500g以上63％、2,500g未満37％であった。

　新生児合併症は、低体温（36℃未満）60％、低血糖（50mg/dL未満）35％、要治療黄疸30％、多血（ヘマトクリット65％以上）13％であった。低体温を認めた症例の46％は12〜2月の冬季出生で、34℃以下の極低体温症例の78％が冬季出生であった。全症例の転帰は、生存退院93％、死亡7％であった。

## 医療施設外分娩時の救急対応

　英国の病院前産科救急シミュレーション教育コーステキストである『POET (Pre-hospital Obstetric Emergency Training)』[9] の翻訳書[10] を参考にして、救急救命士が習得すべきとされる内容を示す。

### 1. 産科的初期評価

- 救急隊員は、患者接触後に母児の初期評価を行い、生命を脅かす問題の存否を確認する。
- 初期評価は以下について行う。「気道の問題の有無」「呼吸不全の有無」「循環血液量減少性ショックの有無」「神経学的異常所見の有無」「患者重症度の評価」「子宮底の位置と子宮の硬度」「生命危機に直結する問題の迅速な把握（分娩周辺期の大量出血、常位胎盤早期剥離、前置胎盤、子宮破裂疑い、子癇、重症高血圧、肩甲難産、臍帯脱出、羊水塞栓疑い、胎盤遺残、子宮内反、母体心停止、新生児心停止）」

### 2. 妊婦情報の取得と医療施設従事者への引き継ぎ

- 患者の母子健康手帳から「分娩予定日」「現在の妊娠週数」「経産回数」「合併症の有無」「かかりつけ医」などの情報を得る。
- 未受診妊婦の場合は、最終月経日から妊娠週数を推定する。
- 他の医療施設従事者への引き継ぎは、「年齢」「徴候と症候（気道、呼吸数、出血、心拍数、血圧、神経学的所見、陣痛の有無、破水の有無、合併症の有無）」「現病歴」「妊娠経過（経妊経産回数、最終月経、合併症）」「介入（静脈ルート確保の有無とタイミング）」「到着予定時間」を一定形式で行う。

## 3. 分娩介助

- 発露になったら、児が飛び出てこないように片手で児頭の娩出スピードをコントロールする。
- もう一方の手を会陰部に当て裂傷を防ぎ、妊婦にいきまないよう声をかける。
- 児頭が娩出したら、通常は児が自然に横向きになる。横向きになったら、児頭を下方向に押して前在肩甲を娩出させる。
- 前在肩甲が娩出したら、児頭を上方向に押し上げて後在肩甲を娩出させる。
- 児が娩出したら、その娩出時間と場所を記録しておく。
- 児の臍付け根から5～10cmの所とその先2～3cmの2カ所をクランプして間を切断する。
- 胎盤は、基本的には自然娩出を待つ。
- 臍帯の無理な牽引は、臍帯断裂、胎盤遺残、子宮内反を起こし得るので注意する。
- 胎盤娩出時間と場所を記録しておく。
- 娩出胎盤は、ビニール袋などに入れて搬送先施設に児と一緒に持っていく。
- 胎盤娩出後は、子宮が収縮することで胎盤剥離面からの出血が止まる。子宮収縮を促すために子宮底をマッサージする。

## 4. 分娩時の異常に対する対処

### 分娩後過多出血

- 正確な出血量は推定困難で、実際の出血量は、計測出血量の2倍程度と考える。
- 分娩直後の子宮が異常に軟らかい場合は子宮収縮不良を疑い、子宮底マッサージを行う。
- ショックバイタルの場合は搬送を急ぎ、患者状態を搬送施設へ事前報告する。

### 肩甲難産

- 過度な児頭の牽引は腕神経叢麻痺のリスクであるため控える。
- 子宮底圧迫は、肩甲圧迫が悪化し腕神経叢麻痺や子宮破裂の危険性があるため避ける。
- McRoberts手技は、簡単かつ効果的で、肩甲難産の60～70%は本手技で対処できる。
- 恥骨結合のやや頭側下腹部への圧迫は、胎児背中側から行う。
- これらの手技でも娩出しない場合は、遅滞なく医療施設へ搬送する。

## 5. 新生児管理

- 新生児保温目的で、ぬれタオルを取り除き、乾いた温かいタオルで児を包む。
- 児の初期評価（皮膚色、筋緊張、呼吸、心拍数）を行う。
- 児の状態が異常な場合は、肩枕を使用するなどして気道を確保する。
- 口腔内分泌物が多量にある場合は、吸引カテーテルを用いて優しく吸引するが、盲目的な深い咽頭吸引は迷走反射による徐脈や喉頭けいれんの原因となるので避ける。
- 最初の人工呼吸は、肺胞内の肺液を空気／酸素に置き換えるための通気目的で行う。
- 児の蘇生のほとんどで、空気は酸素と同等効果を示すため、酸素がないとの理由で蘇生を遅らせない。
- 肺換気後も徐脈が持続する場合は、効果的な換気を継続しながら胸骨圧迫を開始する。
- 胸骨圧迫の目的は、心機能回復のため酸素化血液を冠動脈に運ぶことである。
- 胸骨圧迫は、両手で胸を包み込み、親指を乳頭線下方の胸骨上に置き、残指を児背に置く。胸郭の3分の1の深さまで圧迫し、3回の圧迫に1回の換気を行う。

### 新生児低体温症

新生児の正常深部体温（直腸温）は 36.5～37.5℃で、WHO は深部体温が 36.5℃未満を低体温症と定義している[11]。新生児は急速な熱放散から低体温症に陥りやすい。室温 21℃で濡れた状態の新生児は、0℃の雪の降る屋外に裸で立っている男性と同じスピードで熱を失う。

治療は保育器内やラジアントウォーマ下での復温による。必要に応じて低血糖、低酸素血症、無呼吸をモニタリングする。新生児低体温症予防の最重要点は、至適環境温度（新生児正常体温を保つために必要なカロリー消費量を最小にする温度）の維持である。WHO は、分娩室温を 25～28℃とし、新生児は身体を拭いて乾かし、身体を覆った状態での母子接触ケアを推奨している[11]。NICU 収容時点で低体温症である早産児では、罹病率と死亡率が上昇するが、分娩室温度や手術室温度を上げることで、NICU 収容時の低体温症の発生率は低下する。米国小児科学会と米国心臓学会は、早産児の分娩環境温度として 23～25℃を推奨している[12]。

## 症例の振り返り

医療施設外分娩である本症例は、一次医療施設である当院へ搬送された。結果的には母児共に予後良好であったが、抽出された搬送経過中の問題点と課題について検討する。

### 1. 産婦夫から自宅分娩切迫状態との電話連絡に対する対応の是非

産婦夫の携帯電話を通話状態にして、夫からの状況報告に対して当院から分娩時の指示を出すことが重要で、その点は適切に行えた。最初の電話連絡時に、分娩切迫状態と判断して救急要請を指示すべきであったとも思われる。救急救命士は施設外分娩時対応を修得していることが多いため戦力になる。

### 2. 施設外分娩に対する A 郡消防隊の分娩対応と搬送先決定の是非

救急隊員の産婦接触時には既に児が娩出しており、母児共に状態は安定していたため、臍帯切断、新生児保温以外に特段の救急処置を要しなかった。母児の状態が悪化する可能性を考えると、現場から 3.5km の近さにある B センター（B 市）へ母児搬送すべきであった。実際、救急隊員は B センターに搬送受け入れを依頼したが、母児の状態が安定していれば当院への搬送で構わないとの返答を受け、産婦が当院への搬送を希望したため当院への搬送となったらしい。B センターへの搬送が適切である理由は以下の 3 点である。

①新生児低体温症治療や新生児蘇生が必要となる可能性があり、NICU が完備され、小児科当直医がいる医療環境での対応が適している。

②母体の産後過多出血の可能性があり、集学的治療が可能で産婦人科当直医や ER 当直医がいる医療環境での対応が適している。

③現場から B センターへの搬送所要時間は 10 分以内である（当院は 30 分）。

### 3. 当院が受け入れたことの是非

本来なら当院への搬送を断り、B センターへ搬送させるべきであった。実際、搬送依頼のあった午前 5 時の当院の状況は、当直医師 1 名、助産師 1 名、看護師 1 名のみの当直体制で、医師は他産婦の分娩進行中で手が離せず、救急隊員との電話にも出られていない。この状況で、まず新生児が搬送され、重症低体温症の状態で復温に苦慮していたところへ、続いて母体が搬送され、胎盤娩出と弛緩出血予防などに追われることになった。当院と B センターとでは深夜の医療環境充実度に歴然たる差があったことは事実であり、当院が受け入れたことは是とはいえない。

## 4. 当院到着後に新生児搬送、母体搬送となる場合のシミュレーション

　仮に、新生児低体温症が重症でバイタルサインが不安定となった場合は、新生児迎え搬送が可能なC地域周産期母子医療センター（C市）NICUへの新生児搬送となる。この場合は、C市消防本部から救急車がCセンター小児科医と保育器をピックアップして当院へ向かう。当院での診察ののち、CセンターNICUへ到着するまでの合計所要時間は約80分である。また、仮に母体が産科危機的出血を発症した場合は、Bセンターへの母体搬送となる。この場合は当院のある岩倉市消防本部から救急車が出動し、母体を当院からBセンターへ搬送するが、救急要請からBセンター到着まで約40分を要する。産婦自宅のあるA郡消防本部からの救急車2台は新生児搬送や母体搬送には関与せず、空の状態で帰還する。非効率的に思われるが、現場所在地消防本部が出動するという原則論や、各消防本部救急隊の次なる救急要請に備えて一刻も早く消防本部に帰還する必要性を考えるとやむを得ない。

　以上の問題点を勘案すれば、なおさらBセンターへの搬送が適切であったと理解できる。本症例の搬送に関して考えられた3パターンを図1に示す。

## 救急隊員における周産期救急教育機会の現状

　宮園らによる全国悉皆調査[6]では、新生児搬送用保育器を所有する消防本部は12%に過ぎず、新生児用物品搭載率は、臍帯クリップ100%、吸引カテーテル88%、新生児用人工呼吸バッグ82%、新生児用人工呼吸マスク76%、新生児用 $SpO_2$ モニター62%であった。救急救命士の施設外分娩立ち会い経験数は、0回53%、1回14%、2回6%、3回6%であり、救急救命士の過半数は医療施設外分娩介助の経験がないことが判明した。救急隊員の周産期関連講習会受講機会は、あり77%、なし33%であった。講習会内容は、NCPR（neonatal cardiopulmonary resuscitation）48%、BLSO（Basic Life Sup-port in Obstetrics）32%、ALSO（Advance Life Support in Obstetrics）4%であった。受講機会がない消防本部の83%で、今後の受講予定はなかった。

自宅で分娩となった母児をB地域周産期母子医療センターに搬送した場合（救急車2台）

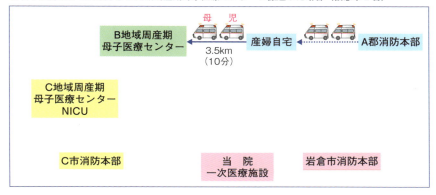

自宅で分娩となった母児を当院に搬送した場合（救急車2台）

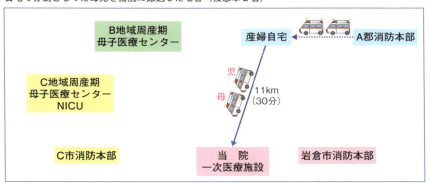

自宅で分娩となった母児を当院に搬送したが、新生児搬送と母体搬送が必要になった場合（救急車4台）

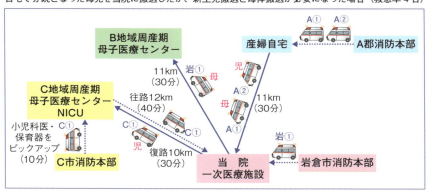

【図1】 本症例で考えられた3パターンでの救急隊の動線
┈▶は迎え、━▶は送り

## 岩倉市消防本部における周産期救急スキルアップへの取り組み

### 1. 岩倉市消防本部の置かれた状況

　周産期救急疾患の管理上、一次医療施設から高次医療施設、医療施設外から医療施設への円滑な救急搬送の確立が母児の生命予後を左右する。その最前線にいる救急隊員とわれわれ産科医療施設との連携は必要不可欠である。当院所在地である愛知県岩倉市は、人口約5万人の小規模都市で、市民病院などの三次救急医療施設が存在しない。通常、消防本部管轄内で発生した救急事案は当該市民病院などを搬送先とするが、岩倉市消防本部の場合は常に隣接市の市民病院などに搬送受け入れをお願いする立場にある。筆者は救急隊員と話し合う機会が多く、「医療施設外分娩の頻度は少なく、救急隊員のほとんどが未経験であること、スキルアップを希望するもその手段すら分からず自信が持てていない」ことを知った。

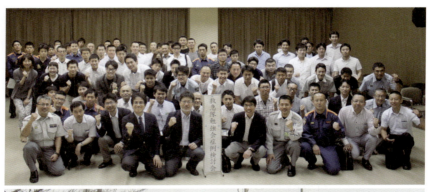
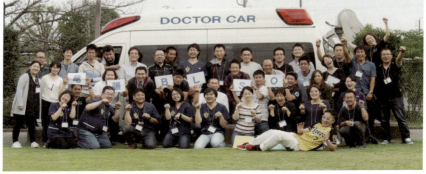

【図2】愛知県尾張医療圏周産期救急勉強会（上）と愛知県初開催 BLSO（下）

## 2. 消防署隊員向けの周産期救急勉強会の開始

そこで、2013年、筆者は当院所在地である岩倉市消防署内での小規模な周産期救急勉強会を開始、2016年には愛知県尾張医療圏内の消防署隊員100名が参加する大勉強会に発展した（図2上）。

## 3. BLSO の開催

周産期救急スキルアップ研修には、主に医療従事者を対象とした J-MELS（Japan Maternal Emergency Life Support）や ALSO、NCPR と、救急救命士などによる病院前救護に主眼を置いた BLSO、NCPR の病院前コースである PNCPR（prehospital neonatal cardio-pulmonary resuscitation）などがある。BLSO は、救急救命士や医師、助産師などが病院前救護を行うための産科救急スキルを実践的に修得するトレーニングシステムで、全世界で開催されている。2017年、愛知 BLSO 実行委員会主催、筆者共催という形で、愛知県内初の BLSO を岩倉市内で成功裏に開催できた（図2下）。その後、愛知県内では BLSO が多数回開催され、岩倉市消防本部救急救命士の約70%が BLSO 受講を済ませている。これらの活動により、救急隊員の周産期救急のスキルがアップしただけでなく、救急隊員自らが外部に向けて情報発信していく自信を身に付けたことが意義深い。

## 今回 の VIEWPOINT

❶医療施設外分娩は全救急搬送数の0.02%とまれだが、救急救命士が産婦自宅などで分娩介助を行うため、救急救命士の病院前周産期救急スキルが求められる。 一次 高次

❷救急救命士は BLSO や PNCPR などを受講して、病院前周産期救急スキルを磨く。 一次 高次

❸分娩事例に対しては、通常、救急車が2台出動する（母体用と新生児用）。 一次 高次

❹医療施設外分娩症例は、近隣の周産期母子医療センターへの搬送が適切である。 一次 高次

❺一次医療施設（かかりつけ医）は、搬送受け入れが可能な状況かを適切に判断する。 一次

❻一次医療施設では、新生児搬送、母体搬送を要する場合の対応や救急隊の動線などをシミュレーションしておく。 一次

■引用・参考文献
1) Girsen, Al. et al. Out-of-hospital births in California 1991-2011. J Perinatol. 38 (1), 2018, 41-5.
2) Thornton, CE. et al. Born before arrival in NSW, Australia 2000-2011：a linked population data study of incidence, location, associated factors and maternal and neonatal outcomes. BMJ Open. 8 (3), 2018, e019328.
3) Ford, J. et al. An analysis of one year's 'born before arrival' births (n＝29) and trends in BBA birth 2000-07 in a large English maternity unit. MIDIRS Midwifery Digest. 18 (1), 2008, 217-23.
4) Renesme, L. et al. Accidental out-of-hospital deliveries：a case-control study. Acta Paediatr. 102 (4), 2013, e174-7.
5) 総務省消防庁. 令和 3 年版　救急・救助の現況. 2021.
   https://www.fdma.go.jp/pressrelease/houdou/items/211224_kyuuki_1.pdf ［2024. 11. 29］
6) 救急振興財団. 救急現場における周産期救急：わが国の実態調査と病院前周産期救急教育のあり方に関する検討. 2017.
   https://fasd.jp/files/libs/701/201706090910578607.pdf ［2024. 11. 29］
7) 田島典夫ほか. 愛知県で救急救命士が対応した施設外分娩症例の検討. 日本臨床救急医学会雑誌. 25 (3), 2022, 562-7.
8) 花木麻衣ほか. 施設外分娩により救急隊に初期対応された病院前出生児 40 例に関する 11 年間の検討. 日本周産期・新生児医学会雑誌. 57 (1), 2021, 43-8.
9) Advanced Life Support Group. Pre-hospital Obstetric Emergency Training：The Practical Approach. BMJ Books, 2010, 224p.
10) 新井隆成監訳. 病院前救護のための産科救急トレーニング：妊娠女性・院外分娩に対する実践的な対処法. 東京, 中外医学社, 2014, 244p.
11) World Health Organization. Thermal protection of the newborn：a practical guide. 1997.
   https://apps.who.int/iris/handle/10665/63986 ［2024. 11. 29］
12) American Academy of Pediatrics. et al. Textbook of Neonatal Resuscitation. 7th ed. Itasca, American Academy of Pediatrics, 2016, 328p.

# 産褥期・新生児

# SECTION 27

## 分娩後 24 時間以降に
## 異常な性器出血を認めたら？
—— 後期分娩後異常出血：RPOC への対応 ——

### 症例 47

　30 歳、G2P0、合併症や既往歴はなかった。妊娠 25 週の妊婦健診で子宮後壁に主胎盤、子宮底部から前壁にかけて副胎盤を認めた。

　妊娠 39 週 4 日 21 時、陣痛発来にて当院へ入院となった。入院時、子宮口開大 3cm、点滴ルートを確保（左手、20G 留置針）した。以後順調に経過して、翌日午前 1 時 10 分に正常経腟分娩にて 3,424g、Apgar スコア 1 分値 9 点 /5 分値 10 点、臍帯動脈血 pH 7.327 の男児を娩出した。分娩後出血が多く、子宮収縮も不良であったため弛緩出血と判断し、点滴別ルートを確保（右手、18G 留置針）して、ヒドロキシエチルデンプン 500mL、メチルエルゴメトリンマレイン酸塩 200mg、プロスタグランジン $F_{2\alpha}$ 1mg、オキシトシン 10 単位を追加投与して子宮収縮を促した。1 時 53 分に胎盤が娩出、出生前診断通り主胎盤（17 × 12cm）と副胎盤（12 × 7cm）を認め、合計重量は 650g、肉眼的には明らかな欠損部分を認めなかった。分娩時出血量は 1,410g に達していた（血圧 101/70mmHg、心拍数 117 回／分、SI = 1.2）。分娩後 1 時間、2 時間、3 時間時点での出血量はおのおの 6g、11g、4g と減少し、帰室した。

　入院中は悪露の量も正常範囲内で、コアグラの排出も見られず順調に経過した。産褥 4 日目の退院診察時に施行した経腟超音波検査で、子宮内に 6.3 × 4.5cm の高輝度腫瘤像（図 1 左）を認めたため子宮内に貯留したコアグラを疑い、慎

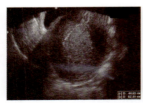 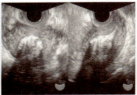 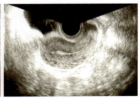

【図 1】症例 47：超音波像の変化
（左）産褥 4 日目：6.3 × 4.5cm の高輝度腫瘤像、（中央）産褥 79 日目：3.8 × 2.6cm の高輝度腫瘤像（血流は消失）、（右）産褥 15 カ月後：子宮内高輝度腫瘤像はほとんど消失

重に排出させるべく胎盤鉗子を子宮口内にわずかに挿入した瞬間に、200gの鮮血が噴き出てきたため処置を中止し、その後出血は収まった。産褥5日目に当院を退院した。

実家近くのA総合周産期母子医療センターでの管理を希望し、産褥6日目にAセンターを受診した。RPOC（retained products of conception）を疑うも出血量は少量のため、メチルエルゴメトリンマレイン酸塩（パルタン®0.375mg/日）内服による保存的治療が開始された。産褥47日の経腟超音波検査では、5×4cmの血流を伴う子宮内高輝度腫瘤像を認めるも、血中hCG（ヒト絨毛性ゴナドトロピン）は5IU/L未満であった。産褥79日目にも3.8×2.6cmの子宮内高輝度腫瘤像を認めたが、血流は消失していた（図1中央）。産褥9カ月後、血中hCGは0.5IU/L未満で推移したが、石灰化を伴う2cm大の子宮内高輝度腫瘤像が残存したため、子宮鏡下手術（trans cervical resection；TCR）にて子宮内容物を除去した。臨床的病理的診断は胎盤組織であった。カウフマン療法を3コース施行した後、産褥15カ月後に当院へ帰院、子宮内高輝度腫瘤像はほとんど消失しており（図1右）、カウフマン療法3コースを追加、子宮内腔に異常所見がないことを確認して終診となった。

## 症例48

21歳、G1P0、合併症や既往歴はなく、妊娠中は問題なく経過した。

妊娠39週2日午前0時40分、陣痛発来にて当院へ入院となった。入院時、子宮口開大3cm、微弱陣痛と妊婦の希望のため、点滴ルートを確保（左手、20G留置針）してオキシトシンによる陣痛促進を開始した。以後順調に経過して、13時45分、正常経腟分娩にて3,050g、Apgarスコア1分値9点/5分値10点、臍帯動脈血pH 7.215の女児を娩出した。13時50分に胎盤がスムーズに娩出、肉眼的に明らかな欠損部分を認めず経腹超音波検査でも子宮内に明らかな異常は認めなかった（図2左）。分娩後2時間までの出血量は100gであった。入院中は悪露の量は正常範囲内で、コアグラの排出も見られず順調に経過した。

産褥4日目の退院診察時に施行した経腟超音波検査でも子宮内に異常な像は認めず（図2中央）、産褥5日目に退院となった。産褥31日目の産後1カ月健診で、中等量の悪露が持続するとの訴えがあり経腟超音波検査を施行したところ、血流を伴う6.3×2.6cmの子宮内高輝度腫瘤像を認めた（図2右）。RPOCを疑い、産褥32日にB大学病院に紹介受診となった。

産褥44日の午前2時45分、実家のある隣県救急隊から「実家で患者が大量

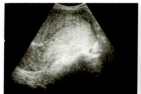 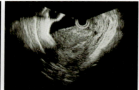 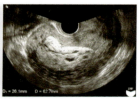

**【図2】症例48：超音波像の変化**
（左）分娩直後：明らかな遺残なし、（中央）産褥4日目：明らかな異常所見なし、（右）産褥31日目：血流豊富な6.3×2.6cmの高輝度腫瘤像

性器出血を認め救急要請があったが、近隣の総合周産期母子医療センターでは応需不可にてどうしたらいいか？」との電話連絡が入った。B大学病院に応需を依頼した上で、救急隊にB大学病院に直行するようお願いした。B大学病院到着時には5cm大の血液と組織が混在した塊が排出され、出血も減少傾向にあったが、管理入院となり翌日退院となった。臨床的診断はRPOCであった。

患者は2年後に第2子を経腟正常分娩し、RPOCを認めず順調に経過した。

## 後期分娩後異常出血とは

「分娩後異常出血（分娩後24時間以内発生）」が、妊産婦死亡原因の第1位であることは周知の事実である。一方、分娩後24時間〜12週間の間に発生する異常性器出血は「後期分娩後異常出血」と表現される[1]。分娩後24時間以降に異常性器出血を認めた場合は、「恐らくたまっていた悪露が排出したのだろう」と考えがちである。しかし、実際には後期分娩後異常出血の原因疾患として、子宮復古不全、RPOC、子宮内膜炎、子宮動脈仮性動脈瘤、子宮動静脈奇形、先天性血液凝固異常などさまざまなものがある。

## 後期分娩後異常出血の診断管理

原因疾患により症状や治療方針が異なるため、理学所見、超音波検査、血液検査などに加え、必要時には造影CTや造影MRIも行う。出血が多くショックバイタルで来院することもあるため、出血性ショック対応や高次医療施設との連携も考慮する必要がある。

治療には、原因疾患と病状程度により、子宮収縮薬などによる保存的治療、画像下治療（IVR）による子宮動脈塞栓術（UAE）、子宮摘出術などが選択される。

## 後期分娩後異常出血の原因疾患と対処法（RPOC を含む）

　各原因疾患の診断治療の概要を表に、後期分娩後異常出血の診断治療アルゴリズムを図 3 に示す[2]。

## 症例の振り返り

　症例 47 は妊娠中から副胎盤の存在を診断しており、通常より慎重に胎盤娩出を行った。残念ながら胎盤マクロ写真を提示できないが、肉眼的に主胎盤と副胎盤共に明らかな欠損部位がないことを確認している。しかも、分娩後の入院中には異常な悪露の増加も認めていない。当時は退院診察時に経腟超音波を施行していなかったが、本症例では副胎盤があったため、たまたま退院診察時に超音波検査を行い、豊富な血流を伴う子宮内腫瘤（RPOC）を見つけたことは全く予想外であった。逆に言うと退院時に RPOC を発見したため、その後の慎重な管理につながったが、もし超音波検査を行っていなかったら、退院後に大出血を起こしていたことは容易に推測できる。本症例を経験して以降、当院では退院診察時と 1 カ月健診時に経腟超音波検査を施行し、胎盤遺残や異常な悪露の貯留について確認している。特に RPOC 疑い症例に対しては退院診察時に経腹超音波でも血流の有無を確認し、退院後 1~2 週間目に再確認する方針としている。

　症例 48 はさらに不思議である。胎盤娩出後と退院診察時ともに超音波検査で明らかな胎盤遺残を認めなかったにもかかわらず、1 カ月健診時点で RPOC を発見した。自宅で大出血を起こしたが、既に診断がなされ、高次医療施設での管理下にあったためスムーズに救急搬送できた。しかし、もし未診断で同様の状況だった場合には、相当混乱したであろう。

## 【表】 後期分娩後異常出血の原因疾患と診断治療の概要

### 子宮復古不全

産後の子宮収縮が不十分で子宮内腔に出血（悪露）が貯留して、さらに子宮収縮が遅延する状態。多胎妊娠、帝王切開分娩、弛緩出血などがリスク因子となる。内診で子宮サイズが通常より大きい場合がある。超音波検査で子宮内腔に血流を伴わない高輝度領域を認める。子宮収縮薬（メチルエルゴメトリンマレイン酸塩、オキシトシンなど）で治療する。

### RPOC

分娩後や流産後に胎盤や卵膜の一部が子宮内に残存する状態で、過去に胎盤遺残や胎盤ポリープと呼称されたものを包括する。遺残組織内に血流を認めるものと認めないものがある。
RPOC（胎盤ポリープ）の発症頻度は 0.05〜5.3%[3] とまれだが、大量出血を引き起こす産婦人科救急疾患の 1 つである。Marques は、RPOC（胎盤ポリープ）の発症頻度は 0.25% で、その 6% が大量出血を来すと報告している[4]。生殖補助医療における胚移植は RPOC の危険因子である。発症機序には、胎盤遺残組織に基づく説、深層脱落膜静脈に迷入した絨毛組織から発生する説、産褥子宮内膜胎盤剝離面の凝血が子宮収縮不良と相まって発生する説などがある。
症状は不正性器出血で、分娩 24 時間後〜数週間に大部分が発症するが、数カ月〜数年間無症状で経過した後に突然発症することもある。鑑別診断には、絨毛性腫瘍、粘膜下筋腫、子宮内膜ポリープ、子宮体がん、子宮内膜炎、不全流産、子宮動脈仮性動脈瘤、子宮動静脈奇形などがある。
RPOC の組織内血流の有無と程度は超音波カラードプラ法、造影 CT、造影 MRI などで評価する。組織内血流の程度で Type0（血流なし）、Type1（組織内血流＜子宮筋層内血流）、Type2（組織内血流＝子宮筋層内血流）、Type3（組織内血流＞子宮筋層内血流）に分類されることがある[5]。
組織内血流を認めない RPOC の治療には、保存的治療（自然排出や自然消失を待つ）、子宮内容除去術、TCR などがある。組織内血流を認める RPOC の治療には、性器出血がない場合は保存的治療、UAE 後の TCR や子宮内容除去術などがある。多量の性器出血がある場合は UAE、UAE 後の TCR や子宮内容除去術、子宮摘出術などがある。いずれも状況により適切に選択することが重要となる。特に組織内血流が豊富な RPOC に対して不用意に子宮内容除去術を行った場合に大出血を来すことがあるため注意が必要である[6]。

### 子宮内膜炎

感染に伴う子宮内膜の炎症で、A 群溶血性連鎖球菌（GAS）、メチシリン耐性黄色ブドウ球菌（MRSA）などは劇症化する恐れがあるため要注意である。発熱、子宮圧痛、悪臭を伴う悪露などの症状を呈し、血液検査にて C 反応性蛋白（CRP）と白血球数の増加を認める。起因菌が判明するまでは広域抗菌薬を投与する。全身感染症や敗血症の場合は高次医療施設で管理する。

### 子宮動脈仮性動脈瘤（UAP）

帝王切開分娩時に子宮動脈や分枝が損傷した場合、周囲組織で被覆されいったん止血するが、出血が持続して子宮内腔に瘤を形成することがある。この瘤が破裂した場合に腹腔内出血が増加する。発生率 0.1% で帝王切開分娩に多いとされてきたが、正常分娩や流産後の症例も報告されている。超音波検査で子宮内腔に渦巻くような乱流を伴う低輝度の瘤を認める。RPOC と UAP は共に重篤な症状を呈する反面、治療法が異なるが、超音波検査による両者の鑑別は困難である。RPOC は血中 hCG 値が高値であるのが多いが、UAP では血中 hCG 値の上昇を認めない点は鑑別ポイントである。診断には造影 CT や血管造影が有用である。
基本治療は、出血がある場合は IVR による UAE、出血がない場合は UAE か自然観察である。
本疾患の存在に気付かずに子宮内容除去術を行うと瘤が破裂して大出血を来す。

### 子宮動静脈奇形（AVM）

異常な動静脈短絡を子宮筋層内に認めるものである。先天性と後天性（子宮内容除去術、帝王切開分娩、経腟分娩などが発生原因）がある。RPOC に合併するケースが存在する。

### 先天性血液凝固異常

先天的な血液凝固異常（血友病、von Willebrand 病、低フィブリノゲン血症など）が原因で出血する。過多月経既往や血液疾患家族歴が参考になる。分娩時過多出血を認めることが多い。子宮復古不全様の所見を示し、子宮収縮薬を投与するも出血を繰り返す。
血小板など血算、プロトロンビン時間、部分トロンボプラスチン時間、凝固因子活性、フィブリノゲンなどの血液検査で診断し、血液内科と共に管理する（凝固因子補充、血小板輸血など）。

UAP；uterine artery pseudoaneurysm、MRSA；methicillin-resistant *Streptococcus aureus*

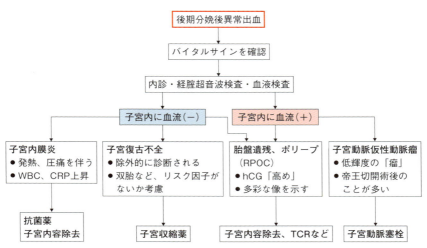

**【図3】** 後期分娩後異常出血の診断治療アルゴリズム

(文献2より引用)

## 今回のVIEWPOINT

❶ 分娩後24時間以降の異常出血を「後期分娩後異常出血」と表現する。 一次 高次

❷ 後期分娩後異常出血を認めた場合は、「たまった悪露の排出」と短絡的に考えず、原因疾患を鑑別診断する。 一次 高次

❸ 子宮復古不全や組織内血流を認めないRPOCは一次医療施設での管理が可能だが、組織内血流を認めるRPOC、子宮内膜炎、子宮動脈仮性動脈瘤、子宮動静脈奇形、先天性血液凝固異常は高次医療施設での管理に移す。 一次 高次

❹ 治療方法は、原因疾患と患者病状を考慮して、保存的治療（子宮収縮薬など）、UAE、TCR、子宮全摘出術などを選択する。 高次

❺ 血流豊富で出血を伴うRPOCや子宮動脈仮性動脈瘤では、不用意な子宮内容除去術により大出血を起こすことがあるため注意する。 一次 高次

## ■引用・参考文献

1）日本産科婦人科学会編. "後期分娩後異常出血". 産科婦人科用語集・用語解説集. 改訂第 4 版. 東京, 日本産科婦人科学会, 2018, 69.

2）日本産婦人科医会. "産科異常出血への対応：産科異常出血の原因と対応". 日本産婦人科医会研修ノート No. 103. 2020.
https://www.jaog.or.jp/note/8後期分娩後異常出血 -latesecondarypostpartum-hemorrhage 表 -21/［2024. 12. 12］

3）小林博. 産後の出血の原因としての胎盤ポリープについて. 臨床婦人科産科. 44, 1990, 5.

4）Marques, K. et al. Modern management of hypervascular placental polypoid mass following spontaneous abortion：a case report and literature review. Am J Obstet Gynecol. 205（2）, 2011, e9-11.

5）Sellmyer MA, et al. Physiologic, histologic, and imaging features of retained products of conception. Radiographics. 33（3）, 2013, 781-96.

6）貞森理子ほか. 子宮鏡下手術で治療し得た胎盤ポリープ 9 例の検討. 日産婦内視鏡会誌. 22（2）, 2007, 371-4.

# SECTION

# 28

## 分娩後に「尿が出ない」「尿が漏れる」
## と訴えたらどうする？
### ── 産後下部尿路症状への対応 ──

### 症例 49

24 歳、G2P0、喘息合併あり。ブデソニド（パルミコート®）吸入を行っていたが、妊娠中には喘息発作なく経過した。

妊娠 38 週 5 日 15 時、破水にて当院へ入院となった（子宮口開大 3cm）。GBS（B 群溶血性連鎖球菌）スクリーニング陽性のためアンピシリン（ビクシリン®）2g を点滴静注し、以後 1g を 4 時間ごとに投与した。翌日朝からオキシトシン（アトニン®-O）にて分娩誘発を開始した。翌々日朝からオキシトシンにて分娩誘発を再開したが、子宮口全開大後の高度の続発性微弱陣痛のため、吸引 3 回と子宮底圧迫法を施行。17 時 50 分、3,232g、Apgar スコア 1 分値 9 点/5 分値 9 点の男児を何とか経腟分娩した（分娩第 2 期所要時間は 40 分）。腟壁裂傷は腟円蓋近くに及ぶも子宮頸管裂傷なく尿道口周囲の裂傷もなかった。分娩後 2 時間までの出血は 630g であった。

分娩後から尿意はあるものの自尿がほとんどなく、自尿を試みた後に導尿して残尿測定を続けた。産褥 1 日目は自尿 60mL、導尿 2,800mL、産褥 2 日目は自尿 125mL、導尿 2,390mL、産褥 3 日目は自尿 1,240mL、導尿 1,750mL、産褥 4 日目は自尿 1,630mL、導尿 1,600mL（合計 3,230mL）。退院後の自己導尿を練習して産褥 5 日目に退院となった。産褥 5 日目は自尿 0mL、導尿 1,530mL、産褥 6 日目は自尿 90mL、導尿 2,000mL、産褥 7 日目は自尿 0mL、導尿 990mL と排尿障害が持続したため、産褥 8 日目に A 市民病院泌尿器科に紹介受診した。排尿障害改善薬ウラピジル（エブランチル®15mg）、コリンエステラーゼ阻害薬（ジスチグミン臭化物錠 5mg）が処方され、自宅での自己導尿を指示された。

産褥 9 日より自尿が増加して自己導尿による残尿は 100mL 程度と改善してきた。産褥 12 日に急性膀胱炎となったが、抗菌薬にて軽快した。産後 1 カ月健診時には排尿障害は認めなかった。

## 下部尿路症状

　膀胱は 200〜500mL の尿を蓄え、日中 4〜7 回、3〜4 時間の間隔で、1 回約 300mL の尿を残さず出すことができる。1 日尿量は 1,000〜2,500mL で、600mL 以下は乏尿、3,000mL 以上は多尿である。女性下部尿路症状（女性排尿障害の総称）は、蓄尿症状（昼間頻尿、夜間頻尿、尿意切迫感、尿失禁、膀胱知覚異常）、排尿症状（排尿困難）、排尿後症状（残尿感）に分類される[1]。『産婦人科診療ガイドライン：婦人科外来編 2023』では、残尿を疑う場合は排尿直後の残尿量を測定する。膀胱留置カテーテルによる直接導尿は正確だが侵襲的であるため、超音波による近似値（残尿量＝1／2×膀胱長径×膀胱短径×膀胱前後径）（図 1）[1]で評価している。

## 産後の尿閉

### 1. 原因と有病率

　産婦においては、分娩時の膀胱や骨盤底筋群（図 2）への圧迫、周囲結合組織の伸展と脆弱化、神経損傷などが、下部尿路症状（排尿困難、尿閉、尿失禁）を引き

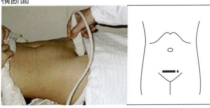
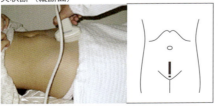
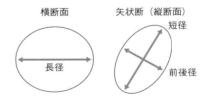

【図 1】超音波断層法による残尿量測定

（文献 1 より転載）

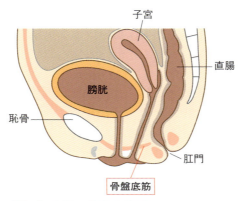

【図2】女性の骨盤底筋群

起こす[3]。Yipらは、経腟分娩後の褥婦の14.6％が産後1日目に尿閉（無症候性尿閉［有痛性排尿障害なく自然排尿後の残尿が150mL以上］9.7％、明らかな尿閉4.9％）を認めて4日以内に回復し、尿閉のリスク因子として分娩第1期と第2期の延長を抽出したと報告した[4]。Kekreらは、経腟分娩後の褥婦の10.9％が尿閉（無症候性尿閉10.6％、明らかな尿閉0.3％）を認め、尿閉のリスク因子として、吸引、鉗子分娩と分娩所要時間700分（11.7時間）以上を抽出したと報告した[5]。Groutzらは、分娩後72時間の平均残尿が200mL以上の場合は産後3カ月以降に尿失禁や過活動膀胱を認め、尿閉のリスク因子として吸引分娩と分娩第2期延長を抽出したと報告した[6]。

　無症候性尿閉の回復時期は産後4日以内あるいは4～14日という報告があるが明確ではなく、日本人を対象とした報告も少ない。佐藤らは下記の結果を報告した[7]。①無症候性尿閉出現率は産後1日目が18.5％、2日目が13.8％、3日目が30.8％、4日目が24.6％、5日目が15.4％であった。②産後1日目の下部尿路症状は尿意減弱（72.3％）、排尿困難（55.4％）、残尿感（29.2％）、尿失禁（7.7％）であった。③尿意減弱、排尿困難、残尿感は産後1カ月までに10％ほどに減少したが、尿失禁は産後1カ月には15％ほどに増加した。④排尿困難と出生時体重が関連した。⑤産後4日目の無症候性尿閉群では、産後1カ月時点での尿失禁有病率が有意に高かった。

## 2. 治療方法

　尿閉治療法として、膀胱留置カテーテル留置、膀胱留置カテーテルによる間歇的

自己導尿、排尿筋収縮力増強薬（ベタネコール塩化物、ジスチグミン臭化物）、尿道抵抗減弱薬（アドレナリンα$_1$受容体遮断薬であるウラピジル）などが推奨される[1]。授乳中には使用できない薬剤もあるため注意する。

## 産後の尿失禁

### 1. 原　因

　妊娠中から産後にかけて多くの妊産褥婦で尿失禁を認める。妊娠後期には5kg以上となった妊娠子宮による骨盤底筋群への負担が妊娠中尿失禁の原因の1つと考えられる。さらに分娩による骨盤内支持組織の損傷や肛門挙筋裂孔開大、骨盤底臓器下垂、膀胱頸部や近位尿道支持組織の脆弱化などが産後尿失禁を誘発する。

　井谷らは、産後1週間以内の尿失禁合併率は17.4%と報告した[8]。産後尿失禁の発症リスク因子として、高年齢、高BMI、経腟分娩、経産婦などがさまざまな文献で報告されている。

### 2. 自然回復が期待できるターニングポイント

　産後の尿失禁は骨盤底機能回復とともに自然に軽快すると考えられてきたが、Wilsonらは骨盤底機能回復時期である産後3カ月時点でも34%が尿失禁を認めると報告した[9]。Viktrupは、産後3カ月時点で腹圧性尿失禁や切迫性尿失禁を有する場合は、産後5年時点で腹圧性尿失禁や切迫性尿失禁を有する確率が、それぞれ92%、60%であると報告した[10]。産後尿失禁は産後3カ月が自然回復のターニングポイントで、それ以降も症状が持続すれば永続化する可能性が高まる。

### 3. 治療方法

　腹圧性尿失禁治療法として、骨盤底筋体操（図3）[11]、尿を我慢させる膀胱訓練、外尿道括約筋収縮増強薬（β$_2$アドレナリン受容体作動薬であるクレンブテロールや補中益気湯）が推奨される[1]。

　妊娠初期から骨盤底筋体操を実施すると、産後1年時点での尿失禁が減少するとの報告がある[12]。中田は妊娠初期から骨盤底筋体操の教育を行い、産後には尿失禁予防のために胴回りを過度に締め付けず、会陰疼痛が治まったら骨盤底筋体操を再開することを勧めている[13]。

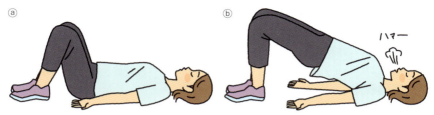

**【図3】骨盤底筋体操**
ⓐ仰向けに寝た状態になり、足を肩幅に開き膝を立てる。
ⓑ息を吐き殿部を締めながら上げていく。肩、背骨、膝が一直線になるまで腰を上げ、3秒間停止した後、息を吸いながら下ろす。

（文献11より転載）

## 排尿障害と妊産婦死亡

　排尿障害と妊産婦死亡は一見関係ないように思われるが、尿閉を伴った産褥期妊産婦死亡症例が報告されているので注意が必要である。大里らは、2016年日本産科婦人科学会学術講演会にて、産褥尿閉から死亡に至ったと考えられる2症例（妊産婦死亡調査班研究より）を報告した。帝王切開術後1例と経腟分娩後1例であったが、両者共、産褥期に尿閉と導尿による残尿（それぞれ残尿1,100mL、1,550mL）を認めて退院時に改善していなかった。それぞれ産褥7日目、8日目に自宅にて突然死したが、死亡まで尿閉以外の異常症状を訴えていなかった。帝王切開術例では、剖検にて膀胱に5cmの裂傷と腹腔内に8Lの尿貯留を認めた。非常にまれだが、尿閉から死亡に至る症例が存在するので、産褥尿閉に対する注意喚起を行っている[14]。

### 今回のVIEWPOINT

❶産後尿閉の原因は、分娩時の膀胱や骨盤底筋群への圧迫、周囲結合組織の伸展と脆弱化、神経損傷である。 一次 高次

❷10〜30％の褥婦に、産後早期の尿閉を認めるが、ほとんどが4〜14日以内に回復する。 一次 高次

❸尿閉のリスク因子は、吸引・鉗子分娩、分娩第1期・第2期延長、出生時体重である。 一次 高次

❹尿閉の治療法は、間歇的自己導尿、排尿筋収縮力増強薬、尿道抵抗減弱薬である。 一次 高次

❺産後尿失禁の原因は、分娩による骨盤底筋群損傷、骨盤底臓器下垂、膀胱頸部や近位尿道支持組織の脆弱化である。 一次 高次

❻約18%の褥婦が産後1週間以内に尿失禁を認める。 一次 高次

❼産後尿失禁のリスク因子は、高年齢、高BMI、経腟分娩、経産婦である。 一次 高次

❽産後3カ月で34%が尿失禁を認め、以後も症状が持続すれば永続化する可能性がある。 一次 高次

❾尿失禁の治療法は、骨盤底筋体操、膀胱訓練、外尿道括約筋収縮増強薬である。 一次 高次

■引用・参考文献

1) 日本排尿機能学会／日本泌尿器科学会. 女性下部尿路症状診療ガイドライン. 第2版. 東京, リッチヒルメディカル, 2019, 232p.
2) 日本産科婦人科学会／日本産婦人科医会. "CQ422 女性下部尿路症状（FLUTS）（頻尿, 夜間頻尿, 尿意切迫感, 尿失禁, 排尿困難, 膀胱痛）の初期対応は?". 産婦人科診療ガイドライン：婦人科外来編2023. 東京, 日本産科婦人科学会, 2023, 236-7.
3) 田村博史ほか. "泌尿器症状〔尿・排尿異常, 尿量異常〕". 臨床エビデンス産科学. 第2版. 佐藤和雄ほか編. 東京, メジカルビュー社, 2006, 163-7.
4) Yip, SK. et al. Urinary retention in the postpartum period；the relationship between obstetric factors and the postpartum postvoid residual bladder volume. Acta Obstet Gynecol Scand. 76 (7), 1997, 667-72.
5) Kekre, A. et al. Postpartum urinary retention after vaginal delivery. Int J Gynaecol Obstet. 112 (2), 2011, 112-5.
6) Groutz, A. et al. Protracted postpartum urinary retention：the importance of early diagnosis and timely intervention. Neurourol Urodyn. 30 (1), 2011, 83-6.
7) 佐藤珠美ほか. 妊娠中期と産後の残尿と下部尿路症状の実態および関連因子の前方視的研究. 日本助産学会誌. 30 (1), 2016, 89-98.
8) 井谷嘉男ほか. 産褥婦人の尿失禁についての検討. 産婦人科の実際. 55 (4), 2006, 685-91.
9) Wilson, PD. et al. Obstetric practice and the prevalence of urinary incontinence three months after delivery. Br J Obstet Gynaecol. 103 (2), 1996, 154-61.
10) Viktrup, L. The risk of lower urinary tract symptoms five years after the first delivery. Neurourol Urodyn. 21 (1), 2002, 2-29.
11) 三國和美. "骨盤ケア". 妊産婦の保健指導 トラの巻. ペリネイタルケア夏季増刊. 大阪, メディカ出版, 2020, 244-8.
12) Price, N. et al. Pelvic floor exercise for urinary incontinence：a systematic literature review. Maturitas. 67 (4), 2010, 309-15.
13) 中田真木. 膀胱・尿道の変化とマイナートラブル. ペリネイタルケア. 26 (6), 2007, 578-81.
14) 大里和広ほか. 産褥尿閉から死亡に至ったと考えられる2症例：妊産婦死亡調査班研究より. 日本産科婦人科学会雑誌. 68 (2), 2016, 769.

# SECTION
# 29

## 産褥期に「息切れ、動悸、浮腫」の
## 増悪を認めたらどうする？
### ── 周産期心筋症への対応 ──

### 症例 50

　38 歳、G2P1、身長 158cm、非妊時体重 42kg（BMI = 16.8）。呼吸器疾患、心疾患などの合併症はなく順調に経過していた。妊娠 32 週 4 日ごろから時々咳が出始めたが、咳込むほどではなく妊婦は放置していた。妊娠 37 週 5 日の妊婦健診時も咳が持続していたため、当院で COVID-19（新型コロナウイルス感染症）PCR（polymerase chain reaction）検査を施行し、陰性を確認の上で呼吸器内科受診を指示した。呼吸器内科では胸部単純 X 線撮影は施行されず、咳は胃酸逆流に伴うものと診断され、鎮咳薬（デキストロメトルファン臭化水素酸塩水和物）、去痰薬（アンブロキソール塩酸塩）、抗アレルギー薬（レボセチリジン塩酸塩）を処方された。

　妊娠 39 週 2 日、陣痛発来にて当院へ入院した（血圧 123/90mmHg、尿蛋白半定量（±）、下肢浮腫著明、体重 60kg [18kg 増]）。翌日、経腟分娩にて 3,110g、Apgar スコア 1 分値 8 点 /5 分値 8 点の女児を娩出した。産後は血圧正常で咳もなく順調に経過、産褥 5 日目に母児共に退院した。

　産褥 10 日目、午前 7 時 30 分、褥婦から「今朝起きてからハアハアした感じでとても息苦しい。バクバク動悸がひどい。手足のむくみも急にひどくなってきた。動けないほど身体がえらくて（しんどくて）おかしい」との電話連絡があった。救急要請して A 地域周産期母子医療センターへ向かうよう指示したが、実際には夫の車で救急外来を受診した。9 時、センター救急医から「胸水と心拡大あり、心不全の状態である（図 1 左）。分娩時と産後の経過を教えてほしい」との連絡が入った。当院から A センター救急科へ全情報提供を行い、産褥心筋症の可能性を考え A センター産婦人科部長に対して救急科との共同管理を依頼した。同日、うっ血性心不全の疑いで循環器内科へ入院、胸部 CT 検査にて胸水貯留と心拡大を認め、うっ血性心不全と診断された（図 1 右）。

　入院後は利尿降圧薬（エナラプリルマレイン酸塩、スピロノラクトン、フロセミド）と心不全治療薬（カルベジロール）を用いた治療に良好に反応して産褥 20 日目に退院した。心不全の原因疾患として、「産褥心筋症とそれに伴う機能性

僧帽弁閉鎖不全」が考えられた。

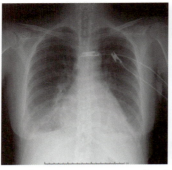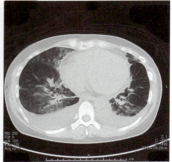

【図1】 本症例の搬送後に撮影した胸部単純X線画像（左）と胸部CT画像（右）

産褥10日目、Aセンターにて撮影された胸部単純X線撮影（左）、胸部CT（右）にて胸水、心拡大を認めうっ血性心不全と診断された。

## はじめに

　わが国の妊産婦死亡558例（2010～2022年）の最新報告によると、妊産婦死亡の9％が心・大血管疾患によるもので、内訳として周産期心筋症は大動脈解離に次いで2番目に多かった[1]。つまり、周産期心筋症は妊産婦死亡につながり得る重要な疾患である。

## 心不全とは

　心不全とは、文字通り心臓のどこかが機能不全に陥っている状態であり、左心不全、右心不全、収縮不全、拡張不全に分類される。

### 1. 母体の変化が及ぼす影響

　妊娠経過中に認められる母体循環血液量の増大、心拍数の増加は心不全の増悪因子になる。

　妊娠中期以降は健常な妊産婦でも心臓左室径が大きくなり、産後1カ月ほどで回復していくが、不全心臓では心拡大がより著明になり、ますます心機能が障害される。

　また、分娩時には血行動態の急激な変化が生じる。カテコラミン分泌と陣痛によ

り、循環血液量は 300～500mL 増加し、心拍出量も 15～20％増加して心拍数や血圧も上昇する。

分娩後は、増大子宮による下大静脈圧排の解除により心臓への前負荷が急激に上昇する。分娩時の出血（経腟分娩で約 500mL、帝王切開分娩では約 1,000mL）は、妊娠中の循環血液量の増加により補填される。分娩後の体血管抵抗の上昇、血管抵抗の低い胎盤の消失、間質に漏出していた水分の血管内への移行により心臓への負荷が一気に起こるため、肺水腫の発症リスクが高くなる。分娩後に循環動態が正常化するのに 4～6 週間かかるといわれている。

## 2. リスク因子と診断のポイント

心機能低下例、左室流出路狭窄例、肺高血圧例、心筋症例、心不全既往例は妊産褥期の心不全発症リスクが高い[2]。心不全に関連した血液検査に BNP（brain natriuretic peptide：心室で合成されるナトリウム利尿ペプチド）が注目されている。左室負荷が強まり、心不全傾向が強まるほど BNP は上昇するため、心不全の補助診断とされる。

## 心筋症とは

心不全発症リスク因子の 1 つである心筋症には、肥大型心筋症と拡張型心筋症がある。

## 1. 肥大型心筋症

肥大型心筋症は、心筋の異常な肥大と左室拡張能の低下を基本病態として、心筋収縮関連蛋白の遺伝子異常を伴う。わが国の有病率は 17～374／10 万人とされ、妊婦に合併することも珍しくない。肥大型心筋症患者の多くは妊娠に耐え得るが、20～40％にうっ血性心不全や不整脈を合併するとされている。肥大型心筋症による心不全の発症時期は妊娠中期から産褥期が多い。一般的には経腟分娩が可能であるが、静脈還流を低下させる体位や努責はなるべく避ける。

## 2. 拡張型心筋症

拡張型心筋症は心筋収縮不全と左室内腔の拡張を特徴とする症候群で原因不明である。わが国の有病率は 10～数百／10 万人程度と考えられており、肥大型心筋症よりは少ない。男性に多く、若年者では予後不良などの理由から、拡張型心筋症患者が妊娠出産を経験することは少ない。拡張型心筋症による心不全の発症時期は、

妊娠後期から産褥2カ月が多い。コントロール不良の心不全例では帝王切開による分娩を考慮し、低心機能例では硬膜外麻酔併用下での経腟分娩が推奨されている[3]。

## 周産期心筋症とは

　心疾患を指摘されていない妊婦が、妊娠後期から産褥期に拡張型心筋症に似た病態を呈し、うっ血性心不全を発症する原因不明の心筋症を「周産期心筋症（別名：産褥心筋症）」という。

　現時点ではさまざまな診断基準が提唱され確立してはいないが、2019年に発刊された『周産期心筋症診療の手引き』（厚生労働科学研究班）では診断基準を、①妊娠中から産褥6カ月以内に新たに心機能低下（心不全）を発症、②他に心機能低下（心不全）の原因疾患がない、③心筋疾患の既往がない、④左室収縮機能低下、と定めている（表）。つまり、周産期心筋症は心筋梗塞や心筋炎などの心機能低下を起こす原因がない場合の除外診断であることに注意する。

## 周産期心筋症の疫学、症状、予後

### 1. 疫　学

　わが国における周産期心筋症の発症率は5〜7/10万分娩で、高年妊娠、妊娠高血圧症候群合併、多胎妊娠、子宮収縮抑制薬使用、肥満、喫煙などがリスク因子である。特に妊娠高血圧症候群は、周産期心筋症の40%に合併する最大のリスク因子である。2018年に改定された妊娠高血圧症候群の定義・分類では、周産期心筋症は妊娠高血圧症候群関連疾患の1つに挙げられている。診断時期は、妊娠中30%、分娩時から産褥期70%で、分娩時から産褥1カ月以内が最多である（図2）[4]。

【表】周産期心筋症の診断基準（厚生労働科学研究班）

①妊娠中から産褥6カ月以内に新たに心機能低下（心不全）を発症
②他に心機能低下（心不全）の原因疾患がない
③心筋疾患の既往がない
④左室収縮機能低下（左室駆出率＜45%：正常は≧55%）

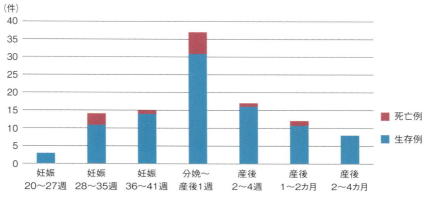

**【図2】周産期心筋症の診断時期**
周産期心筋症の発症時期は、特に分娩時から産褥1カ月以内が多い。

(文献4より引用)

## 2. 症 状

周産期心筋症の代表的症状である「息切れ」「動悸」「浮腫」「体重増加」などの心不全症状は、健常妊産褥婦にも見られる症状に似ている。そのため、妊産褥婦本人が症状を病的と思わずに我慢したり、医療者側も心不全を鑑別疾患に挙げなかったりして、診断が遅れる危険性がある。リスク因子を持つ妊産褥婦が心不全様症状を訴えた場合は、心筋症も考慮して鑑別診断を行う必要がある。

## 3. 予 後

60%は1〜2年以内に心機能が正常化するが、30%は心機能低下が残存して慢性心不全化し、10%が最重症化（母体死亡か心臓移植待機）する。心機能低下残存例の次回妊娠は推奨されない。分娩後に心機能が回復した場合でも、次回妊娠中の心不全再発率は約30%と報告されており、次回妊娠前の慎重な検討が必要となる[3,5]。

## 周産期心筋症の治療

周産期心筋症に対する急性期治療として、欧州心臓病学会はBOARD concept（B：プロラクチンが周産期心筋症の一因との報告を受けて始まった抗プロラクチン療法、O：心不全治療、A：抗凝固療法、R：血管拡張薬、D：利尿薬）が推奨

されている。周産期心筋症の母体救命においては、早期に心筋症を疑い、心臓の精査を行うこと、そして急激に循環不全に陥る場合などに備えて、日本母体救命システム普及協議会（Japan Council for Implementation of Maternal Emergency Life-Saving System；J-CIMELS）などの母体救命法を熟知しておくことである。周産期心筋症診断のフローチャートを図3に示す[4]。

## 症例の振り返り

本症例は、産褥10日目に突然の息切れで発症した周産期心筋症である。心筋症や心臓疾患の既往歴も家族歴もなく、第1子分娩時も特段の異常を認めなかったため、産褥期に周産期心筋症を発症するとは全く予想していなかった。妊娠高血圧症候群の合併もなくリスク因子も見当たらない。もしも息切れの程度が軽かったら見逃していた可能性がある。妊娠中に咳が持続したが、当時は新型コロナウイルス感染症流行時期であり、コロナウイルス感染の有無に神経を尖らせていた。当院でPCR検査を行ったが陰性であったため、胸部単純X線撮影は施行しておらず、その時点での胸部所見の異常の有無は不明である。しかし、分娩周辺期には胸部症状を認めていないため、妊娠中から発症していた可能性はないと考えていいだろう。いずれにせよ、分娩時から産褥期に心不全を疑う症状を認めた場合は、周産期心筋症を念頭に置いて管理する必要がある。

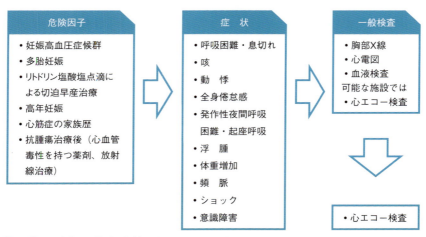

【図3】 周産期心筋症診断のためのフローチャート

（文献4より引用）

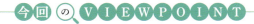

### 今回の VIEWPOINT

❶ 妊産褥婦が息切れ、動悸、浮腫、体重増加を訴えた場合は、周産期心筋症の可能性も考慮する。 一次 高次

❷ 妊娠高血圧症候群合併や心筋症の家族歴がある場合はハイリスクと認識する。 一次 高次

❸ 好発時期は分娩時から産褥1カ月以内であると認識する。 一次 高次

❹ 10％は最重症化（母体死亡など）するため高次医療施設への紹介を躊躇しない。 一次

❺ 心筋症既往妊婦の周産期管理は高次医療施設で行う。 一次 高次

❻ BOARDに沿った急性期治療を行い、母体救命法を熟知しておく。 高次

❼ 30％が慢性心不全化、10％が母体死亡や心臓移植待機など最重症化すると認識する。 一次 高次

❽ 慢性心不全化例は次回妊娠を推奨しない。 一次 高次

❾ 心機能正常化例の30％は次回妊娠中に心不全を再発するため、高次医療施設で管理する。 高次

■ 参考文献
1) 妊産婦死亡症例検討評価委員会／日本産婦人科医会. 母体安全への提言 2022. 13, 2023, 83p.
2) 日本循環器学会／日本産科婦人科学会. "心不全". 心疾患患者の妊娠・出産の適応, 管理に関するガイドライン（2018年改訂版）. 2019, 73-6.
https://www.j-circ.or.jp/cms/wp-content/uploads/2018/06/JCS2018_akagi_ikeda.pdf［2024. 12. 17］
3) 日本循環器学会／日本産科婦人科学会. "心筋症". 前掲書 2. 66-8.
4) 妊産婦死亡症例検討評価委員会／日本産婦人科医会. "2020年度の提言". 母体安全への提言 2020. 11, 2021, 40-99.
5) 神谷千津子. 周産期心筋症の診断と治療. 日本循環器学会専門医誌. 25（1）, 2017, 75-81.

# SECTION 30

## 正常分娩で元気に出生した児が直後に心肺停止に陥ったらどうする？
――― 新生児迷走神経反射の怖さと新生児蘇生 ―――

> **症例 51**
>
> 　31 歳、G1P0、妊娠中は問題なく経過していた。妊娠 39 週 2 日、22 時、陣痛発来にて当院に入院、子宮口開大 3.5cm であった。CTG 上、波形レベル分類 1（胎児心拍数基線正常脈、基線細変動正常、一過性頻脈あり）であった。
>
> 　翌日の午前 7 時 30 分、子宮口開大 8cm、微弱陣痛のためオキシトシン（アトニン®-O 5 単位 /5% ブドウ糖 500mL）にて陣痛促進開始、9 時 39 分に 3,064g の男児を娩出した。分娩直前の CTG はレベル 2～3（胎児心拍数基線正常脈、基線細変動正常、一過性頻脈あり、軽度遅発一過性徐脈あり）であった（図 1）。
>
> 　出生直後は、啼泣がしっかりあり、排尿あり、筋緊張良好、末梢チアノーゼは認めるも特段の異常所見を認めなかった。口腔内に羊水が多かったため軽く吸引し臍帯を切断した後、左手で児後頚部、右手で児殿部を支える形で抱え、産婦の腹部上で産婦と夫に児を見せて一緒に写真を撮った。
>
> 　その後、児を抱えてラジアントウォーマに移動したところ、全身チアノーゼを認め口から泡を吹いていた。移動時間は約 5 秒であった。聴診にて心拍なし、自発呼吸なしを確認した。胸郭圧迫と人工呼吸（CPAP［continuous positive airway pressure：持続気道陽圧呼吸］と酸素投与）による新生児蘇生法（NCPR）を行った結果、約 40 秒後に心拍が再開した後、短時間で心拍数は正常化して自発呼吸も開始した。出生後 1 分、2 分、3 分、5 分、10 分における Apgar スコアはおのおの 9 点*、0 点、7 点、9 点、9 点であった。臍帯動脈血

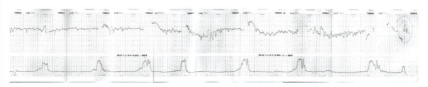

**【図 1】分娩直前の CTG**
波形レベル 2～3 で分娩となった。

液ガス分析上では、pH 7.304、$O_2 < 20mmHg$、$CO_2$ 40.8mmHg、BE − 5.4mEq/L であった。臍帯巻絡、臍帯過捻転、過少捻転、臍帯付着部異常、常位胎盤早期剝離など臍帯と胎盤に異常を全く認めなかった。

その後の新生児の全身状態は急激に改善し、不整脈や呼吸障害も認めず、日齢 5 に母児共に退院となった。児は A 地域周産期母子医療センターNICU で精査され、血液検査、胸腹部 X 線検査、心臓超音波断層法、心電図に異常を認めなかった。

*心拍数については聴診されていないため推定

## 順調な分娩からの児の急変

分娩が順調に経過していたにもかかわらず、出生時の児の状態がわれわれの予想より悪く対応に苦慮することがある。また、元気に出生したにもかかわらず、生後短時間の時点で突然児の状態が悪化することもある。多くの場合、原因不明の稀有な特異症例として扱われている可能性がある。本症例は、全く正常に経過し経腟分娩で出生、約 1 分間は非常に元気な状態であったにもかかわらず、その後突然、心肺停止に陥った。常位胎盤早期剝離、臍帯付着部異常、臍帯捻転異常、臍帯巻絡、臍帯下垂、異常な胎児低酸素状態など全て考えにくい。では本症例に起こったイベントの原因として、何が考えられるだろうか。

## 心停止と迷走神経反射

### 1. 考えられる心肺停止の原因

一般に突然の心肺停止の原因としては、致死性不整脈、血管破裂、窒息、迷走神経反射、頚動脈洞症候群などが考えられるが、本症例では致死性不整脈や血管破裂は否定的である。窒息の場合、数秒以内に心停止に至ることも考えにくい。そこで本症例の一時的心肺停止の原因として極端な迷走神経反射による心停止、あるいは頚動脈洞症候群による洞停止の可能性が浮上する。

### 2. 交感神経系と副交感神経系のバランス

元来、心拍リズムは交感神経系による心臓促進作用と副交感神経系による心臓抑制作用という 2 種類のコントロールを受けている。通常は両者のバランスが取れ

ているが[1]、何らかの原因により両者のバランスが崩れ、副交感神経系が極端に優位になった場合に、高度徐脈から最悪の場合には心停止に至る可能性がある。実際、小児および成人の突然死の原因として、副交感神経の過活動の重要性が既に数多く報告されている[2]。

## 3. 副交感神経反射による心拍数減少

副交感神経反射に起因する心拍数減少（徐脈）には「ダイビング徐脈」と「アラーム徐脈」の2種類が考えられている。

### ダイビング徐脈

ダイビング徐脈は、潜水により顔面あるいは身体が冷水にさらされることで、部分的な血管攣縮、心拍出量減少、心拍数減少が起こる場合で、心拍数減少率は人種差や個人差が大きく10〜60％とされる。

### アラーム徐脈

アラーム徐脈は、極度の恐怖に直面した場合に交感神経系が刺激されて血圧上昇や心拍数増加が生じる場合で、その反射として副交感神経系が賦活化されて心拍数減少が起こる。心拍数減少は年配者よりも年少者に多く見られ、心拍数減少率は60〜70％とされる[2]。

## 頚動脈洞症候群

## 1. 機　序

頚部の付け根、総頚動脈から内頚動脈と外頚動脈への分岐部周辺には血圧や心拍数をコントロールするセンサーである頚動脈洞が存在する。頚動脈洞を圧迫すると誰でも心拍数が減少する。圧受容体が存在する頚動脈洞が刺激圧迫された際、迷走神経の過剰な反応により循環障害から失神などを来す病態を頚動脈洞症候群という[3〜5]。

頚動脈洞症候群は比較的まれな疾患で中高年男性に多いとされている。頚部の回旋や伸展、ネクタイ締めなどの頚部圧迫、柔道の絞め技などでも生じ得る。

## 2. 分　類

頚動脈洞症候群は、頚動脈洞マッサージ診断法（carotid sinus massage；CSM）により次の3型に分けられる[3〜5]。

#### 心臓抑制型
　心臓抑制型は、CSMにより3秒以上の心停止を生じ収縮期血圧の低下が50mmHg以下にとどまるもので、極度の場合は瞬時に洞停止から心停止に至る。
#### 血管抑制型
　血管抑制型は、CMSにより3秒以上の心停止は示さないが収縮期血圧が50mmHg以上低下するものである。
#### 混合型
　混合型はCMSにより3秒以上の心停止と50mmHg以上の収縮期血圧低下を認めるものである。

### 3. 本症例で考えられる経過

　本症例において、ラジアントウォーマに移動させた数秒間の間に突然児が心停止に陥った理由は明確でないが、抱えた手により頸動脈洞を刺激したために洞停止が生じたとすると、本症例の経過が説明できるかもしれない。新生児を抱きかかえるときの持ち方によっては無意識に、児の頸動脈洞付近を圧迫している可能性が否定できない。図2B・Dは頸動脈洞を圧迫刺激する可能性が懸念される。

　頸動脈洞症候群は本症例における一時的心肺停止の原因の疑いであり確定診断ではないため、さらなる検討を要する。しかし、われわれが無意識に圧迫しているかもしれない頸動脈洞の刺激によって洞停止や心停止が惹起される可能性があることを認識して児を扱う必要がある。ちなみに当院では本症例を経験した後から、出生

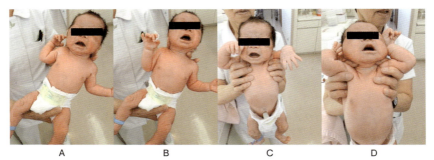

【図2】新生児の抱え方と頸動脈洞圧迫
A：後頭部・後頸部と殿部で支える（頸動脈洞を圧迫しない）
B：後頭部・後頸部と殿部で支える（頸動脈洞を圧迫する）
C：後頸部、両脇を支える（頸動脈洞を圧迫しない）
D：後頸部、両脇を支える（頸動脈洞を圧迫する）
B・Dの場合、頸動脈洞を圧迫する可能性がある。

児を産婦に見せる場合は児の状態に問題ないことを確認した後、必ず図 2A のような抱え方で行うように徹底した。

## 新生児蘇生法

　分娩に携わる全てのスタッフは新生児蘇生法を習得しておく必要がある。JRC 蘇生ガイドライン 2020 における NCPR アルゴリズムのポイントは以下の通りである（図 3）[6]。

- 新生児蘇生中の体温管理は低体温による死亡・合併症防止のため重要である（目標体温 36.5〜37.5℃）。
- 人工呼吸を 60 秒以内に開始する。初期処置を確実に実践し有効な人工呼吸のタイミングを遅延させないための指標で、無呼吸・徐脈の児に対し 60 秒で人工呼吸を開始するのではなく出生後 60 秒以内のなるべく早期に確実に有効な人工呼吸を開始することを目標とする。
- 心電図モニターを検討としたが、パルスオキシメータによるモニタリングを否定しない。
- 人工換気を 30 秒以上施行しても心拍数が 60 回／分未満の場合には、換気が適切か確認する。
- 正期産児の人工換気は空気で開始し、パルスオキシメータ値により酸素濃度を増量、蘇生ステップが胸骨圧迫になると人工換気の酸素投与濃度を高濃度にする。酸素毒性の観点から、自己心拍が再開したときは、酸素飽和度の基準を超えれば可及的速やかに酸素濃度を減量する。
- 人工呼吸と胸骨圧迫との比は 1：3 で、胸骨下 1/3 の部位を胸郭の 1/3 の深さで圧迫する。
- アドレナリン投与は人工呼吸と胸骨圧迫を中断してまで実施はしない。人工呼吸と胸骨圧迫を優先しながらその投与を検討する。
- 児状態の安定化の評価は努力呼吸とチアノーゼの確認である。

　いずれにせよわれわれは本症例のようなケースの存在を認識し、たとえ元気に出生した児であっても、生後呼吸などが安定するまでは、医療スタッフの目の届く場所で注意深く観察すべきである。そして、心肺停止が確認された場合は、適切な胸骨圧迫（心臓マッサージ）と人工呼吸による新生児蘇生を行うとともに、必要に応じて NICU への新生児搬送を躊躇しない。

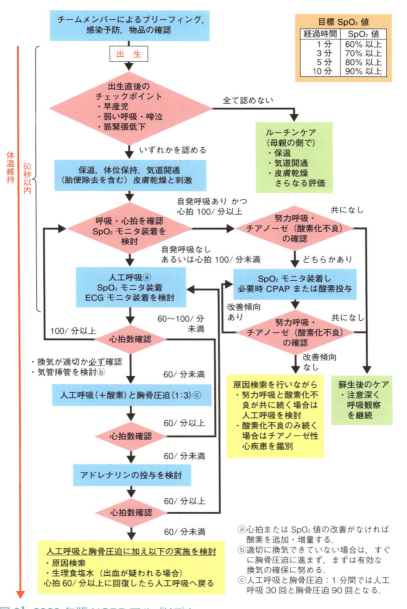

**【図3】** 2020年版 NCPR アルゴリズム
Ⓒ 一般社団法人日本蘇生協議会
(一般社団法人日本蘇生協議会監修. "新生児の蘇生 (NCPR): 2020年版 NCPR アルゴリズム". JRC 蘇生ガイドライン 2020. 東京, 医学書院, 2021, 234 より転載)

## 今回 の VIEWPOINT

❶ 元気に出生したにもかかわらず、生後短時間で突然児の状態が悪化する場合
がある。 [一次] [高次]

❷ 突然の心肺停止の原因には、致死性不整脈、血管破裂、窒息、迷走神経反射、
頚動脈洞症候群などがある。 [一次] [高次]

❸ 頚動脈洞の刺激により洞停止や心停止が起こる可能性があることを認識して
児を扱う。 [一次] [高次]

❹ 生後呼吸などが安定するまでは医療スタッフの目の届く場所で注意深く観察
する。 [一次] [高次]

❺ 心肺停止が確認された場合は適切な胸骨圧迫と人工呼吸による新生児蘇生法
を行い、必要に応じて新生児搬送を躊躇しない。 [一次]

❻ 初期処置を確実に実践し、出生後 60 秒以内のなるべく早期に確実に、有効
な人工呼吸を開始する。 [一次] [高次]

❼ 人工換気は空気で開始しパルスオキシメータ値により酸素濃度を増量するが、
自己心拍が再開したときは酸素飽和度の基準を超えれば可及的速やかに酸素
濃度を減量する。 [一次] [高次]

❽ アドレナリン投与は人工呼吸と胸骨圧迫を優先しながら検討する。
[一次] [高次]

■ 引用・参考文献

1) Kubli, FW. et al. Observations on heart rate and pH in the human fetus during labor. Am J Obstet Gynecol. 104 (8), 1969, 1190-206.
2) Alboni, P. et al. Simultaneous occurrence of two independent vagal reflexes：a possible cause of vagal sudden death. Heart. 97 (8), 2011, 623-5.
3) Brignole, M. et al. Guidelines on management of syncope-up date 2004, executive summary. Eur Heart J. 25 (22), 2004, 2054-72.
4) Moya, A. et al. Guidelines for the diagnosis and management of syncope (version 2009). Eur Heart J. 30 (21), 2009, 2631-71.
5) Strasberg, B. et al. Carotid sinus hypersensitivity and the carotid sinus syndrome. Prog Cardiovasc Dis. 31 (5), 1989, 379-91.
6) 一般社団法人日本蘇生協議会. JRC 蘇生ガイドライン 2020. 2021.
https://www.ncpr.jp/guideline_update/pdf/ncpr_algorithm2020.pdf [2024. 12. 10]

# SECTION
# 31

# 妊娠中の GBS スクリーニング陰性にもかかわらず新生児 GBS 感染症になった？
## —— 妊娠中 GBS スクリーニングと新生児 GBS 感染症 ——

## 症例 52

　24 歳、G1P0、妊娠 35 週 6 日の妊婦健診における腟 B 群溶血性連鎖球菌（Group B *Streptococcus*；GBS）検査（一般培地を用いた培養検査）では GBS 陰性であった。

　妊娠 40 週 3 日、破水にて当院へ入院した。フロモキセフナトリウム 1g/ 生理食塩液 100mL を静脈内投与、微弱陣痛のためオキシトシンにて陣痛促進を行った。破水入院後 8 時間 38 分、正常経腟分娩にて 3,520g、Apgar スコア 1 分値 10 点 /5 分値 10 点、臍帯動脈血 pH 7.399 の男児を娩出した。分娩後は母児共に正常に経過し、産褥（日齢）5 日に母児共に退院となった。産褥（日齢）34 日、1 カ月健診で来院、児体重 4,158g で母児共に全身状態は良好であった。

　産褥（日齢）42 日、母親が発熱（40℃）のため A 地域周産期母子医療センター救急外来を受診して乳腺炎と診断され帰宅した。産褥（日齢）43 日、母親が当院を受診しフロモキセフナトリウム 1g を静脈内投与、腟培養検査を施行するも GBS 陰性であった。

　産褥（日齢）46 日、母親から「赤ちゃんが 2 日前から発熱（38℃）しており右上肢が動かない」との電話連絡があったため、早急に小児科か救急外来を受診するよう勧めた。翌日 B 小児科診療所を受診、日齢 49、C 地域周産期母子医療センター小児科に紹介され、D 県立小児医療センターへ再紹介となった。D センター小児科医師からは「原因菌は不明だが産道感染であろう」と説明された。日齢 53、母親から「右肩関節部位から GBS が検出され遅発型 GBS 感染症と診断され、同部位を手術するも術後も血圧が安定せずけいれんが反復している危険な状態」との報告を受けた。

　日齢 54、ようやく児の血圧が安定化し、日齢 55 で施行した脳波検査では異常所見を認めなかった。その後、全身状態が安定したため一般病棟へ移動、右上肢も挙上可能になった。以後、D センターで観察中だが良好に経過している。

## 症例 53

24 歳、G1P0、妊娠 35 週 0 日の妊婦健診における腟 GBS 検査（一般培地を用いた培養検査）では GBS 陰性であった。

妊娠 40 週 6 日、陣痛発来にて当院へ入院した。以後順調に経過し、入院後 9 時間 21 分、正常経腟分娩にて 3,515g、Apgar スコア 1 分値 9 点 /5 分値 10 点、臍帯動脈血 pH 7.241 の男児を娩出した。分娩後は母児共に正常に経過し、産褥（日齢）5 日に退院となった。日齢 11、児体重チェック目的で当院を受診したが、児体重 3,750g で熱発なく全身状態も良好であった。

日齢 13、児が熱発（39.4℃）したため A 地域周産期母子医療センター救急外来を受診し小児科入院となった。白血球数 1 万 4,400/μL、CRP（C-reactive protein）0.41mg/dL、髄膜炎否定目的で行った髄液検査では異常なかった。セフォタキシム抗菌薬の静脈内投与を開始した。

日齢 14、血液培養検査で GBS 陽性と判明したため遅発型 GBS 感染症と診断され、アンピシリン抗菌薬に切り替えた。日齢 15 から解熱傾向、全身状態も改善傾向となり、日齢 29 に児は退院となった。経過中、母体に熱発なく乳腺炎も認めなかった。

## 新生児 GBS 感染症とは

GBS は、新生児から老人に至るまで幅広い年齢層において深部感染症を引き起こす重要な起炎菌である。GBS は腟内や直腸内の常在菌であり、妊婦の 20〜30% は保菌者と考えられる。腟 GBS 陽性妊婦からの出生児の約半数が GBS 陽性であるが、そのうちの 1% が重症感染症を発症する。新生児 GBS 感染症の頻度は 1/2,500 分娩で、軽度呼吸障害、哺乳力低下から発症し、急激に肺炎、骨髄炎、髄膜炎、敗血症に進行して死亡率 25% となる危険な疾患である。新生児 GBS 感染症は早発型（出生後〜日齢 6 に発症）と遅発型（日齢 7〜90 に発症）に分類される。早発型は分娩時の産道感染あるいは胎内における上行性感染により発症し、遅発型は水平感染が多く経母乳感染例も報告されている。

## 早発型／遅発型 GBS 感染症（小児科全国悉皆調査から）[1]

### 1. わが国の発症率

Matsubara らは、2011〜2015 年に新生児 GBS 感染症に関する全国悉皆調査

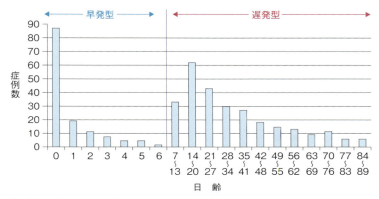

【図】発症日齢と早産児の割合

（文献1より引用改変）

（日本小児科学会研修施設513施設）を行い、以下の調査結果を報告した[2]。早発型133例、遅発型274例が報告され、発症率は早発型が9/10万分娩、遅発型が12/10万分娩であった。2008年に『産婦人科診療ガイドライン』で垂直感染予防策が提唱されたにもかかわらず、2004〜2010年調査[1]における発症率（早発型8/10万分娩、遅発型10/10万分娩）から大きな変化を認めなかった。しかし、わが国の新生児GBS感染症発症率は、米国（早発型25/10万分娩、遅発型28/10万分娩）、英国（早発型41/10万分娩、遅発型29/10万分娩）に比較して明らかに低い。早発型では出生当日発症が最多で、日齢3以降は発症数が急激に減少、遅発型では日齢14〜20が最多で以後徐々に減少した（図）。

## 2. 発症時の診断名と予後

早発型の診断名は敗血症73％、髄膜炎26％、関節炎／蜂窩織炎1％、遅発型の診断名は敗血症51％、髄膜炎45％、関節炎1％、蜂窩織炎3％であった。早発型の死亡率は4.5％（敗血症5.2％、髄膜炎2.9％）、遅発型の死亡率は17.2％（敗血症2.8％、髄膜炎6.6％）であった。髄膜炎発症患者のおよそ30％に中枢神経系に関連した後遺症を認めた。関節炎や蜂窩織炎で発症した症例では死亡率、後遺症率共に0％で予後は良好であった（表1）[2]。

## 3. 治療方法

治療の基本はアンピシリンナトリウムの静脈内投与で、敗血症では10〜14日間、髄膜炎では14〜21日間が標準的で、関節炎では3〜4週間、可能な限り関節鏡や

## 【表1】 早発型／遅発型 GBS 感染症の診断名と予後

| | 診断名 | 症例数（%） | 死亡（%） | 後遺症（%） |
|---|---|---|---|---|
| 早発型 | 敗血症 | 97（73%） | 5（5.2%） | 6（6.2%） |
| | 髄膜炎 | 34（26%） | 1（2.9%） | 9（26.5%） |
| | 関節炎 | 1（1%） | 0 | 0 |
| | 蜂窩織炎 | 1（1%） | 0 | 0 |
| | 全体 | 133 | 6（4.5%） | 15（11.3%） |
| 遅発型 | 敗血症 | 140（51%） | 4（2.8%） | 9（6.4%） |
| | 髄膜炎 | 123（45%） | 8（6.6%） | 38（31.1%） |
| | 関節炎 | 2（1%） | 0 | 0 |
| | 蜂窩織炎 | 9（3%） | 0 | 0 |
| | 全体 | 274 | 47（17.2%） | 59（21.5%） |

（文献2より引用改変）

関節切開によるドレナージの併用が推奨されている。

## 4. 経母乳感染

　11例（2.8%）に GBS 感染症の再感染を認めたが、経母乳感染症例があり、反復感染の場合は母乳培養の重要性が示唆された。Zimmermann は経母乳感染による遅発型 GBS 感染症について報告した[3]。母乳中に GBS を分泌し得る母体は0.8～3.5%とされ、経母乳感染による遅発型 GBS 感染症の発症率は低いはずだが、実際には当該症例が一定数存在し、その場合は再発率が高い。母体皮膚や産道から新生児の口腔内に入った GBS が吸啜時に乳管内に逆行性感染し、増殖して感染源になるとする説、母体腸管内の GBS が乳腺組織に移行して哺乳時に新生児に感染するとする説があるが、感染発症機序はいまだ明らかではない。ただし、遅発型 GBS 感染症に対して積極的に母乳中 GBS 検査を行うべきかについては議論が続いている[4]。

## 早発型／遅発型 GBS 感染症（産科医療補償制度調査報告から）

　脳性麻痺の主原因が GBS 感染症とされた産科医療補償制度対象事例43件（早発型 GBS 感染症18件、遅発型 GBS 感染症25件）についての分析がなされた[5]。早発型 GBS 感染症の72%が妊娠中 GBS スクリーニング陰性で、50%はガイドラインが推奨する分娩前5週間以内にスクリーニングが実施されていた（表2）。従って、妊娠中 GBS スクリーニング陰性でも早発型 GBS 感染症発症の可能性があることに注意せねばならない。早発型 GBS 感染症は分娩施設入院中に発症する可

**【表2】早発型／遅発型 GBS 感染症（補償制度対象事例）における妊娠中 GBS スクリーニング実施状況**

|  | 早発型（例数） | 早発型（%） | 遅発型（例数） | 遅発型（%） |
|---|---|---|---|---|
| スクリーニング陽性 | 5 | 27.8 | 6 | 24 |
| スクリーニング陰性 | 13 | 72.2 | 17 | 68 |
| 分娩前 5 週間以内陰性 | 9 | 50 | 12 | 48 |
| スクリーニングなし | 0 | 0 | 2 | 8 |

（日本医療機能評価機構 産科医療補償制度再発防止委員会．"新生児管理について"．第 10 回産科医療補償制度再発防止に関する報告書．東京，日本医療機能評価機構，2020，25．より引用改変）

**【表3】入院中発症事例の初発症状**

| 症 状 | 症例数 | % |
|---|---|---|
| 呼吸障害（多呼吸、呻吟、陥没呼吸など） | 14 | 77.8 |
| 頻脈 | 8 | 44.4 |
| 発熱（38℃以上、体熱感） | 7 | 38.9 |
| チアノーゼ | 4 | 22.2 |
| けいれん | 4 | 22.2 |
| 低体温 | 4 | 22.2 |
| 哺乳不良 | 4 | 22.2 |
| 顔色不良 | 3 | 16.7 |
| 四肢冷感 | 2 | 11.1 |

（日本医療機能評価機構 産科医療補償制度再発防止委員会．"新生児管理について"．第 10 回産科医療補償制度再発防止に関する報告書．東京，日本医療機能評価機構，2020，26．より引用改変）

**【表4】退院後発症事例の初発症状**

| 症 状 | 症例数 | % |
|---|---|---|
| 哺乳不良（飲みが悪い、哺乳せず） | 14 | 56 |
| 活気不良（元気ない、泣かない、ぐったり、寝たまま） | 11 | 44 |
| 発熱（38℃以上、体熱感） | 9 | 36 |
| 不機嫌（機嫌が悪い、泣きやまない） | 6 | 24 |
| 顔色、皮膚色不良（蒼白、紅潮） | 5 | 20 |
| 嘔吐 | 4 | 16 |
| 呼吸状態の変化（呻吟、痰が絡むような呼吸） | 4 | 16 |
| けいれん（びくつき、凝視） | 2 | 8 |

（日本医療機能評価機構 産科医療補償制度再発防止委員会．"新生児管理について"．第 10 回産科医療補償制度再発防止に関する報告書．東京，日本医療機能評価機構，2020，27．より引用改変）

能性が高い。入院中発症事例（早発型 14 例、遅発型 4 例）の初発症状は、呼吸障害 78%、頻脈 44%、38℃以上の発熱 39%の順に多かった（表3）。

　一方、遅発型 GBS 感染症の 68%が妊娠中 GBS スクリーニング陰性であった。遅発型 GBS 感染症は退院後自宅で発症する可能性が高い。退院後発症事例（早発型 4 例、遅発型 21 例）の初発症状は、哺乳不良 56%、活気不良 44%、38℃以上の発熱 36%、不機嫌 24%の順に多かった（表4）。

## 妊娠中の GBS 感染予防策（『産婦人科診療ガイドライン：産科編 2023』から）

　新生児 GBS 感染症予防のためには、スクリーニング検査と抗菌薬投与を正しく

行う必要があり、『産婦人科診療ガイドライン：産科編2023』（以下、『ガイドライン2023』）では以下の予防法を推奨している。分娩時の産道内GBS存在予測のためには、分娩前5週間以内でのスクリーニング検査（検体採取）が望ましい。分娩時GBS保菌に対する陽性的中率（検査が陽性で分娩時も陽性）と陰性的中率（検査が陰性で分娩時も陰性）は、スクリーニングから6週間以降の分娩の場合（43%、80%）はスクリーニングから5週間以内の分娩の場合（87%、95%）より低い。これはスクリーニング検査から6週間以上経過した分娩の場合には、GBS陰性症例の20%が分娩時産道にGBSを保菌していることを意味する。『産婦人科診療ガイドライン：産科編2017』以降は妊娠35〜37週での検査を推奨しており、それ以前に検査された場合は5週間以上経過時点で再検査を要する。なお、『米国産婦人科学会ガイドライン』（2020年）では、推奨採取時期を妊娠36〜37週に変更している[6]。検体採取は、腟鏡を用いず綿棒で腟入口部から採取する。肛門からも採取するが、肛門括約筋を越えた部位と肛門周囲（表面）では陽性率が変わらないので、両者いずれも可とする。培地はGBS専用培地が好ましいが、臨床現場では一般培地を用いている施設も少なくない。

抗菌薬による予防法として、米国ではアンピシリンナトリウム（初回に2gを投与し以後4時間ごとに1gを分娩まで投与）やベンジルペニシリンカリウム（ペニシリンG）が推奨されている[6]。わが国では保険適用範囲を超える可能性があり、インフォームド・コンセント後の投与が望ましいとしている。

## 症例の振り返り

本項では、遅発型GBS感染症2症例を提示し、早発型および遅発型GBS感染症の病態と妊娠中の予防法について解説した。

症例52は産褥42日に乳腺炎による母体発熱に引き続いて、日齢44に右肩関節炎を伴う新生児発熱で発症した遅発型GBS感染症である。妊娠中GBSスクリーニング陰性で生後発症まで長時間を要しているため、垂直感染（産道感染）より水平感染を疑わせる。水平感染の原因は母体乳腺炎の可能性が高いが、母乳培養結果が不明なため断言はできない。

症例53は日齢13に新生児発熱で発症した遅発型GBS感染症である。妊娠中GBSスクリーニングは陰性だが、水平感染を強く疑う所見（母体乳腺炎など）はなく、発症時期が比較的早期なことから垂直感染（産道感染）を完全には否定できない。GBSスクリーニングは『ガイドライン2023』の推奨時期（妊娠35週）に行ったが、厳密にいえば分娩まで5週間以上経過している。しかし、本症例を妊

娠40週で再度スクリーニングすることは現実的ではない。前述したように、スクリーニング陰性の5〜20%が分娩時産道にGBSを保菌しているので、われわれはGBSスクリーニング陰性を過信することなく、新生児感染症を疑った場合にはGBSを疑う目を持ち続けることが肝要である。

## 今回の VIEWPOINT

❶ 妊娠中GBSスクリーニング陰性の5〜20%が、分娩時産道にGBSを保菌していると認識する。 一次 高次

❷ GBSスクリーニングは妊娠35〜37週（分娩前5週間以内）に行い、より早期に行われた場合は再検査する。 一次 高次

❸ 早発型GBS感染症は日齢0発症が最多で、初発症状（呼吸障害、頻脈、発熱など）に注意する。 一次 高次

❹ 遅発型GBS感染症は日齢14〜20発症が最多で、初発症状（哺乳不良、活気不良、発熱、不機嫌など）に注意する。 一次 高次

❺ 遅発型GBS感染症の水平感染源として母体乳腺炎に注意する。 一次 高次

❻ 新生児GBS感染症を疑う場合は、速やかに高次医療施設小児科への受診を勧める。 一次

### ■引用・参考文献

1) Matsubara, K. et al. Early-onset and late-onset group B streptococcal disease in Japan：a nationwide surveillance study, 2004-2010. Int J Infect Dis. 17（6）, 2013, e379-84.
2) Matsubara, K. et al. Group B streptococcal disease in infants in the first year of life：a nationwide surveillance study in Japan, 2011-2015. Infection. 45（4）, 2017, 449-58.
3) Zimmermann, P. et al. The controversial role of breast milk in GBS late-onset disease. J Infect. 74（Suppl 1）, 2017, s34-40.
4) 吉田未識ほか. 新生児期の反復性遅発型GBS菌血症の原因として経母乳感染が示唆された1例. 小児感染免疫. 31（2）, 2019, 163-7.
5) 日本医療評価機構 産科医療補償制度再発防止委員会. "脳性麻痺発症の主たる原因がGBS感染症とされた事例について". 第10回産科医療補償制度再発防止に関する報告書：産科医療の質の向上に向けて. 東京, 日本医療機能評価機構, 2020, 25-7.
6) Prevention of group B streptococcal early-onset disease in newborns：ACOG Committee Opinion Number 797. Obstet Gynecol.135（2）, 2020, e51-72.

CTG series

# SECTION
# 32

# CTG 判読の基本と波形分類

## 胎児心拍数陣痛図（CTG）

　胎児は、分娩に必要不可欠な陣痛というストレスに 10〜20 時間耐えながら生まれてくる。昔は分娩中の胎児状態を知るすべがなかったため、多くの児がその経過で命を落としていた。先達は胎児情報を得ようとさまざまな試みを続けてきた。

　1958 年に Hon が、連続した胎児心拍数の変化を記録し、そのパターンを分類して胎児状態を評価する方法を初めて開発した。それがさまざまな進化を経て現在の胎児心拍数モニタリング（cardiotocography；CTG）として普及している。胎児酸素飽和度をモニタリングする試みもなされたが、実用化には至らなかった。従って、われわれは CTG における胎児心拍数変化のみからさまざまなことを評価し、予想し、対応せねばならない。

## CTG 判読の基本

### 1．胎児心拍数基線

　胎児心拍数基線は 110〜160bpm を正常脈、110bpm 未満を徐脈、160bpm を超えると頻脈とする。

　頻脈の原因因子は、母体発熱、絨毛膜羊膜炎、胎児敗血症、薬剤の影響（リトドリン塩酸塩、アトロピン硫酸塩など）、胎児低酸素症、胎児貧血、胎児頻脈性不整脈、母体甲状腺機能亢進症などである。

　徐脈の原因因子は、母体低血圧、母体低酸素、子宮破裂、常位胎盤早期剥離、臍帯脱出、胎児貧血、胎児低酸素、胎児徐脈性不整脈などである。

### 2．基線細変動

　2 サイクル／分以上の胎児心拍数の変動で、振幅の大きさで 4 段階（消失、減少、中等度、増加）に分類する。基線細変動は延髄や中脳の存在下で発生し大脳皮質で

修飾されるため、それらの障害により消失する。胎児睡眠サイクルの影響を受け、REM 睡眠期には増加し non-REM 睡眠期には減少する。胎児低酸素初期段階（アシドーシスなし）では増加し、アシドーシスに陥ると減少する。

## 3. 一過性頻脈

心拍数のピークまでが 30 秒未満の急速な増加（15bpm 以上）であり、その存在は中枢神経系の酸素化と心臓反応性が正常であることを示している。影響を与える因子は、胎動、臍帯圧迫、内診、児頭刺激、振動音刺激試験（vibro-acoustic stimulation test；VAST）などである。

## 4. 一過性徐脈

胎児心拍数の減少を意味し、早発一過性徐脈（心拍数が緩徐に減少し徐脈最下点が子宮収縮最強点と一致：児頭圧迫による迷走神経刺激で発生）、遅発一過性徐脈（心拍数が緩徐に減少し徐脈最下点が子宮収縮最強点より遅れる：子宮収縮による胎盤から胎児への酸素供給減少、一過性低酸素状態で発生）、変動一過性徐脈（心拍数が急激に減少し徐脈最下点や持続時間が子宮収縮ごとに変動する：臍帯静脈圧迫による迷走神経刺激で発生）、遷延一過性徐脈（徐脈持続時間が 2 分以上 10 分未満：誘因が持続した場合に早発、遅発、変動一過性徐脈のいずれかの機序で発生）に分類される。

## 5. サイナソイダルパターン

心拍数曲線が規則的でサイン曲線を示すもの。原因因子は、胎児貧血（胎児ヘマトクリット 30% 未満）、中枢神経障害を伴う胎児低酸素症、胎児感染症、胎児吸啜運動、胎児睡眠サイクルなどである。

### 症例 54

29 歳、G2P1。妊娠中は問題なく経過した。妊娠 39 週 5 日、午前 3 時 30 分、陣痛発来にて当院へ入院。子宮口開大 5cm、CTG 上は胎児心拍数基線 155bpm、基線細変動中等度、一過性徐脈なく一過性頻脈を認め、波形レベル 1 の状態であった。5 時 5 分に子宮口全開大となった。その 5 分後の CTG を図 1 に示す。

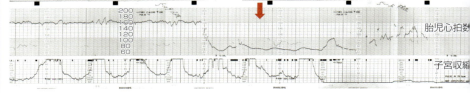

**【図1】子宮口全開大から児娩出までのCTG**

> **Try!** 自分ならどう判断・診断してどう動くか 考えてから読み進めよう

助産師：胎児心音が不安定でレベル5なので酸素を投与しています。
医　師：何がどう不安定なの？ 子宮口は全開しているの？ 吸引で出せる状態なの？
助産師：排臨手前で、会陰切開が必要です。
医　師：吸引できる状態なの？ すぐ行くから急速遂娩の用意をして！

　5時10分に突然の高度遷延一過性徐脈（最下点70bpm）（直前の基線細変動減少を加味して波形レベル5）を認めたため、5時12分（図1矢印）に担当助産師は医師（院内当直室にいてCTGモニターを見ることができない状況）へ状況報告し、分娩立ち会いを依頼するとともに酸素10L経母体マスク投与を開始した。5時15分に医師到着、胎児心拍数が回復しないため急速遂娩を準備した。5時18分、子宮底圧迫法1回にて2,998g、Apgarスコア1分値7点/5分値9点、臍帯動脈血pH 7.275の男児を娩出した。臍帯過捻転を認めたが、出生後の児の状態は安定しており、産褥5日目に母児共に退院した。
　前述の下線部分の実際の会話は上記の通りである。

本症例は「臍帯過捻転」

## 症例55

　33歳、G2P1。妊娠中、胎児発育不全（fetal growth restriction；FGR）で慎重に管理していた。妊娠38週2日、午前9時50分、破水にて当院へ入院。子宮口開大5cm、CTG上は胎児心拍数基線150bpm、基線細変動やや減少、胎児一過性頻脈を認め、波形レベル2の状態であった。午前11時、子宮口開大7cm時に助産師から医師（外来診療中でCTGモニターを見られる状況）へ状況報告があった（図2矢印）。その時点でのCTGは以下の通り。

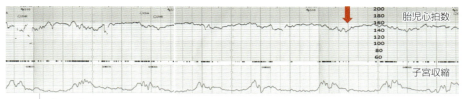
胎児心拍数
子宮収縮

【図2】子宮口開大7cm時のCTG

**Try!** 自分ならどう判断・診断してどう動くか 考えてから読み進めよう

助産師：今、子宮口7cmです。大きな問題なく分娩進行中でレベル3です。
医　師：モニターでは毎回わずかに遅発で落ちているようだけど、リスクのない患者さん？
助産師：外来カルテに児が小さめとの記載あります。
医　師：フルモニタリングで慎重に観察するように。

　<u>胎児心拍数基線150bpm、基線細変動減少、軽度遅発一過性徐脈を認め、レベル3（患者背景にFGRの存在を加味すると波形レベル4）の状態であった。</u>その後、CTG所見の悪化は認めず順調に分娩が進行。15時45分、2,212g、Apgarスコア1分値6点/5分値8点、臍帯動脈血pH 7.135の女児を娩出した。臍帯過少捻転を認め、低出生体重児のためクベース（保育器）内管理となったが、出生後の児の状態は安定しており産褥5日目に母児共に退院した。

　前述の下線部分の実際の会話は上記の通りである（医師は外来診療中で、CTGモニターを見られる状態）。

**本症例は「臍帯過少捻転の低出生体重児」**

## 波形分類のポイント

　波形分類には、3段階評価と5段階評価がある。米国（category Ⅰ、Ⅱ、Ⅲ）、カナダ（normal、atypical、abnormal）、英国（reassuring、non-reassuring、abnormal）では前者、わが国（正常、亜正常、軽度異常、中等度異常、高度異常）では後者が使用されている。わが国が5段階評価を導入した理由は、3段階法がシンプルすぎること、categoryⅡがあまりにも広範囲をカバーしている点にあった。わが国が導入した波形分類（5段階評価）の分類を図3[1]に示す。

表1 胎児心拍数波形のレベル分類

| レベル表記 | 日本語表記 | 英語表記 |
|---|---|---|
| レベル1 | 正常波形 | normal pattern |
| レベル2 | 亜正常波形 | benign variant pattern |
| レベル3 | 異常波形（軽度） | mild variant pattern |
| レベル4 | 異常波形（中等度） | moderate variant pattern |
| レベル5 | 異常波形（高度） | severe variant pattern |

（文献1より引用）

表2-1 基線細変動正常例

| 一過性徐脈<br>心拍数基線 | なし | 早発 | 変動 | | 遅発 | | 遷延 | |
|---|---|---|---|---|---|---|---|---|
| | | | 軽度 | 高度 | 軽度 | 高度 | 軽度 | 高度 |
| 正常脈 | 1 | 2 | 2 | 3 | 3 | 3 | 3 | 4 |
| 頻脈 | 2 | 2 | 3 | 3 | 3 | 4 | 3 | 4 |
| 徐脈 | 3 | 3 | 3 | 4 | 4 | 4 | 4 | 4 |
| 徐脈（<80） | 4 | 4 | | 4 | 4 | 4 | | |

（文献1より引用）

表2-2 基線細変動減少例

| 一過性徐脈<br>心拍数基線 | なし | 早発 | 変動 | | 遅発 | | 遷延 | |
|---|---|---|---|---|---|---|---|---|
| | | | 軽度 | 高度 | 軽度 | 高度 | 軽度 | 高度 |
| 正常脈 | 2 | 3 | 3 | 4 | 3* | 4 | 4 | 5 |
| 頻脈 | 3 | 3 | 4 | 4 | 4 | 5 | 4 | 5 |
| 徐脈 | 4 | 4 | 4 | 5 | 5 | 5 | 5 | 5 |
| 徐脈（<80） | 5 | 5 | 5 | 5 | 5 | 5 | | |

＊正常脈＋軽度遅発一過性徐脈：健常胎児においても比較的頻繁に認められるので「3」とする。ただし、背景に胎児発育不全や胎盤異常などがある場合は「4」とする。
（文献1より引用）

表2-3 基線細変動消失例

| 一過性徐脈 | なし | 早発 | 変動 | | 遅発 | | 遷延 | |
|---|---|---|---|---|---|---|---|---|
| | | | 軽度 | 高度 | 軽度 | 高度 | 軽度 | 高度 |
| 心拍数基線にかかわらず | 4 | 5 | 5 | 5 | 5 | 5 | 5 | 5 |

＊薬剤投与や胎児異常など特別な誘因がある場合は個別に判断する。
＊心拍数基線が徐脈（高度を含む）の場合は一過性徐脈のない症例も"5"と判定する。（文献1より引用）

表2-4 基線細変動増加例

| 一過性徐脈 | なし | 早発 | 変動 | | 遅発 | | 遷延 | |
|---|---|---|---|---|---|---|---|---|
| | | | 軽度 | 高度 | 軽度 | 高度 | 軽度 | 高度 |
| 心拍数基線にかかわらず | 2 | 2 | 3 | 3 | 3 | 4 | 3 | 4 |

＊心拍数基線が明らかに徐脈と判定される症例では、表2-1の徐脈（高度を含む）に準じる。（文献1より引用）

【図3】胎児心拍数波形の分類に基づく分娩時胎児管理の指針 （文献2より転載）

#### 表2-5 サイナソイダルパターン

| 一過性徐脈 | な し | 早 発 | 変 動 | | 遅 発 | | 遷 延 | |
|---|---|---|---|---|---|---|---|---|
| | | | 軽 度 | 高 度 | 軽 度 | 高 度 | 軽 度 | 高 度 |
| 心拍数基線にかかわらず | 4 | 4 | 4 | 4 | 5 | 5 | 5 | 5 |

付記：
ⅰ．用語の定義は日本産科婦人科学会 55 巻 8 月号周産期委員会報告による。
ⅱ．ここでサイナソイダルパターンと定義する波形は ⅰ の定義に加えて以下を満たすものとする
　　①持続時間に関して 10 分以上。
　　②滑らかなサインカーブとは short term variability が消失もしくは著しく減少している。
　　③一過性頻脈を伴わない。
ⅲ．一過性徐脈はそれぞれ軽度と高度に分類し、以下のものを高度、それ以外を軽度とする。
　　• 遅発一過性徐脈：基線から最下点までの心拍数低下が 15bpm 以上
　　• 変動一過性徐脈：最下点が 70bpm 未満で持続時間が 30 秒以上、または最下点が 70bpm 以上
　　　80bpm 未満で持続時間が 60 秒以上
　　• 遷延一過性徐脈：最下点が 80bpm 未満
ⅳ．一過性徐脈の開始は心拍数の下降が肉眼で明瞭に認識できる点とし、終了は基線と判定できる安定した
　　心拍数の持続が始まる点とする。心拍数の最下点は一連のつながりを持つ一過性徐脈の中の最も低い心
　　拍数とするが、心拍数の下降の緩急を解読するときは最初のボトムを最下点として時間を計測する。

(文献 1 より引用)

#### 表3　胎児心拍数波形分類に基づく対応と処置（おもに 32 週以降症例に関して）

| 波形レベル | 対応と処置 | |
|---|---|---|
| | 医　師 | 助産師** |
| 1 | A：経過観察 | A：経過観察 |
| 2 | A：経過観察<br>　　　　　　　または<br>B：監視の強化、保存的処置の施行<br>　　および原因検索 | B：連続監視、医師に報告する |
| 3 | B：監視の強化、保存的処置の施行<br>　　および原因検索<br>　　　　　　　または<br>C：保存的処置の施行および原因検索、<br>　　急速遂娩の準備 | B：連続監視、医師に報告する<br>　　　　　　　または<br>C：連続監視、医師の立ち会いを要請、急速<br>　　遂娩の準備 |
| 4 | C：保存的処置の施行および原因検索、<br>　　急速遂娩の準備<br>　　　　　　　または<br>D：急速遂娩の実行、新生児蘇生の準備 | C：連続監視、医師の立ち会いを要請、急速<br>　　遂娩の準備<br>　　　　　　　または<br>D：急速遂娩の実行、新生児蘇生の準備 |
| 5 | D：急速遂娩の実行、新生児蘇生の準備 | D：急速遂娩の実行、新生児蘇生の準備 |

〈保存的処置の内容〉
一般的処置：体位変換、酸素投与、輸液、陣痛促進薬注入速度の調節・停止など
場合による処置：人工羊水注入、刺激による一過性頻脈の誘発、子宮収縮抑制薬の投与など
**：医療機関における助産師の対応と処置を示し、助産所におけるものではない。　　(文献 1 より引用)

## 波形分類の有用性に関する報告

波形分類の導入前後で新生児予後の劇的な改善が見られたとの報告は現時点ではない。しかし、波形分類、特に5段階評価が新生児の臍帯動脈血pHと有意な相関関係にあり、観察者間での再現性が優れているなど、波形分類の妥当性に関する報告は多い。

Sadakaらは、5段階評価による波形分類と臍帯動脈血pHには有意な相関があり、波形分類が産科医療従事者による分娩管理に有用であると報告した[3]。Ikedaらは、分娩第2期の波形分類だけでなく、レベル3~4の持続時間も酸血症と相関があると報告した[4]。

Kikuchiらは、3段階評価法、5段階評価法共に波形分類と新生児予後との間に明らかな関連性を認め、5段階評価法はより関連性が強いと報告した[5]。

Hayashiらは、波形分類について観察者内再現性、観察者間再現性共に認められ、本指針に沿った医療介入が新生児予後の悪化を防ぎ得ると報告した[6]。

## 波形分類のピットフォール

### 1. 急速に進んだ導入

CTGにおける波形分類は、2008年に日本産科婦人科学会周産期委員会が指針案を提唱、2010年に同学会が改正案を承認し、わずか1年後には『産婦人科診療ガイドライン：産科編2011』に掲載されるという異例の速さで導入が進んだ。導入の検討が議論された当時には、導入推進派と慎重派が存在していたと承知している。提唱からガイドライン掲載までの短期間に全国医療従事者への十分な周知活動とコンセンサス取得がなされたかについては正直疑問が残るが、現在では多くの周産期施設で波形分類が周知されるようになった。

### 2. 波形分類の重要性はどこにあるのか

波形分類は世界に先駆けた画期的な判読方法の1つであるが、筆者は活用における落とし穴や注意点が存在すると感じている。

以前CTGをテーマにする研究会で何枚ものCTG波形のスライドが映し出され、演者が聴衆に「この波形はレベル○でしょうか？ 分かる人は挙手して」と、まるで早押しクイズのようなやり取りをしているのを見て、大きな違和感を覚えた記憶がある。

波形分類の重要性は、医療従事者間における CTG 波形判読レベルの差を減らすこと、助産師から医師への CTG 異常所見の報告タイミングのばらつきをなくすことにあると思われる。レベル 1 か 2 かの分類に時間をかけることはあまり意味がない。レベル 4 と 5 をしっかり判読できればおよそ十分と思われる。レベル 1～5 を暗記することは、不可能であるし意味が乏しい。

## 症例の振り返り

症例 54 の CTG（図 1）は、「基線細変動減少、正常脈、高度遷延一過性徐脈」で医師への報告時点で既に波形レベル 5 だが、「心音不安定です」「レベル 4～5 です」と報告されても、CTG モニターを見ていない医師は状況を把握できない。「1 回経産婦、排臨手前、突然、胎児心拍 70bpm まで落ちて 2 分以上戻りません。高度徐脈です（レベルで言えば 5 です）。急速遂娩が必要なので至急来てください」との報告で、初めて状態が伝わるのである。なお、この場合に現場の担当者には波形分類を考える余裕はないだろう。

症例 55 の CTG（図 2）は「基線細変動減少、正常脈、軽度遅発一過性徐脈」で波形レベル 3 だが、背景に胎児発育不全があるのでレベル 4 になる。臨床現場で症例 55 について、レベル 3 かレベル 4 かを議論することで医師への報告までに時間を費やすことはナンセンスである。医師も本症例の CTG 所見について助産師から「レベル 4 です」と報告されてもピンとこない。「1 回経産婦、7cm 開大、胎児発育不全の患者の CTG ですが、基線細変動が減少しており、正常脈ですが軽度遅発一過性徐脈が頻発します。レベルで言えば 4 だと思います」との報告で、初めて状態が伝わるのである。

## 臨床での CTG の判読

胎児心拍数波形判読の際は、「まずは波形レベルを分類する」ではなく、「所見を順序立てて判読し、もし波形レベル分類するとレベル○に相当する」という順序であることを認識しなくてはならない。このことは、波形分類導入に尽力された故岡井崇先生もコメントされている（表）[7]。以下に岡井先生のコメントの一部[7]を紹介するので、波形分類導入時の葛藤と今後への期待を感じ取ってほしい（図 4）。

**岡井崇先生による波形分類導入時のコメント** (文献7より引用改変)

　胎児心拍数変動の生理学的意義についての解析はいまだ不十分で、われわれの知識も浅薄である。胎児心拍数変化のみで胎児状態を推量することに、限界があるのは当然である。しかし、分娩中の胎児低酸素状態の診断は他に方法がないため、胎児心拍数パターンの判読に頼らざるを得ない。2010年に日本産科婦人科学会は、上記の限界を認識しつつも臨床現場の必要性に応えるため、レベル判定指針を提言した。できるだけエビデンスレベルの高いデータを参考にし、帝王切開術率の無用な上昇を避けること、周産期施設での専門医の判断基準を尊重すること、各施設の人員や設備に応じて対応に幅を持たせることを理念の中心に置いた。会員の皆さんには5年間はこの指針を用いていただき、その後に皆さんの手によって改訂を加えられ、より有益性の高い指針として成熟していくことを期待している。

**【表】 胎児心拍数波形レベル分類を用いた波形判読の順序**

日本産科婦人科学会の胎児心拍数波形レベル分類による波形判読は以下の順に行うのがよい。
①胎児心拍数基線細変動を判定する。
②胎児心拍数を判定する。
③一過性徐脈があれば分類する。
④一過性徐脈について高度か軽度かに分類する。
⑤上記所見から最終的にレベルを判定する。

(文献7より引用改変)

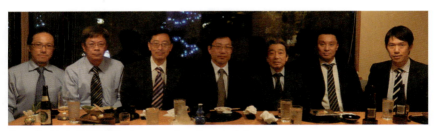

**【図4】 筆者依頼講演時のメンバー (2012年)**
左から、長谷川潤一先生、関沢明彦先生、久保田健夫先生、筆者、岡井崇先生、松岡隆先生、市塚清健先生

## 今回 の VIEWPOINT

❶わが国の波形分類は5段階評価法である。 [一次] [高次]

❷胎児心拍数基線細変動、胎児心拍数、一過性徐脈分類、一過性徐脈程度の順番で判読し最終的にレベルを判定する。 [一次] [高次]

❸担当助産師が医師へ報告する際は、単純にレベルを伝えるのではなく、上記所見を順序立てて報告する。 [一次] [高次]

❹レベル3〜5が異常であり、各医療施設の実情に合わせた医療介入を行う。 [一次] [高次]

❺波形分類の導入前後で、新生児予後の劇的な改善が見られたとの明確なエビデンスは現時点ではない。 [一次] [高次]

❻波形分類、特に5段階評価が新生児の臍帯動脈血pHと有意な相関関係にあり、観察者間での再現性が優れているなど、波形分類の妥当性に関する報告は多い。 [一次] [高次]

### ■引用・参考文献

1) 岡井崇, 他. 日本産科婦人科学会周産期委員会　委員会提案. 胎児心拍数波形の分類に基づく胎児管理の指針 (2010年版). 日本産科婦人科学会雑誌. 62, 2010, 2068−2073 (Guideline).

2) 日本産科婦人科学会／日本産婦人科医会. "CQ411 胎児心拍数陣痛図の評価法とその対応は?". 産婦人科診療ガイドライン：産科編2023. 東京, 日本産科婦人科学会, 2023, 233-7.

3) Sadaka, A. et al. Observation on validity of the five-tier system for fetal heart rate pattern interpretation proposed by Japan Society of Obstetricians and Gynecologists. J Matern Fetal Neonatal Med. 24 (12), 2011, 1465-69.

4) Ikeda, S. et al. Fetal heart rate pattern interpretation in the second stage of labor using the five-tier classification：Impact of the degree and duration on severe fetal acidosis. J Obstet Gynecol Res. 40 (5), 2014, 1274-80.

5) Kikuchi, H. et al. Evaluation of 3-tier and 5-tier FHR pattern classification using umbilical blood pH and base excess at delivery. PLos One. 15 (2), 2020, e0228630.

6) Hayashi, M. et al. Fetal heart rate classification proposed by the Perinatology Committee of the Japan Society of Obstetrics and Gynecology：Reproducibility and clinical usefulness. J Nippon Med Sch. 79 (1), 2012, 60-8.

7) 岡井崇. 胎児心拍数モニタリング：胎児心拍数陣痛図の判読と胎児管理の指針. 日本産科婦人科学会雑誌. 64 (11), 2012, N435-42.

# SECTION 33

## 分娩進行中に突然の胎児徐脈を認めたらどうする？
―― 胎児徐脈の原因 ――

### 症例 56

　39歳、G2P1、妊娠中異常なく経過した。妊娠39週2日18時50分、陣痛発来にて当院へ入院した（入院時子宮口開大4cm）。入院時CTGはreassuring fetal status（健常）であった。23時、子宮口開大7cmの時点でのCTGを以下に示す（図1⬇）。

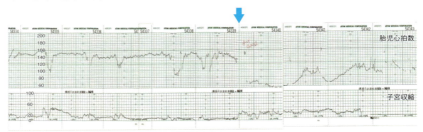

【図1】分娩直前のCTG

**Try!** 自分ならどう判断・診断してどう動くか 考えてから読み進めよう

　変動一過性徐脈が繰り返し出現し始めた。23時12分、子宮口開大9cm時に破水したが、血性羊水で突然の胎児徐脈（最下点50bpm）が出現したため、酸素10Lを経母体投与し、担当助産師は医師に報告するとともに急速遂娩の準備を行った。

　常位胎盤早期剥離を疑ったが、持続性腹痛や子宮板状硬は認めなかった。23時24分、吸引分娩にて2,736g、Apgarスコア1分値7点/5分値10点、臍帯動脈血pH 7.145の女児を娩出したが、児娩出直後に中血塊と共に胎盤が自然娩出し、常位胎盤早期剥離（剥離面積：胎盤の約30%）を認めた。分娩時出血は180gであった。分娩後は順調に経過し、産褥5日目に母児共に退院した。

本症例は「陣痛発来後の常位胎盤早期剥離」

### 症例 57

　34 歳、G1P0、妊娠中問題なく経過した。妊娠 36 週 1 日 19 時、陣痛発来にて当院へ入院した（入院時子宮口開大 6cm）。入院時 CTG は reassuring fetal status であった。20 時 12 分、子宮口全開大時の CTG を以下に示す（図 2）。

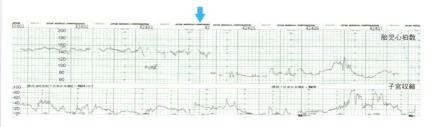

【図 2】分娩直前の CTG

> **Try!** 自分ならどう判断・診断してどう動くか 考えてから読み進めよう

　突然、胎児徐脈（最下点 70bpm）が出現した（⬇）ため、酸素 10L を経母体投与し、担当助産師は医師に報告するとともに急速遂娩の準備をした。

　20 時 20 分、吸引分娩にて 2,646g、Apgar スコア 1 分値 3 点 /5 分値 8 点の女児を娩出したが、その時点で初めて血性羊水を認め、常位胎盤早期剥離（剥離面積：胎盤の約 20%）と判明した。分娩時出血は 140g であった。分娩後は順調に経過し、産褥 5 日目に母児共に退院した。

**本症例は「陣痛発来後の常位胎盤早期剥離」**

### 症例 58

　31 歳、G2P1、妊娠中異常なく経過した。妊娠 38 週 4 日 13 時 45 分、陣痛発来にて当院へ入院した（入院時子宮口開大 5cm）。入院時 CTG は reassuring fetal status であった。14 時 43 分、子宮口全開大時の CTG は以下の通り（図 3）。

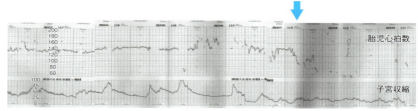

【図 3】分娩直前の CTG

**Try!** 自分ならどう判断・診断してどう動くか 考えてから読み進めよう

突然の胎児徐脈（最下点 75bpm）が出現した（⬇）ため、酸素 10L を経母体投与し、担当助産師は医師に報告するとともに急速遂娩の準備をした。

14 時 48 分、子宮底圧迫法にて 2,996g、Apgar スコア 1 分値 8 点 /5 分値 10 点、臍帯動脈血 pH 7.165 の女児を娩出した。臍帯頸部巻絡 1 回および臍帯過少捻転（臍帯静脈捻転回数 0 回、臍帯動脈捻転回数 1 回）を認め、ワルトン膠質はほとんどなかった。分娩後は順調に経過し、産褥 5 日目に母児共に退院した。

本症例は「臍帯過少捻転」

## 症例 59

31 歳、G1P0、妊娠中問題なく経過した。妊娠 40 週 6 日午前 8 時 45 分、陣痛発来にて当院へ入院した（入院時子宮口開大 3cm）。入院時 CTG は reassuring fetal status であった。9 時 30 分、微弱陣痛のためオキシトシン 5 単位 /5％糖液 500mL による陣痛促進を開始した。15 時 00 分、オキシトシン投与（40mL/ 時）中に見られた CTG を以下に示す（図 4）。

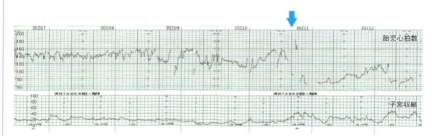

【図 4】 分娩直前の CTG

**Try!** 自分ならどう判断・診断してどう動くか 考えてから読み進めよう

突然、胎児徐脈（最下点 70bpm）が出現した（⬇）ため、担当助産師が医師に報告するとともに、酸素 10L を経母体投与して促進を中止し、緊急帝王切開術を決定した。

口頭にて同意取得、各種前処置は省略、ケタラール®（ケタミン塩酸塩）筋注による緊急帝王切開術にて、15 時 24 分に 2,784g、Apgar スコア 1 分値 3 点

/5分値5点の女児を娩出した。臍帯卵膜付着とワルトン膠質部分欠損を認めた。分娩後は順調に経過し、産褥8日目に母児共に退院した。

本症例は「臍帯卵膜付着・ワルトン膠質部分欠損」

## 症例60

26歳、G1P0、妊娠中問題なく経過した。妊娠40週2日午前1時10分、陣痛発来にて当院へ入院した（入院時子宮口開大3cm）。入院時CTGはreassuring fetal statusであった。8時45分、微弱陣痛と疲労のため、オキシトシン5単位/5％糖液500mLによる陣痛促進を開始した。12時5分、子宮口開大8cm時点のCTGは以下の通り（図5）。

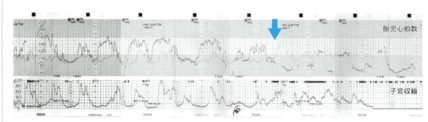

【図5】臍帯脱出発症前から臍帯脱出確認（⬇）および手術室移動までのCTG

> **Try！** 自分ならどう判断・診断してどう動くか 考えてから読み進めよう

遅発一過性徐脈が出現するようになったため酸素10Lの経母体投与を開始した。13時10分、子宮口開大9cm、展退度90％、station −1、断続的な羊水流出を認め、超音波断層法で児頭回旋異常（第1胎向、後方後頭位）と診断した。13時13分、突然、胎児徐脈（最下点70bpm）が出現した（⬇）。13時15分、医師の内診にて臍帯脱出を確認したため、本人・家族に口頭同意を得た上で緊急帝王切開術を決定した。13時25分に手術室入室、13時26分にケタラール®筋注用6mL筋注、13時27分に執刀。13時30分に2,542g、Apgarスコア1分値5点/5分値7点、臍帯動脈血pH 7.10の男児を娩出した（診断から児娩出まで15分）。臍帯脱出以外に臍帯・胎盤異常は認めなかった。

児はA地域周産期母子医療センターNICUへ新生児搬送後、日齢9に退院した。母親も術後は問題なく経過して、産褥8日目に退院した。

本症例は「臍帯脱出」

## 症例 61

　34 歳、G1P0、妊娠高血圧症候群の発症なく経過した。妊娠 40 週 5 日午前 0 時 20 分、陣痛発来にて当院へ入院した（入院時子宮口開大 3cm、血圧 124/80mmHg）。入院時 CTG は reassuring fetal status であった。7 時 13 分、子宮口開大 8cm 時に、LDR 室にて意識消失を伴うけいれんが出現した。このとき、CTG 上では以下のような波形を認めた（図 6）。

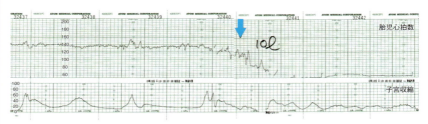

【図 6】けいれん発症時点（⬇）から母体搬送までの CTG

**Try!** 自分ならどう判断・診断してどう動くか 考えてから読み進めよう

　胎児徐脈（最下点 50bpm）を認めたため、担当助産師は医師に報告するとともに酸素 10L 経母体投与を開始した。医師到着時（けいれん発作 2 分後）にはけいれんは自然消失したが、高血圧（210/120mmHg）と意識障害（JCS 200）を認め、胎児徐脈は持続した。子癇あるいは脳卒中が疑われ、B 地域周産期母子医療センターに母体搬送となった。

　B センター到着時、意識障害（JCS 100）あり、血圧 150/100mmHg、胎児心拍数基線は正常域に回復していた。午前 8 時 37 分、緊急帝王切開術にて 2,979g、Apgar スコア 1 分値 5 点/5 分値 8 点の女児を娩出した。手術終了 4 時間後、けいれんが再発したため、ジアゼパム、フェニトインを投与し抗けいれん治療を行った。けいれん再発 1 時間後の MRI にて両側基底核、橋の血管原性浮腫を認めた。

　術後 8 日目に母児共に神経学的後遺症なく退院となった。

**本症例は「子癇発作」**

## 症例 62

31歳、G1P0、妊娠高血圧症候群の発症なく経過した。妊娠39週2日午前0時0分、陣痛発来にてC有床診療所へ入院した（入院時子宮口開大4cm、血圧140/100mmHg）。入院時CTGはreassuring fetal statusであった。その後、血圧上昇（180/120mmHg）を認め、ヒドララジン塩酸塩持続点滴投与でも降圧しないため、D総合周産期母子医療センターへ母体搬送となった。14時5分、子宮口全開大時に意識消失を伴うけいれんが出現した。このときのCTGは以下の通り（図7）。

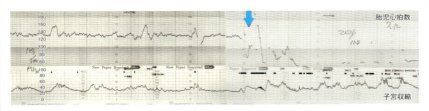

【図7】けいれん発症時点（⬇）から手術室移動移動までのCTG

**Try!** 自分ならどう判断・診断してどう動くか 考えてから読み進めよう

胎児徐脈（最下点50bpm）を認めたため、担当助産師は医師に報告するとともに酸素10L経母体投与を開始した。ジアゼパム静脈投与にてけいれんは短時間で消失したが、高血圧（179/104mmHg）、意識障害（JCS 200）を認め、胎児徐脈は持続した。14時29分、手術室に移動して鉗子分娩にて2,920g、Apgarスコア1分値6点/5分値8点の女児を娩出した。

けいれん2時間後のMRIにて右頭頂葉、左被殻の血管原性浮腫を認めた。ICUで管理し、フェニトイン投与による抗けいれん治療と降圧治療を行った。産褥8日目に母児共に神経学的後遺症なく退院となった。

本症例は「子癇発作」

## 症例 63

29歳、G2P1、妊娠中問題なく経過した。妊娠39週1日23時30分、陣痛発来にて当院へ入院した（入院時子宮口開大5cm）。入院時CTGはreassuring fetal statusであった。翌日午前1時30分に子宮口全開大となった。2時5分、児頭排臨時点でのCTGを以下に示す（図8）。

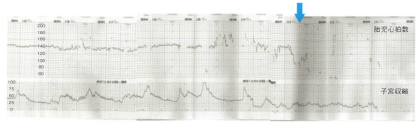

【図 8】分娩直前の CTG

> **Try!** 自分ならどう判断・診断してどう動くか 考えてから読み進めよう

　突然、胎児徐脈（最下点 60bpm）が出現した（⬇）ため、酸素 10L を経母体投与し、担当助産師は医師に報告するとともに急速遂娩の準備を行った。

　2 時 10 分、子宮底圧迫法にて 2,870g の男児を娩出した。即座にラジアントウォーマに移動、心肺停止状態であることを確認したため、バッグバルブマスクを用いた CPAP と胸部圧迫による心肺蘇生術を施行した。生後 1 分時点で心拍再開するも徐脈（60bpm）で自発呼吸はなかった。生後 2 分時点で心拍数が正常化し（130bpm）、自発呼吸も開始した。生後 1 分、5 分、10 分における Apgar スコアはおのおの 1 点（心拍のみ）、6 点、9 点であった。臍帯動脈血液ガス分析結果は、pH 7.365、$PO_2$ < 20.0mmHg、$PCO_2$ 24.9mmHg、BE － 9.1mEq／L であった。臍帯・胎盤共に異常を認めなかった。

　その後の新生児の全身状態は急激に改善したが、念のため E 地域周産期母子医療センター NICU に新生児搬送して各種精査を施行し、異常なく日齢 8 に退院、母親は産褥 4 日に退院した。

本症例は「原因不明（胎児迷走神経反射疑い）」

## 症例 64

　28 歳、G2P1、妊娠中問題なく経過した。妊娠 40 週 3 日午前 7 時 0 分、陣痛発来にて当院へ入院した（入院時子宮口開大 4cm）。入院時 CTG は reassuring fetal status であった。11 時 23 分、子宮口開大 8cm 時点の CTG 上で以下のような所見を認めた（図 9）。

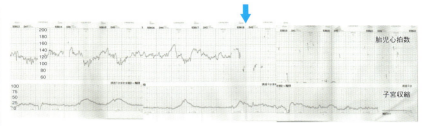

【図9】分娩直前のCTG

> **Try!** 自分ならどう判断・診断してどう動くか 考えてから読み進めよう

　突然、胎児徐脈（最下点50bpm）が出現した（⬇）ため、酸素10Lを経母体投与し、担当助産師は医師に報告するとともに急速遂娩の準備をした。

　11時29分、吸引分娩にて2,566gの女児を娩出した。即座にラジアントウォーマに移動、心肺停止状態であることを確認したため、バッグバルブマスクを用いたCPAPと胸部圧迫による心肺蘇生術を施行した。生後1分時点で心拍再開するも徐脈（50bpm）で自発呼吸はなかった。生後2分時点で心拍数が正常化し（120bpm）、生後3分時点で自発呼吸も開始した。生後1分、5分、10分におけるApgarスコアはおのおの1点（心拍のみ）、6点、8点であった。臍帯動脈血液ガス分析結果は、pH 7.396、$PO_2$ 22.2mmHg、$PCO_2$ 33.1mmHg、BE － 0.9mEq/Lであった。臍帯・胎盤共に異常を認めなかった。

　その後の新生児の全身状態は急激に改善したが、念のためF地域周産期母子医療センターNICUに新生児搬送して各種精査を施行し、異常なく日齢10に退院、母親は産褥4日に退院した。

　　　　　　　　　　　　　本症例は「原因不明（胎児迷走神経反射疑い）」

## 胎児徐脈とは

　胎児徐脈は、「胎児心拍数110bpm以下が10分間以上持続するもの」と定義される[1]。胎児徐脈の原因を表に示す。分娩第2期における持続的児頭圧迫による迷走神経反射でも胎児徐脈は生じ得るが、その場合は直前の基線細変動が正常に保たれる。分娩進行と児頭下降によりCTGにおける胎児心拍と母体心拍の区別が困難となる場合がある（胎児心拍への母体心拍混入、p. 313参照）ため注意が必要である[2]。母体心拍の混入を胎児徐脈と誤判断する場合と、逆に母体心拍を胎児心拍

**【表】胎児徐脈の原因**

| 母体因子<br>(低血圧、循環血液量低下、低酸素) | 出血、仰臥位低血圧症候群、脊椎麻酔後、硬膜外麻酔後、心不全、子癇 |
|---|---|
| 子宮因子 | 子宮破裂、過強陣痛 |
| 胎盤・臍帯因子 | 常位胎盤早期剥離、臍帯脱出 |
| 胎児因子 | 母児間輸血症候群、胎児低酸素、前置血管破綻、胎児不整脈、胎児迷走神経反射 |

と見間違えることにより胎児徐脈を見落とす場合があるので注意を要する。

## 陣痛発来後の常位胎盤早期剥離

### 1. 常位胎盤早期剥離の発症率とリスク因子

　常位胎盤早期剥離は、発症後短時間で子宮内胎児死亡、母体DIC、母体死亡など、母児共に重篤な転帰をとる。常位胎盤早期剥離の発症率は5.9/1,000分娩[3]で、35歳以上、喫煙、妊娠高血圧症候群、常位胎盤早期剥離既往、子宮内感染などのリスク因子が報告されている。常位胎盤早期剥離の発症時期は、陣痛発来前後を問わずあり得る。

### 2. 症状・所見

　常位胎盤早期剥離の典型的症状は、「性器出血、持続性腹痛、子宮板状硬」だが、典型的症状を呈するとは限らない。ましてや陣痛発来後発症型では、陣痛と異常子宮収縮の区別は困難で、突然の胎児徐脈から急速遂娩となり、胎盤所見から初めて常位胎盤早期剥離が判明することもある。

　常位胎盤早期剥離では多様なCTG異常所見（遅発一過性徐脈、基線細変動消失、高度変動一過性徐脈、遷延一過性徐脈、徐脈、サイナソイダルパターン）を認めるが、20%ではreassuring fetal statusを示したとの報告もある[4]。

### 3. 管　理

　常位胎盤早期剥離では、新生児蘇生およびNICU管理、帝王切開術後の弛緩出血対応、DIC治療、輸血治療を必要とする場合が多い。発症から一定時間が経過している場合（陣痛発来前あるいは分娩まで時間を要する場合）は、高次医療施設での管理へ移行する。短時間で分娩に至った場合も、その後の弛緩出血や母児状態

の悪化に備える必要がある。

## 臍帯異常

### 1. 臍帯の構造

臍帯は、臍帯動脈2本と静脈1本がワルトン膠質に包まれ適度に捻転した、胎児・胎盤間の唯一のライフラインである。臍帯の適度な捻転とワルトン膠質の存在が臍帯血管を圧迫、捻れ、引き伸ばしなどから守っている[5]。

### 2. 臍帯捻転異常

臍帯異常（臍帯付着異常、臍帯捻転異常、真結節、多重巻絡）のうち、臍帯捻転異常は胎児発育不全、胎児機能不全、胎児死亡を引き起こす可能性がある。臍帯捻転異常では、子宮内胎児死亡、胎児発育不全、胎児機能不全、先天異常、臍帯付着部異常、羊水混濁、急速遂娩が高率に認められるとの報告がある[6]。臍帯捻転は出生前超音波検査にて観察可能だが、臍帯の一部しか観察できず、臍帯全体の正確な評価は困難である。出生前に明らかな臍帯捻転異常を認めた場合は、選択的帝王切開術の必要はないが、分娩中の突発性胎児徐脈の可能性について留意しておく。

## 臍帯脱出

### 1. 発症率

臍帯脱出は、発症後短時間で重症新生児仮死や胎児死亡を引き起こす。わが国の検討[7]では、臍帯脱出の発症率は0.018%であった。臍帯脱出による児死亡率は、病院内分娩管理下例で3%、病院外発症例で44%との報告がある[8]。臍帯脱出による新生児脳症の発症率は2%、脳性麻痺は0.43%との報告がある[9]。

### 2. 原　因

臍帯脱出の原因には、産科的リスク因子（胎児先天異常、胎位異常、多胎、双胎第2子、早産、低出生体重児、破水、経産婦、羊水過多）と医原性リスク因子（陣痛促進、人工破膜、内側法［子宮内圧測定］の児頭誘導電極の装着、バルーンカテーテルによる子宮頸管拡張、外回転術、児頭回旋異常に対する用手的児頭回旋）がある[10]。

**299**

## 3. 管　理

　臍帯脱出管理の基本は、速やかに児の娩出を図ることである。英国ガイドラインでは、臍帯脱出診断から児娩出までの時間（DDI）を 30 分以内にするよう推奨している [11] が、DDI よりも診断から臍帯圧迫解除までの時間の方が新生児予後にとって重要であるとの報告もある [12]。臍帯脱出が発症した施設内で緊急帝王切開術など適切な管理ができない場合は、子宮収縮抑制薬を併用しつつ速やかな母体搬送を行う。

## 子癇発作

### 1. 発症率

　子癇発症頻度は、先進国では分娩の 0.03 ～ 0.05% [13]、発展途上国では 0.28% [14] との報告がある。愛知県全域悉皆調査（2005 ～ 2018 年）[15] では 298 件（総分娩の 0.03%）の子癇が報告された。子癇の発症場所は一次医療施設 39%、医療施設外 5% で、発症時期は妊娠中 18%、分娩中 43%、産褥 39% で、死亡は 1 件であった。

### 2. 管　理

　妊産婦がけいれんを発症した場合は、母体救急処置を最優先しつつ、適切な抗けいれん治療と降圧治療を行う。けいれんが消失したら、子癇や他疾患を念頭に鑑別診断と治療を開始する。脳卒中の初発神経症状では意識障害や片麻痺が多く、けいれんは 1 ～ 2% だが [16]、妊娠高血圧症候群を合併してけいれんと意識障害で発症する妊産婦脳卒中の報告も少なくない。両者の正確な鑑別は頭部画像検査で行い、出血性脳卒中の場合は脳神経外科との共同管理を開始する。

　子癇発作時の胎児一過性徐脈は、けいれん消失後短時間で回復することが多いとされるが [17]、症例 61、62 のように長時間持続する場合もあることを認識する必要がある [18]。

## 迷走神経反射

　心拍リズムは交感神経系（心臓促進作用）と副交感神経系（心臓抑制作用）によりコントロールされている [19]。両者のバランスが崩れて副交感神経系が極端に優

位になった場合（overactivity）は、高度徐脈から最悪の場合には心停止に至る可能性がある。小児突然死の原因として、副交感神経の overactivity の重要性が多数報告されている[20]。分娩時の胎児迷走神経反射亢進（副交感神経の overactivity）は、胎児徐脈や新生児心肺停止の原因となり得る。

症例 63、64 では、何らかの原因により副交感神経の overactivity が存在し、軟産道通過時の強度な児頭圧迫などが状態をさらに悪化させた可能性が否定できない。ただし、軟産道強靱は内診所見という主観的評価であり客観的に評価しかねる点、軟産道強靱や児頭圧迫の症例のほとんどで心停止に至ることがない点、などさらなる検討が必要である。

## 胎児徐脈発生時の初期対応

胎児徐脈時の初期対応は、経母体酸素投与、体位変換とともに担当助産師による医師報告と、人手確保である。原因検索も重要だが、原因検索に時間をかける余裕はない。胎児徐脈が改善しない場合は、急速遂娩しか方法がない。経腟分娩可能と判断した場合は、吸引分娩または鉗子分娩を施行する。経腟分娩困難と判断した場合は、緊急帝王切開術を施行する。それも困難な場合は、高次医療施設への緊急母体搬送を行う。

## 緊急帝王切開術

英国ガイドラインでは、臍帯脱出発生時などは診断から児娩出までの時間（DDI）を 30 分以内にするよう推奨している[11]。症例 60 の DDI は 15 分であったが、これは人手が十分そろっていたからであり、当直帯ではそうはうまくいかない。症例 60 における緊急帝王切開術のポイントを紹介する。

- 緊急手術の準備に入り込む前に、医療スタッフの 1 人が電話で人手を確保することが重要である。
- スタッフは医師と共に手術室の準備を行うが、器械出しの準備と麻酔薬の準備ができないと手術は開始できないと認識する。
- 一次医療施設では医療スタッフ全員が器械出しと麻酔担当ができることを目標にするが、少なくとも各勤務帯に器械出しと麻酔担当ができるスタッフをそれぞれ 1 名以上配置することが望ましい。
- 緊急帝王切開術の場合は、口頭同意（術後に書面で同意）とし、各種前処置を省略する可能性がある。

**33**

分娩進行中に突然の胎児徐脈を認めたらどうする？

胎児徐脈の原因

**301**

- 最小限の人手と時間で行える麻酔方法には、腰椎麻酔やケタラール®（ケタミン塩酸塩）筋注麻酔がある。
- ケタラール®筋注麻酔は、無挿管による誤嚥などのリスクと筋緊張による手術のやりにくさは多少あるが、舌根沈下も起こりにくく緊急時麻酔法として一考され得る。

## 新生児蘇生法

　新生児蘇生法（NCPR）普及事業が 2020 年版 NCPR アルゴリズムを発表し、以下のポイントに従った新生児蘇生法の習得を勧めている。

- 新生児蘇生中の体温管理（目標体温 36.5〜37.5℃）は低体温による死亡合併症防止のため重要である。
- 無呼吸や徐脈の児に対し、出生後 60 秒以内のなるべく早期に有効な人工呼吸を開始する。
- 心電図モニターを推奨するが、パルスオキシメータによるモニタリングも可能である。
- 人工呼吸を 30 秒以上施行しても心拍数が 60 回／分未満の場合には、換気が適切か確認する。
- 正期産児の人工呼吸は空気で開始し、パルスオキシメータ値により酸素濃度を増量、蘇生ステップが胸骨圧迫になると人工呼吸の酸素投与濃度を高濃度にすることが提案されていたが、酸素毒性の観点から自己心拍が再開したときは酸素飽和度の基準を超えれば可及的速やかに酸素濃度を減量する。
- 人工呼吸と胸骨圧迫の比は 1：3 で、胸骨下 1/3 の部位を胸郭の 1/3 の深さで圧迫する。
- アドレナリン投与は人工呼吸と胸骨圧迫を中断してまで実施はしない。人工呼吸と胸骨圧迫を優先しながら、その投与を検討する。
- 児状態安定化の評価は、努力呼吸とチアノーゼの確認である。

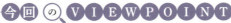

- ❶ 突然の胎児徐脈の原因には、常位胎盤早期剥離、臍帯異常、臍帯脱出、子癇発作、迷走神経反射などがある。 `高次` `一次`
- ❷ 胎児徐脈時の対応は、経母体酸素投与、体位変換と同時に、急速遂娩の準備である。 `高次` `一次`
- ❸ 緊急帝王切開術に向けて、日ごろからイメージトレーニングをしておく。 `高次` `一次`
- ❹ 新生児蘇生の手技については、NCPRなどで取得しておく。 `高次` `一次`

■引用・参考文献

1) ACOG Practice Bulletin No.106: Intrapartum fetal heart rate monitoring: nomenclature, interpretation, and general management principles. Obstet Gynecol. 114 (1), 2009, 192-202.
2) 大野泰正. "胎児心拍への母体心拍混入 (MHRA) ～CTGの読みかたと対応のポイント". 助産師のための臨床で役立つ胎児心拍数モニタリング. 大野泰正編. ペリネイタルケア新春増刊. 大阪, メディカ出版, 2022, 234-44.
3) Ananth, CV. et al. Placental abruption among singleton and twin births in the United State: risk factor profiles. Am J Epidemiol.153 (8), 2001, 771-8.
4) Usui, R. et al. Fetal heart rate pattern reflecting the severity of placental abruption. Arch Gynecol Obstet. 277 (3), 2008, 249-53.
5) Chitra, T. et al. Umbilical coiling index as a marker of perinatal outcome: an analytical study. Obstet Gynecol Int. 2012, 213689.
6) Ohno, Y. et al. Perinatal outcomes of abnormal umbilical coiling according to a modified umbilical coiling index. J Obstet Gynaecol Res. 42 (11), 2016, 1457-63.
7) Hasegawa, J. et al. Obstetric risk factors for umbilical cord prolapse: a nationwide population-based study in Japan. Arch Gynecol Obstet. 294 (3), 2016, 467-72.
8) Lin, MG. Umbilical cord prolapse. Obstet Gynecol Surv. 61 (4), 2006, 269-77.
9) Gibbons, C. et al. Umbilical cord prolapse--changing patterns and improved outcomes: a retrospective cohort study. BJOG. 121 (13), 2014, 1705-8.
10) Ahmed, WAS. et al. Optimal management of umbilical cord prolapse. Int J Womens Health. 10, 2018, 459-65.
11) Royal College of Obstetricians and Gynaecologists. Umbilical cord prolapse: Green-top Guideline No.50. London, RCOG, 2014.
12) Khan, RS. et al. Umbilical cord prolapse: A review of diagnosis to delivery interval on perinatal and maternal outcome. J Pak Med Assoc. 57 (10), 2007, 487-91.
13) Knight, M. Eclampsia in the United Kingdom 2005. BJOG. 114 (9), 2007, 1072-8.
14) Abalos, E. et al. Pre-eclampsia, eclampsia, and adverse maternal and perinatal outcomes: a secondary analysis of the World Health Organization Multicountry Survey on Maternal and Newborn Health. BJOG. 121 (Suppl 1), 2014, 14-24.
15) 大野泰正ほか. 愛知県周産期医療協議会調査研究事業「子癇、妊産婦脳卒中、分娩周辺期血圧管理に対する愛知県全域悉皆調査. 平成31年度研究報告書. 2022. https://www.pref.aichi.jp/uploaded/attachment/455757.pdf [2024.12.26]
16) 荒木信夫ほか. "病型別・年代別頻度". 脳卒中データバンク2015. 小林祥泰編. 東京, 中山書店, 2015, 18-9.
17) Paul, RH. et al. Changes in fetal heart rate-uterine contraction patterns associated with eclampsia. Am J Obstet Gynecol. 130 (2), 1978, 165-9.
18) Ohno, Y. et al. Management of eclampsia and stroke during pregnancy. Neurol Med Chir (Tokyo). 53 (8), 2013, 513-9.
19) Kubli, FW. et al. Observations on heart rate and pH in the human fetus during labor. Am J Obstet

Gynecol. 104（8), 1969, 1190-206.
20) Alboni, P. et al. Simultaneous occurrence of two independent vagal reflexes : a possible cause of vagal sudden death. Heart. 97（8), 2011, 623-5.

# SECTION 34

## 妊娠中に胎児不整脈を認めたらどうする？
### ── 胎児不整脈への対応 ──

### 症例 65

　33歳、G1P0、不整脈や膠原病の既往歴や家族歴はなく、今回の妊娠中も順調に経過していた。

　妊娠37週1日、妊婦健診時のルーチンのNSTでは、胎児心拍数基線140bpm、胎児振動音刺激試験（VAST）後に一過性頻脈を認め、基線細変動中等度でreassuring fetal statusであったが、NST中にリズム不整音が聞こえ、そのときに一致して基線が70bpmに変化していた（図1）。

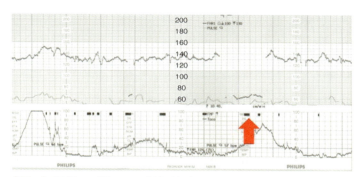

【図1】妊娠37週1日、妊婦健診におけるNST
⬆：胎児不整脈（母体心拍とは異なる70 bpmの徐脈）

　超音波検査では、推定胎児体重2,690g（－0.3SD［標準偏差］）、羊水量正常、胎児は正常脈で不整脈を認めなかった。妊娠38週3日の妊婦健診時の超音波検査では、推定胎児体重2,944g（－0.1SD）、妊娠39週3日では推定胎児体重2,984g（－0.4SD）、いずれも胎児は正常脈で不整脈を認めなかった。

　妊娠40週0日、分娩促進目的で当院へ入院した（血圧156/87 mmHg、尿蛋白半定量［－］、子宮口開大1.5cm）。午前9時40分に胎児心拍数モニタリング開始、基線140bpm、reassuring fetal statusであった。10時10分にオキシトシン（アトニン®-O）による陣痛促進を開始した。

10時40分、12時30分、13時30分のそれぞれの時点でのCTGを以下に示す（図2〜4）。

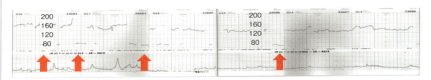

【図2】妊娠40週0日、陣痛促進中10時40分のCTG

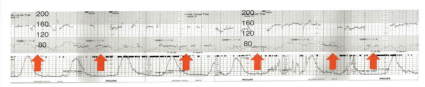

【図3】妊娠40週0日、陣痛促進中12時30分のCTG

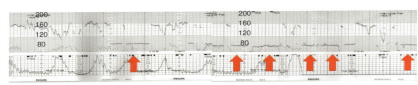

【図4】妊娠40週0日、陣痛促進中13時30分のCTG

**Try!** 自分ならどう判断・診断してどう動くか 考えてから読み進めよう

　10時40分、母体心拍とは異なる50秒間持続する突然の基線変化（80bpm）を認めた（図2矢印）。12時30分、「産婦が座位のためか胎児心拍がうまく取れない」とスタッフから報告があった。CTGにて母体心拍とは異なる基線変化（70〜80bpm）が断続的に観察された（図3矢印）。13時30分、「子宮口3cm開大だが、CTGの胎児心拍音がおかしい、母体心拍とは異なる基線変化（70〜80bpm）が持続する」とスタッフから再度報告があった（図4矢印）。
　超音波検査にて胎児不整脈（期外収縮で徐脈性不整脈ではない）の連発を確認したため、14時にA地域周産期母子医療センターへ母体搬送となった。搬送先でも胎児不整脈が多発したため、緊急帝王切開術にて2,890g、Apgarスコア1分値8点/5分値9点、臍帯動脈血pH 7.31の女児を娩出した。新生児は期外収縮を連発していたためNICUで管理され、心電図で心房期外収縮と診断、心

臓超音波検査にて心疾患は認めなかった。以後、心房期外収縮は漸減し、術後7日（日齢7）に母児共に退院となった。その後の外来フォローで新生児不整脈は消失した。

本症例は「心房期外収縮」

## 症例 66

27歳、G1P0、不整脈や膠原病の既往歴や家族歴はなく、今回の妊娠中も順調に経過していた。

妊娠37週1日、妊婦健診時のルーチンのNSTはreassuring fetal statusで、胎児不整脈を疑うようなリズム不整音も聞こえなかった。超音波検査では推定胎児体重2,871g（＋0.3SD）、羊水量正常、胎児は正常脈で不整脈を認めなかった。妊娠38週1日、妊娠39週1日、妊娠40週1日のいずれの妊婦健診時の超音波検査でも、胎児は正常脈で不整脈を認めなかった。

妊娠40週4日、午前6時45分に破水にて当院へ入院した（血圧102/72mmHg、尿蛋白半定量［－］、子宮口開大1.5cm）。6時55分に胎児心拍数モニタリング開始、基線130bpm、reassuring fetal statusであった。7時5分から胎児不整脈を疑うリズム不整音が聞こえ始めた。そのときのCTGは次の通り（図5上段）。

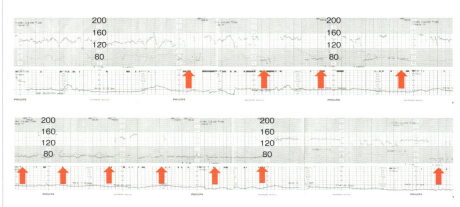

【図5】妊娠40週4日、破水入院時（上）と母体搬送直前（下）のCTG

**Try!** 自分ならどう判断・診断してどう動くか 考えてから読み進めよう

リズム不整音に一致して基線が70bpmに変化（図5上段矢印）していたため、

スタッフから医師へ報告があった。

7時15分、超音波検査にて心不全（心拡大、心嚢水貯留）を伴わない胎児不整脈（期外収縮の連発で徐脈性不整脈ではない）を確認した。産婦と家族に説明の上、7時50分にB地域周産期母子医療センターへ母体搬送となった。搬送直前のCTG（図5下段）では、基線は70bpmで持続したが、その間も徐脈ではなく期外収縮による二段脈の状態であった。

搬送先でも分娩進行中に胎児期外収縮（二段脈）を認め、当院と同様のCTG波形であったが、翌日午前1時12分に吸引分娩にて2,952g、Apgarスコア1分値9点/5分値9点、臍帯動脈血pH 7.22の女児を娩出した。新生児はNICUで管理され、心臓超音波検査にて心疾患は認めず、24時間心電図では心房期外収縮3回／日、心室期外収縮234回／日であった。その後、心房期外収縮は漸減消失した。産褥5日（日齢5）に母児共に退院となった。

**本症例は「心房・心室期外収縮」**

## 胎児不整脈：総論

### 1. 不整脈が起こる機序

心臓は、電気信号により自動的に収縮している。この電気信号は右心房上部壁にある「洞結節」から出され、まず右心房と左心房を収縮させる。その後、右心房下部壁にある「房室結節」を通り、「ヒス束」「右脚」「左脚」「プルキンエ線維」を通って心室全体に伝わる。この電気系統「刺激伝達系」（p.85、図2）の異常により不整脈が生じる。不整脈には期外収縮（心房期外収縮、心室期外収縮）、頻脈性不整脈（発作性上室頻拍、心房粗動、心房細動、心室頻拍、心室細動など）、徐脈性不整脈（洞不全症候群、房室ブロック、脚ブロック、QT延長症候群など）がある。

### 2. 特に注意を要する胎児不整脈

胎児不整脈はCTGや超音波検査で発見される場合と、胎児水腫などの原因検索の過程で発見される場合がある。胎児不整脈の頻度は全妊娠の1〜3％と推定される。胎児不整脈の80〜90％は、器質的心疾患を伴わない予後良好な心房／心室期外収縮で、ほとんどが経過観察中か分娩後に消失する。問題となるのは残り10〜20％を占める頻脈性不整脈（心拍数＞180［または200］bpmが持続する場合）と徐脈性不整脈（心拍数＜100bpmが持続する場合）であり、胎児水腫や胎児死亡の原因となるため、抗不整脈薬の経母体（経胎盤）投与や早期分娩、ペースメー

カー治療による医療介入の検討が必要となる[1]。

## 胎児不整脈：各論（p.88、図4）

### 1. 期外収縮

心臓の中で規則的に電気信号を送る「洞結節」とは別の場所から、早いタイミングで心臓に電気信号が流れている状態である。心房から出る期外収縮を心房期外収縮、心室から出る期外収縮を心室期外収縮という。

胎児期には心房期外収縮が多く、心室期外収縮はまれとされる。先天性心疾患を伴わない散発性心房期外収縮では、継続的な経過観察は通常必要ないが、0.5～1％が上室頻拍発作に進行するとの報告もあり、妊婦に胎動減少時は受診するよう指導しておく。心房期外収縮が頻発（10bpm以上）する場合は、定期的に心不全の進行の有無を評価する必要がある。

心室期外収縮は頻度が少なくても基礎疾患（先天性心疾患、心筋炎、心臓腫瘍、心室憩室、心房憩室）を伴う可能性があり、高次医療施設での管理が必要となる。

出生後は12誘導心電図、24時間心電図を施行し、期外収縮が消失するまでは慎重な外来フォローが推奨されている[2,3]。

### 2. 発作性上室頻拍、心房粗動、心房細動（頻脈性不整脈）

発作性上室頻拍は、何らかの原因で余分な電気経路ができて頻脈を発生させる状態である。房室結節回帰性頻拍、WPW症候群、心房頻拍に分類される。

心房粗動は、心房内に新たな発電所ができて電気が漏れ出ることにより、心房内で不規則な電気の旋回が生じることで心房が速く収縮する状態である。

心房細動は、心房が無秩序に電気活動をしてけいれんしている状態である。胎児期では妊娠34週以降に発症することが多い。分娩時に初回発作を起こすこともある。心拍数は非常に早く、300～550bpmに達するが、房室結節の伝導能に限界があるため、2：1～3：1伝導となり、実際の心拍数は150～250bpmとなる。上室頻拍に比べて先天性心疾患や染色体異常などの基礎疾患を伴うことが多い[1]。

心房粗動の場合は、胎児水腫の有無にかかわらずジゴキシン経胎盤投与などの治療を要する[2]。

## 3. 心室頻拍、心室細動（頻脈性不整脈）

　　心室頻拍は、心室期外収縮が 3 回以上連発する状態である。持続性心室頻拍は心室頻拍が 30 秒以上持続する状態で、心室細動に移行する場合があり注意を要する。心室細動は心室が不規則に震える状態で、心室が正常に機能せず、発生後数分以内に心肺停止に陥る。

　　胎児期の心室頻拍では、先天性 QT 延長症候群や心筋疾患など重篤な基礎疾患の存在に注意する。QT 延長症候群や心臓突然死の家族歴も参考となる。胎児心筋炎、胎児機能不全、胎児心不全、心筋内腫瘍に合併する場合がある。頻脈性不整脈に胎児水腫を合併する場合は死亡率が 35％との報告もあり、非持続性頻拍であっても、抗不整脈投与あるいは早期分娩後の出生後治療を選択する。胎児水腫の合併がなくても、胎児心拍数 > 220bpm が 12 時間以上持続する場合は、ジゴキシン経胎盤投与などの治療が必要となる[1, 2]。

## 4. 洞不全症候群、房室ブロック、脚ブロック（徐脈性不整脈）

　洞不全症候群は、洞結節の機能低下により徐脈となる状態で、洞性徐脈、洞房ブロック、洞停止などがある。

　　房室ブロックとは、心房と心室の境界にある「房室結節」の機能が低下して、心房から心室方向へ電気が伝わらず徐脈になる状態である。

　　脚ブロックは、房室結節から左右に分岐する電線（右脚、左脚）の伝導が悪化した状態で、完全ブロックと不完全ブロックがある。右脚ブロックの多くは心臓疾患を合併しない。左脚ブロックは心臓病を合併する場合が多いので注意を要する。

　　胎児期では、妊娠 16～26 週に発症しやすい。先天性心疾患（多脾症候群や修正大血管転位など）に合併するものと、母体自己抗体（抗 SS-A 抗体、抗 SS-B 抗体）移行によるものがあり、前者の方が予後不良である。刺激伝達系が完全に線維化していない不完全房室ブロックの段階でステロイド治療を開始し、完全房室ブロックを予防できたとの報告がある[2]。

### 胎児不整脈の診断

　　高次医療施設における胎児水腫や胎児異常の原因検索の過程で発見される場合を除けば、一般的な妊婦健診（一次医療施設、高次医療施設を問わず）の NST や超音波検査中に、あるいは陣痛発来入院後の CTG モニタリング中に偶然発見されるケースがほとんどである。NST や CTG における胎児心拍数は、直前の 3～6 秒

間の胎児心拍数の平均値が表示される。頻脈性不整脈が連続した場合は胎児心拍数基線の上昇（頻脈）、徐脈性不整脈が連続した場合は胎児心拍数基線の低下（徐脈）として表示され、診断が可能である。単発型の期外収縮は、数秒間の胎児心拍数が平均化されることで不明瞭となり、CTGでは評価が困難となる。症例65、66のように期外収縮が連発する場合は、期外収縮R波のみを感知し、正常QRS波を感知しない場合に徐脈のように表示される（図1〜4）。

CTG波形での評価の可否にかかわらず、胎児不整脈が存在する場合は必ず胎児心拍音のリズムが異常に聞こえるはずである。従って胎児不整脈は、CTGを担当する助産師や看護師による胎児心拍リズム異常音の感知から発見されることが多い。担当助産師や看護師は「心音リズムが何か変だけど、CTGは正常だから私の聞き間違えかしら？」で済まさず、いつもと違う感覚を医師に伝えることが大切である。胎児心拍音を聞けば、期外収縮なのか、頻脈性不整脈なのか、徐脈性不整脈なのかはある程度見当がつくはずである。こうして疑われた胎児不整脈は、Mモード心臓超音波検査による心房・心室の壁運動解析や超音波ドプラ法による血流解析により診断されることになるが、日常臨床において超音波検査を永遠に長く行うことは困難なため、胎児不整脈を診断し損なうこともあるので注意が必要である。

## 今回の VIEWPOINT

❶胎児不整脈の約80％は予後良好な期外収縮だが、約20％は予後不良な頻脈性／徐脈性不整脈である。 一次 高次

❷頻脈性／徐脈性不整脈、連続性期外収縮はNST/CTG波形で評価可能だが、散発性期外収縮は評価困難である。 一次 高次

❸胎児不整脈は、NST/CTG観察中の胎児心拍リズム不整を疑わせる異常音により発見されることが多い。 一次 高次

❹頻脈性／徐脈性不整脈、連続性期外収縮は高次医療施設での正確な診断と適切な治療を要する。 一次 高次

❺超音波検査により、胎児不整脈の種類と程度、心不全徴候の有無を確認する。 高次

❻胎児心不全を伴う場合は、胎内治療や緊急分娩後の新生児治療の要否を検討する。 高次

❼産科と新生児科が連携して管理を行う。 高次

❽必要時には新生児循環器疾患の治療が可能な周産期母子医療センターへの転院搬送も考慮する。 高次

■引用・参考文献
1）堀米仁志ほか. 胎児不整脈の診断と薬物治療. 心臓. 40（11）, 2008, 925-32.
2）日本小児循環器学会. 胎児心エコー検査ガイドライン（第2版）. 日本小児循環器学会雑誌. 37（Supple 1）, 2021, s1 . 25-35.
3）Strasburger, JF. et al. Perinatal arrhythmias：diagnosis and management. Clin Perinatol. 34（4）, 2007, 627-52, vii - viii .
4）木村芳孝. 胎児心電図：分娩監視装置の歴史と, そこに見えてきた課題. 産婦人科の実際. 67（9）, 2018, 1031-6.

# SECTION 35

## 突然、長時間持続する子宮収縮と胎児徐脈を認めたらどうする？
### —— 持続性子宮収縮への対応 ——

### 症例 67

28歳、G1P0、妊娠中問題なく経過していた。妊娠37週5日、当院の妊婦健診で行われたルーチンのNST中に以下のような所見を認めた（図1）。

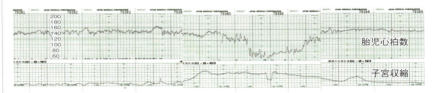

【図1】妊娠37週5日の妊婦健診でのNST

> **Try!** 自分ならどう判断・診断してどう動くか 考えてから読み進めよう

　午前11時21分に遷延一過性徐脈（最下点60bpm、4分間持続）を伴う自覚のない持続性子宮収縮（9分持続）が出現した。子宮口未開大、自覚できる子宮収縮は認めず、常位胎盤早期剥離を疑う所見もなかったが、本人・家族と相談の結果、12時10分にA地域周産期母子医療センターに搬送して周産期管理を依頼した。

　母体搬送後も遅発一過性徐脈が頻発したため緊急帝王切開術を施行、15時55分に2,996g、Apgarスコア1分値8点/5分値9点、臍帯動脈血pH 7.36の男児を娩出した。羊水混濁なく、胎盤や臍帯にも異常所見はなかった。

**本症例は「原因不明」**

### 症例 68

28歳、G1P0、妊娠中問題なく経過していた。妊娠37週0日、当院の妊婦健診で行われたルーチンのNST中に以下のような所見を認めた（図2）。

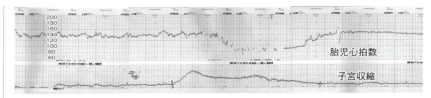

**【図2】** 妊娠37週0日の妊婦健診でのNST

> **Try!** 自分ならどう判断・診断してどう動くか 考えてから読み進めよう

　午前9時26分に遷延一過性徐脈（最下点80bpm、6分間持続）を伴う自覚のない持続性子宮収縮（8分持続）を認めた。幸い体位変換にて胎児心拍は回復したが、その後2時間NSTを続行して同様所見を認めなかった。子宮口未開大、自覚できる子宮収縮は認めず、胎動あり、常位胎盤早期剝離を疑う所見もなかったため、本人・家族と相談して当院での慎重な外来管理となった。

　妊娠37週1日、37週2日、38週0日の妊婦健診でおのおの1時間のNSTを施行したが、同様所見は認めなかった。

　39週0日の妊婦健診でのNSTも異常なかったが、同日14時50分に陣痛発来で当院に入院となった。入院時点から胎児心拍数のフルモニタリングを行ったが、有効陣痛発来後は持続性子宮収縮や遅発一過性徐脈は一度も認めずに経過し、17時3分、2,874g、Apgarスコア1分値10点/5分値10点、臍帯動脈血pH 7.36の男児を経腟分娩した。羊水混濁なく、胎盤や臍帯にも異常所見はなかった。

**本症例は「原因不明」**

### 症例69

　28歳、G3P1、妊娠中問題なく経過していた。妊娠41週2日、計画分娩目的で当院に入院、子宮口開大は2.5cmであった。午前9時22分にCTGモニターを装着、胎児心拍数基線140bpm、reassuring fetal statusであった。9時50分にオキシトシン（アトニン®-O）5単位/5%ブドウ糖500mL、10mL/時間で陣痛促進を開始した。9時52分（促進開始2分後）のCTGを以下に示す（図3）。

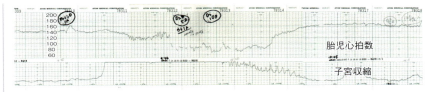

【図3】陣痛促進開始2分後のCTG

> **Try!** 自分ならどう判断・診断してどう動くか 考えてから読み進めよう

　遷延一過性徐脈（最下点80bpm、6分間持続）を伴う自覚のない持続性子宮収縮（10分持続）を認めた。促進中止、酸素10L経母体投与、リトドリン塩酸塩（ウテメリン®）1A/5%ブドウ糖500mL、200mL/時間で子宮収縮抑制を行った結果、胎児心拍は回復した。

　本人・家族と相談の結果、10時20分、B地域周産期母子医療センターに搬送して周産期管理を依頼した。搬送後は上記所見なく自然陣痛によって、17時15分、3,182g、Apgarスコア1分値9点/5分値9点、臍帯動脈血pH 7.32の女児を経腟分娩した。羊水混濁なく、胎盤や臍帯にも異常所見はなかった。

**本症例は「原因不明」**

## 症例 70

　34歳、G1P0、妊娠中問題なく経過していた。妊娠40週1日、午前11時30分、破水で当院に入院、子宮口開大3cmで陣痛は弱かった。11時34分にCTGモニターを装着、心拍数基線140bpm、reassuring fetal statusであった。

　11時45分にオキシトシン（アトニン®-O）5単位/5%ブドウ糖500mL、10mL/時間で陣痛促進を開始した。11時55分（促進開始10分後）のCTGを以下に示す（図4）。

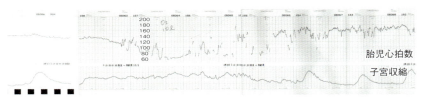

【図4】陣痛促進開始10分後のCTG

> **Try!** 自分ならどう判断・診断してどう動くか 考えてから読み進めよう

遷延一過性徐脈（最下点60bpm、8分間持続）を伴う自覚のない持続性子宮収縮（10分持続）を認めた。促進中止、酸素15L経母体投与、急速遂娩と帝王切開術の準備をしたが、幸い胎児心拍は回復した。

12時13分、ブチルスコポラミン臭化物（ブスコパン®）1Aを静脈注射し、注意しながら用手的に子宮口を開大させ全開とした。その後は持続性子宮収縮や一過性徐脈を認めず、12時18分に酸素投与を中止してダブルセットアップのままフルモニタリングで慎重に自然陣痛で分娩を進行させた。

14時53分、吸引1回と子宮底圧迫法にて3,052g、Apgarスコア1分値10点/5分値10点、臍帯動脈血pH 7.297の女児を経腟分娩した。羊水混濁なく、胎盤や臍帯にも異常所見はなかった。

**本症例は「原因不明」**

## 長時間持続する子宮収縮とは?

### 1. 現存の定義に当てはまらない、臨床で遭遇する子宮収縮

子宮収縮は正常妊娠中にも存在して子宮筋の調整や胎児発育の促進などに関係している。分娩時には子宮頸管を開大させ胎児の娩出力となるが、異常な子宮収縮は突発的に胎児状態を悪化させる可能性がある。

われわれはNST/CTGから胎児状態（胎児心拍数パターン評価による）と子宮収縮状態（子宮収縮波形評価による）の両者を知ることができる。胎児心拍数陣痛図に関する評価法はいわゆる「波形レベル判定」として多くの産科医療施設に周知されつつあるが、子宮収縮波形に関する評価法の検討は十分とはいえない。

陣痛の強さは子宮内圧で表現されるが、日常臨床では外測法による陣痛周期や発作持続時間で判断される。

『産科婦人科用語集・用語解説集』では、「子宮内圧が、子宮口4〜6cmのとき70mmHg以上、7〜8cmのとき80mmHg以上、9cm〜第2期のとき55mmHg以上を示し、陣痛（収縮）が強い場合」を「過強陣痛」と定義している。一方、過強陣痛は臨床症状名としても用いられ、収縮が異常に強く、その持続が異常に長いものをいう。『産婦人科診療ガイドライン：産科編2023』では、子宮収縮回数が5回/10分以上を「子宮頻収縮」と定義しているが、子宮収縮持続時間には言及していない。

臨床現場における「過強陣痛」のイメージは「強い陣痛が頻回に繰り返す（頻収縮）」であり、痛みを感じない長時間持続する子宮収縮を「過強陣痛」と表現するには違和感がある。われわれは、症例 67～70 のように「全く痛みを感じないほど弱いが長時間持続する子宮収縮に胎児徐脈を伴う症例」を経験することがある。またわれわれは、「昨夜、すごく長い時間お腹が張った」と訴える妊婦がいることも知っている。

## 2. これまでに行われた研究報告

1978 年に Nakae[1] が子宮収縮波を A 波（31～60 秒）、B 波（61～180 秒）、L 波（181 秒～）に分類したが L 波の臨床的意義には言及していない。1986 年に Sieprath[2]、2002 年に Meniru[3] が、胎児徐脈を伴う長時間持続する子宮収縮が妊娠 38 週分娩第 1 期、妊娠 38 週 NST 中におのおの認められたと報告した。1990 年に Kawarabayashi[4] が 3 分間以上持続する子宮収縮に言及し、出現率は 4.8%（50/1,050 例）、高年初産婦に多く、胎児機能不全、Apgar スコア低値、帝王切開術の率が高かったと報告した。しかし、長時間持続する子宮収縮に関する上記以外の報告はほとんど存在しない。

### 持続性子宮収縮についての臨床研究

そこで、われわれは長時間持続する子宮収縮の実態と臨床的意義を検討する目的で後方視的検討を行った。2010～2015 年に当院で管理した妊婦 3,283 例の NST と CTG を対象とした。外測陣痛計（Corometrics 170、GE HealthCare Japan）で記録された 3 分以上持続する子宮収縮を持続性子宮収縮波形（long contraction wave；LCW）とし、対象全症例中の LCW 出現率、LCW 出現群における胎児心拍数異常の合併状況、子宮収縮薬使用との関係などを検討した。

LCW 出現率は 4.2%（137/3,283 例）（陣痛発来前 NST のみ：33 例、分娩第 1 期早期［規則的有効陣痛になる前段階］CTG のみ：92 例、分娩第 2 期 CTG：0 例、陣痛発来前 NST と分娩第 1 期早期 CTG の両方：12 例）であったが、特徴的なのは規則的な有効陣痛に移行した後には決して出現しない点である。

LCW を認めた合計 185 例の NST/CTG（LCW 陽性群）における LCW 持続時間は 3～6 分が 75%、6 分以上が 25% で最長持続時間は 13 分であった。

LCW 陽性群における遅発一過性徐脈と遷延一過性徐脈の合併率は、おのおの 28.1%、24.9% であった。

分娩第 1 期 LCW 陽性群の 38.5% が促進中に出現した。促進時の LCW 出現率

はオキシトシン（13.0%）がジノプロスト（プロスタグランジン $F_{2\alpha}$）（4.0%）に比較して有意に高かった。

LCW 合併群は非合併群に比較して、母体搬送率、急速遂娩率、Apgar スコア 1 分値が 7 点以下である率が有意に高値を示した。

## 持続性子宮収縮への対応

### 1. LCW が見られた際に注意すべきこと

今回提示した 4 症例とわれわれの臨床研究で認められた LCW は子宮平滑筋過緊張を示唆し、規則的な有効陣痛に移行する前段階で生じる特徴がある。陣痛や痛みを自覚しないにもかかわらず、長時間子宮筋収縮が持続して高率に胎児徐脈を合併することが非常に厄介である。妊婦健診におけるわずか 40 分間の NST でも発見することを考えれば、LCW は日常的に多数回起こっている現象であろうことは容易に推察できる。新生児脳性麻痺の中で陣痛発来以前にイベントが生じていると思われる一群が存在するが、この LCW が関与している可能性は否定できない。

### 2. 胎児一過性徐脈や胎児徐脈を伴う場合

当院では妊娠 37 週の妊婦健診と予定日超過の場合にルーチンで NST を施行している。LCW に胎児徐脈を伴わない場合は毎週 NST を施行してチェックするが、胎児一過性徐脈を伴う場合は、①外来での頻回な NST チェック、②管理入院した上での頻回な NST チェック、③大事を取って当院での帝王切開術、④高次医療施設での管理へ移行、のいずれかを選択する。当院では①を選択することが多いが細心の注意をもって当たる必要がある。

陣痛促進時には LCW 出現率が高くなると考えられる。陣痛促進時には促進開始前から CTG モニターを正しく装着し、促進開始直後から注意深く観察することが重要である。LCW 出現時には、担当助産師は速やかに医師に報告するとともに、経母体酸素投与、体位変換、促進中止などの緊急対応を行い、その後の対応策を検討する。自院で対応する場合は、ダブルセットアップとして CTG フルモニタリングで臨む。LCW の再発がなく規則的な有効陣痛の段階に移行した場合は、経腟分娩の可能性が高まる。

胎児徐脈を伴う LCW が再発する場合は、胎児機能不全（NRFS）による救急搬送や急速遂娩が必要になる。

## 3. 子宮筋過緊張に関する報告

1978年にOdendaal[5]は、CST 2,792例の検討で、子宮収縮を認めた1,062例の0.9%（10例）に自発的子宮筋過緊張（hypertonicity）を認め、子宮収縮を認めなかった1,730例に対してオキシトシンを投与したところ2.8%（48例）に子宮筋過緊張を認めたと報告した。われわれの臨床研究ではプロスタグランジン$F_{2\alpha}$に比較してオキシトシンでLCWを高率に認めたが、症例数が少ないため、さらなる検討を要す。

## 4. 当院においてLCWを認めた場合の方針

当院においてLCWを認めた場合、「今、オキシトシン○mL/時間ですが、自覚のない持続性子宮収縮が起こっています。胎児徐脈が起こらないか観察します」との連絡が入る。日々の周産期臨床において、NSTやCTGを判読する場合は胎児心拍数パターンのみならず子宮収縮波形についても注目することが重要である。

### 今回のVIEWPOINT

❶ 妊婦の自覚がないほど弱い子宮収縮が長時間持続する「持続性子宮収縮（LCW）」の存在を認識する。 一次 高次

❷ LCWは規則的な有効陣痛に移行する前段階で発生し、妊婦健診のNSTや陣痛促進開始直後に起こりやすく、高率に胎児遅発一過性徐脈や胎児遷延一過性徐脈を合併する。 一次 高次

❸ 胎児徐脈がLCWによるものかを判別し、陣痛促進中であれば促進を中止して再発の有無を確認する。 一次 高次

❹ ダブルセットアップ、CTGフルモニタリングで対応し、必要であれば急速遂娩、母体搬送とする。 一次 高次

❺ 規則的な有効陣痛となれば生じないこともあり、経腟分娩可能な場合も少なくない。 一次 高次

❻ NSTでLCWを認めた場合は、頻回なNSTチェックや経過観察入院など対応を検討する。 一次 高次

## ■引用・参考文献

1) Nakae, S. Analysis of uterine contraction in late pregnancy and premature labor. Acta Obst Gynaec Jpn. 30, 1978, 1637-46.

2) Sieprath, PJ. et al. Essential prolonged and hypertonic contractions. Eur J Obstet Gynecol Reprod Biol. 21 (1), 1986, 49-52.

3) Meniru, GI. et al. Spontaneous prolonged hypertonic uterine contractions (essential uterine hypertonus) and a possible infective etiology. Arch Gynecol Obstet. 266 (4), 2002, 238-40.

4) Kawarabayashi, T. et al. Clinical features of long contraction wave recorded by an external tocodynamometer. Nihon Sanka Fujinka Gakkai Zasshi. 42 (6), 1990, 627-30.

5) Odendaal, HJ. Hyperstimulation of the uterus during the oxytocin stress test. Obstet Gynecol. 51 (3), 1978, 380-3.

# SECTION 36

## 新生児の状態が予想外に悪いとき何を考える？
### —— CTG のピットフォール：母体心拍混入 ——

### 症例 71

31歳、G1P0、妊娠中は異常なく経過した。

妊娠 39 週 6 日、16 時 50 分に破水にて当院に入院した。入院時所見は子宮口開大 3cm、陣痛は 5～7 分間隔、CTG に異常所見を認めなかった（波形レベル 1～2）。

翌日午前 1 時 0 分に子宮口全開大、2 時 0 分に排臨となった。分娩直前 40 分間の CTG を図 1 に示す。

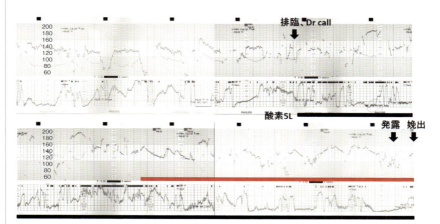

【図 1】 児娩出直前 40 分間の CTG

**Try!** 自分ならどう判断・診断してどう動くか 考えてから読み進めよう

子宮収縮のたびに変動一過性徐脈を認めたため、担当助産師は医師に報告し、酸素 5L の経母体マスク投与を開始した。児頭の下降とともに胎児心拍数がモニターしにくくなったが、CTG にて子宮収縮時に一過性徐脈を認めず、むしろ一過性頻脈を認めたため医師も担当助産師も医療介入（吸引分娩など）の必要性を

考えなかった。2時25分に発露となり、2時26分に3,006g、Apgarスコア1分値8点/5分値10点の男児を娩出した。

娩出直後、児は筋緊張なく自発呼吸も見られなかったため、母子接触を行わず直接ラジアントウォーマに移動して酸素投与を行ったところ、1分以内に自発呼吸と啼泣が戻った。臍帯巻絡はなく、胎盤や臍帯にも肉眼的異常所見を認めなかった。臍帯動脈血は、pH 6.99、BE − 13.7 mEq/L、$pO_2$ 24.8 mmHg、$pCO_2$ 76.7 mmHg、$HCO_3^-$ 18.5 mmol/L と予想外に混合性アシドーシス（後述する臍帯動脈血液ガス基準値参照）を認めた。

実際には、児娩出までの13分間にわたり、母体心拍数波形と胎児心拍数波形とが重なっており（胎児心拍への母体心拍混入）、胎児心拍がモニターされていない状態であった（図1赤帯）。CTGにて認めたのは、母体心拍数パターンに特徴的な子宮収縮時の一過性頻脈である。

本症例は「母体心拍混入」

## 症例 72

37歳、G2P1、妊娠中は異常なく経過した。

妊娠36週6日、午前5時10分に陣痛発来にて当院に入院した。入院時所見は子宮口開大3cm、陣痛は4分間隔、CTGに異常所見を認めなかった（波形レベル1～2）。6時50分に子宮口全開大となった。分娩直前40分間のCTGを図2に示す。

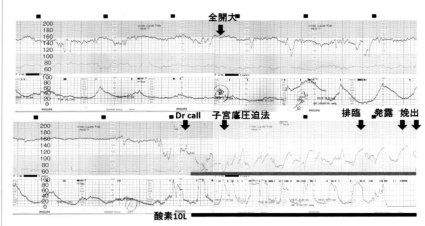

【図2】 児娩出直前40分間のCTG

**Try!** 自分ならどう判断・診断してどう動くか 考えてから読み進めよう

　7時8分、胎児徐脈を認め、回復不良のため担当助産師は医師に報告し、酸素10Lの経母体マスク投与を開始した。

　7時10分、母体疲労による娩出力不足のため子宮底圧迫法を2回施行した。CTGにて胎児心拍数基線は徐々に上昇し、子宮収縮時に一過性徐脈も認めなくなったため、医師も担当助産師もその時点での医療介入（吸引分娩など）の必要性を考えなかった。7時15分に排臨、7時18分に発露となり、7時19分に2,942g、Apgarスコア1分値4点/5分値10点の女児を娩出した。

　娩出直後、児は筋緊張なく自発呼吸も見られなかったため、母子接触を行わず直接ラジアントウォーマーに移動した。心拍数は80bpmと徐脈、自発呼吸はあるも弱く、筋緊張も弱かったため、酸素投与（持続気道陽圧呼吸：CPAP）と胸骨圧迫を行ったところ、3分時点で心拍数は正常化し、自発呼吸と啼泣も戻った。臍帯巻絡はなく、胎盤・臍帯にも肉眼的異常所見を認めなかった。臍帯動脈血は、pH 7.14、BE − 8.3 mEq/L、$pO_2 <$ 20mmHg、$pCO_2$ 58.0 mmHg、$HCO_3{}^-$ 20.6 mmol/Lと予想外に軽度代謝性アシドーシス（後述する臍帯動脈血液ガス基準値参照）を認めた。

　実際には、児娩出までの11分間にわたり、母体心拍数波形と胎児心拍数波形とが重なっており（胎児心拍への母体心拍混入）、胎児心拍がモニターされていない状態であった（図2赤帯）。CTGにて認めたのは、母体心拍数パターンに特徴的な子宮収縮時の一過性頻脈である。

本症例は「母体心拍混入」

## CTG管理におけるピットフォール

　分娩時CTGで「大きな異常所見がないにもかかわらず新生児の状態が予想外に悪い症例」を経験することがある。胎児心拍数が正しくモニターされたCTGで異常所見がないにもかかわらず新生児状態が悪い場合は、迷走神経反射も考えられる。しかし、「CTGで胎児心拍数が正しくモニターされていなかったら？」「実は母体心拍数を胎児心拍数と見間違っていたら？」と疑問を持ってほしい。この母児心拍数の混同（入れ替わり）現象こそCTG管理上の重大なピットフォールである。

## 胎児心拍への母体心拍混入（MHRA）とは

### 1. トランスデューサの誤認

　分娩中のCTGにおいて途中までは正確に胎児心拍動をキャッチできていても、児頭の下降や胎動により胎児心臓の位置が変わることで超音波トランスデューサが胎児心拍を見失うことがある。トランスデューサが胎児心拍動を見失うと、直進性を持つ超音波はその手前か奥に検出範囲を広げて拍動を探すようになる。その範囲内に母体の総腸骨動脈や内外腸骨動脈などがあると、その拍動を胎児心拍動と誤認して「母体血管拍動の胎児心拍動への混入」が生じることがある（図3）[1]。

### 2. 呼　称

　この現象に対する日本語表現は定まっておらず、筆者は「CTGにおける胎児心拍への母体心拍（正しくは母体動脈拍）混入」と表現している。海外の報告ではmaternal heart rate artifact[2,3]あるいはmaternal heart rate ambiguity（曖昧さ）[4〜6]との表現が見られる（本稿ではMHRAと略す）。

　産科医療補償制度の適用症例の中に、胎児心拍への母体心拍混入に気付かず結果的に脳性麻痺になったケースが存在し、産科医療補償制度ワーキンググループからも注意喚起がされている[7]（図4）。

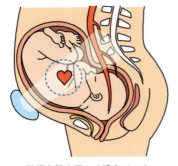
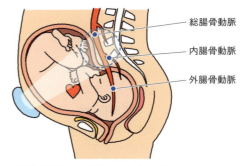

総腸骨動脈
内腸骨動脈
外腸骨動脈

胎児心臓を正しく捉えている　　　母体血管由来の拍動を捉えている？

【図3】超音波トランスデューサによる胎児心拍動あるいは母体血管拍動の探索

（文献1より引用作図）

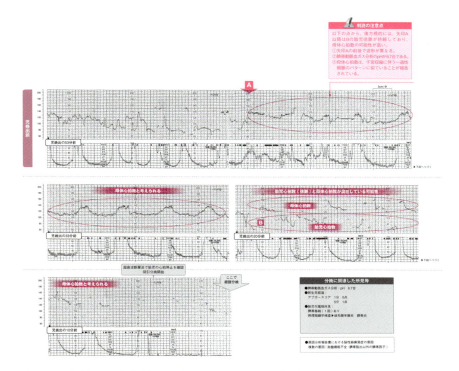

**【図4】産科医療補償制度が適用された症例の分娩前 CTG**
(日本医療機能評価機構胎児心拍数モニターに関するワーキンググループ. 産科医療補償制度脳性麻痺事例の胎児心拍数陣痛図. 脳性麻痺発症の主たる原因別事例編：事例 28 複数の要因 2. 2014. 55 より転載)

## 母児心拍数混同に関する臨床研究と対応策

### 1. わが国の現状

　分娩時 CTG で大きな異常所見がないにもかかわらず新生児の状態が予想外に悪い症例や、児頭下降に伴い胎児心拍数が正確にモニターできず、母体心拍との区別が困難な症例を経験することがある。この現象についての臨床研究は海外に散見されるのみで、わが国での報告は少ない [2~6]。

### 2. 当院における 473 症例の検討

　そこで、この問題を自ら解決すべく、当院では 2015 年 1 月から CTG において胎児心拍数と母体心拍数を同時記録できるシステムを導入した。CTG を正常範囲

内と判断し、急速遂娩などの医療介入をせずに管理し、結果的に臍帯動脈血 pH 低値（新生児アシドーシス）を示した症例における母体心拍混入の関与を検討した。

**対　象**

　システム導入初年である 2015 年 1 月から 12 月の間に当院において分娩管理した症例（予定帝王切開術症例を除外）のうち、母児心拍数を上記方法にて同時記録した 473 症例を対象とした。

**使用機器**

　分娩中の胎児心拍数モニタリングとして、Avalon FM30（Philips Healthcare）分娩監視装置、FSV セントラルモニタ（アトムメディカル）を用いた。Avalon FM30 は陣痛用トランスデューサ下面カバー内のセンサーが赤外線 LED により腹壁上皮組織内の母体脈波を検知抽出し、胎児心拍数モニタリング上に表示する。その際、cross channel verification system（CCV）により、複数のトランスデューサで同じ心拍数が測定されている場合に通知警告する仕組みになっている。

**MHRA を認めた症例**

　正常経腟分娩（緊急帝王切開術、吸引分娩、鉗子分娩などの医療介入が行われなかったもの）にもかかわらず、臍帯動脈血 pH ＜ 7.2 であった 11 例のうち 5 例（提示症例 71、72 を含む）に、明らかな胎児心拍への母体心拍混入（MHRA）が認められた（図 5）。

## 3. 海外における報告

　Paquette は、CTG において母児心拍数を同時に記録し得た 1,313 例のうち 721 例（55％）にさまざまな程度とタイプの MHRA を認めたと報告した[2]。Kiely は、米国食品医薬品局（food and drug administration；FDA）に 2009 ～2019 年に報告されたケースレビューを行い、周産期死亡児 47 例が MHRA に関連しており、CTG ガイドラインは MHRA の重要性をアップデートして注意喚起すべきと報告している[3]。

## 4. MHRA への対応策

　われわれは、分娩前 CTG において MHRA を認める可能性について認識する必要がある。

　分娩第 1 期の母体心拍数は通常 100bpm 以下であるが、分娩直前には胎児心拍数と同程度かそれ以上（140～170bpm）まで上昇することがある。CTG における典型的な母体心拍数パターンの特徴は、子宮収縮時に一致した一過性頻脈である[6, 8]。分娩前 CTG において胎児心拍数基線が突然変化した場合や、急に改善し

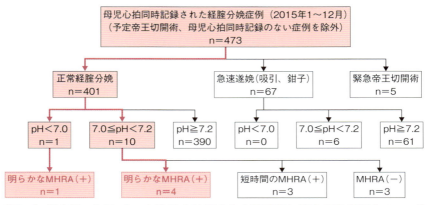

**【図5】** 新生児アシドーシスと母体心拍混入との関連性に関する臨床研究フローダイアグラム

た場合などもMHRAの可能性がある。

　母児心拍数の同時記録が可能な場合は、MHRAを見逃さずCCVによる警告にも注意する。母児心拍同時記録システムがない場合や、MHRAが疑わしい場合には、母体心拍を手首で確認し、モニターされている心拍数が母体心拍か胎児心拍かを確認する。同時に胎児心拍トランスデューサの位置を移動させるが、児頭が下降している場合は胎児心拍を探し当てるのは容易ではない。

　いずれにせよ、分娩に携わる医療従事者は上記病態の存在を認識し、MHRAが疑わしい場合は常に急速分娩の要否を判断する必要がある。

## 新生児アシドーシスと臍帯動脈血液ガス分析

　一般成人の動脈血pHは7.4に保たれ、7.45以上をアルカレミア、7.35未満をアシデミアと定義される。一方、臍帯動脈血液ガスの正常値としては、pH 7.15〜7.38（平均7.27）、$pCO_2$ 32〜68（平均50.3）mmHg、$HCO_3^-$ 15.4〜26.8（平均22.0）mmol/L、BE −8.1〜＋0.9（平均−2.7）mEq/LとのRaminの報告が日本産婦人科医会ホームページでも紹介されているが[9]、新生児アシドーシスを意味する臍帯動脈血pHの基準値は決定されていない。いずれ基準値が日本産科婦人科学会などで検討されると思われるが、pH<7.1は産科医療補償制度対象基準を満たすアシドーシス（2015年1月1日〜2021年12月31日に出生した児）[10]、pH<7.0は新生児予後に重篤な影響を及ぼすアシドーシス[11]とされている。

## 今回の VIEWPOINT

❶ 分娩前の CTG において母体心拍と胎児心拍との区別が困難な症例があると認識する。 `一次` `高次`

❷ 分娩直前に母体心拍数が上昇し児頭下降が見られた場合は、MHRA である可能性を考慮する。 `一次` `高次`

❸ 典型的な母体心拍数パターンの特徴である「子宮収縮時に一致した一過性頻脈」に注意する。 `一次` `高次`

❹ 突然、心拍数基線が変化したり、急に改善したりした場合は要注意である。 `一次` `高次`

❺ 母児心拍数同時記録が可能な場合は、MHRA を見逃さず CCV による警告に注意する。 `一次` `高次`

❻ 母児心拍数同時記録システムがない場合や、MHRA が疑わしい場合には、手首触診により母体心拍との異同を確認すると同時にトランスデューサの位置を変える。 `一次` `高次`

❼ 医師や助産師は CTG 判読時には MHRA の存在を認識し、疑わしい場合は急速分娩の要否を判断する。 `一次` `高次`

■ 引用・参考文献

1) 村田雄二. 分娩期における母体心拍数の生理学：胎児心拍数との入れ替わりに気付くために. 東京, アトムメディカル株式会社.

2) Paquette, S. et al. The incidence of maternal artefact during intrapartum fetal heart rate monitoring. J Obstet Gynaecol Can. 36 (11), 2014, 962-8.

3) Kiely, DJ. et al. Unrecognized maternal heart rate artefact in cases of perinatal mortality reported to the United States Food and Drug Administration from 2009 to 2019：a critical patient safety issue. 19 (1), 2019, 501.

4) Reinhard, J. et al. Intrapartum heart rate ambiguity：a comparison of cardiotocogram and abdominal fetal electrocardiogram with maternal electrocardiogram. Gynecol Obstet Invest. 75 (2), 2013, 101-8.

5) Emereuwaonu, I. Fetal heart rate misrepresented by maternal heart rate：a case of signal ambiguity. Am J Clin Med. 9 (1), 2012, 52-7.

6) Neilson, DR. et al. Signal ambiguity resulting in unexpected outcome with external fetal heart rate monitoring. Am J Obstet Gynecol. 198 (6), 2008, 717-24.

7) 日本医療機能評価機構胎児心拍数モニターに関するワーキンググループ. 産科医療補償制度 脳性麻痺事例の胎児心拍数陣痛図. 脳性麻痺発症の主たる原因別事例編：事例 28 複数の要因 2. 2014. http://www.sanka-hp.jcqhc.or.jp/documents/statistics/docs/taijisinpakusuujinntuuzujireishuu_0116_28_61.pdf [2024. 12. 28]

8) Sherman, DJ. et al. Characteristics of maternal heart rate patterns during labor and delivery. Obstet Gynecol. 99 (4), 2002, 542-7.

9) 日本産婦人科医会. 臍帯動脈血ガス分析の重要性.
https://www.jaog.or.jp/lecture/1-臍帯動脈血ガス分析の重要性 / [2024. 12. 28]

10) 公益財団法人日本医療機能評価機構. 産科医療補償制度「補償対象となる脳性麻痺の基準」の解説. 2022 年 1 月〔第2版〕. 2022, 3.

11) 公益財団法人日本医療機能評価機構 産科医療補償制度 再発防止委員会. 第3回産科医療補償制度 再発防止に関する報告書. 2013, 152.

# INDEX

## あ

愛知県全域悉皆調査 … 45, 195, 207, 220, 227
アセトアミノフェン … 13, 27, 31
アドレナリン … 136
アナフィラキシー … 131, 133
アナフィラキシーショック … 130
アンチトロンビン製剤 … 145
アンピシリンナトリウム … 273

## い

息切れ … 257
息苦しさ … 83
意識障害 … 206, 207
一次性頭痛 … 29
胃痛 … 215
一過性血管原性脳浮腫 … 197
一過性徐脈 … 123, 281
一過性頻脈 … 37, 123, 281
イライラ … 16
医療施設外分娩 … 231

## う・え

ウェルニッケ脳症 … 14
右脚ブロック … 88
うつ（病） … 16, 93, 98, 99
会陰裂傷 … 190
エコノミークラス症候群 … 69
エジンバラ産後うつ病質問票（自己評価票）
 … 11, 99
エソメプラゾールマグネシウム水和物 … 15

## お

悪寒戦慄 … 121, 122
オキシトシン … 165
悪心・嘔吐 … 10, 14
オメプラゾールナトリウム … 15
悪露 … 245

## か

解離性障害 … 98
拡張型心筋症 … 259
仮骨 … 151

## 下肢静脈瘤 … 10, 19
下肢深部静脈血栓症 … 67
下肢の腫脹と疼痛 … 67
下肢のむずむず感 … 10
下肢浮腫 … 215
下垂体卒中 … 28, 31
下大静脈フィルター … 67, 72
片麻痺 … 207
活性型Ⅶ因子製剤 … 145
家庭血圧測定 … 44
下腹部激痛 … 48
下部尿路症状 … 252
ガベキサートメシル酸塩 … 145
かゆみ … 16
カルシウム … 18
肝機能障害 … 214
嵌入胎盤 … 182

## き

期外収縮 … 86, 309
希死念慮 … 93
偽性血小板減少症 … 78
基線細変動（胎児心拍数基線細変動） … 280
基線細変動減少 … 123
脚ブロック … 90, 310
逆流性食道炎 … 15
急性肺血栓塞栓症 … 72, 73
胸水 … 215
胸痛 … 215
強迫性障害 … 98
虚血性肝壊死 … 215, 218
虚血性脳卒中 … 206
巨大児 … 148
緊急IVR（interventional radiology） … 145
緊急帝王切開術 … 301
緊張性頭痛 … 29

## く

くも膜下出血 … 30, 202, 204, 209, 211
クリオプレシピテート … 145
クリンダマイシン … 26
グルココルチコイド … 136

**329**

群発頭痛 ……………………………… 29

## け

頸動脈洞圧迫 ……………………… 267
頸動脈洞症候群 …………………… 266
経母乳感染 ………………………… 274
けいれん ……… 194, 197, 201, 207, 214
劇症型A群溶連菌感染症 …………… 21
劇症型溶連菌感染症 ………………… 54
血圧測定 ……………………… 227, 228
血液型不適合妊娠 ………………… 116
血小板 ………………………………… 77
血小板減少 …………………………… 76
血小板減少性紫斑病 ………………… 76
血小板輸血 ………………………… 79, 80
血栓性素因 …………………………… 71
血栓溶解療法 ………………………… 72
肩甲難産 …………………………… 147, 149

## こ

降圧治療の開始基準 ……………… 228
後期分娩後異常出血 ………… 244, 246
抗凝固療法 …………………………… 72
抗菌薬 ………………… 130, 131, 134
高血圧 ……………… 44, 198, 214, 220
高血圧緊急症 ………………………… 46
甲状腺機能亢進症 …………………… 15
向精神薬 ……………………………… 93, 94
高度徐脈 ……………………………… 84
高度頻脈 ……………………………… 84
抗不整脈薬 …………………………… 85
高用量オキシトシン投与法 ……… 166
抗リン脂質抗体症候群 ……………… 71
呼吸困難感 …………………………… 10
極低出生体重児 ……………………… 50
骨盤帯痛 ……………………………… 17
骨盤底筋群 ………………………… 253
骨盤底筋体操 ……………………… 255
こむら返り …………………………… 10, 18

## さ

臍帯異常 …………………………… 299

臍帯過少捻転 ………………… 283, 292
臍帯過捻転 ………………………… 282
臍帯脱出 ………………… 106, 293, 299
臍帯動脈血液ガス分析 …………… 327
臍帯捻転異常 ……………………… 299
臍帯卵膜付着 ……………………… 293
サイナソイダルパターン …… 117, 281
鎖骨骨折 …………………………… 151
坐骨神経痛 …………………………… 10, 17
産科危機的出血 …………………… 139,143
産科出血 …………………………… 142, 144
酸化マグネシウム …………………… 13
産後うつ病 …………………………… 99
産後下部尿路症状 ………………… 251
産褥期発症型HDP ………… 218, 225
産褥期発症高血圧 ………………… 220
産褥子癇 …………………………… 218
残尿量測定 ………………………… 252

## し

子癇 … 194,195,214,218,220,294,295,300
弛緩出血 …………………………… 244
子宮過緊張 ………………………… 319
子宮型羊水塞栓症 ………… 139, 142
子宮頸管長計測 ……………………… 54
子宮頸管縫縮術 ……………………… 53
子宮頸管ポリープ ………………… 48, 55
子宮頸管無力症 ……………………… 53
子宮頸管裂傷 ……………………… 188
子宮収縮 …………………………… 316
子宮収縮不良 ……………………… 160
子宮収縮薬 ………………………… 165
子宮収縮抑制薬 ……………………… 52
子宮動静脈奇形 …………………… 248
子宮動脈仮性動脈瘤 ……………… 248
子宮内感染 ………………… 124, 125
子宮内反症 ………………… 171, 173, 175
子宮内膜炎 ………………………… 248
子宮復古不全 ……………………… 248
自殺 ……………………………… 93, 96, 97
施設外分娩 ………………………… 231
持続性子宮収縮 …………… 313, 314, 315

# INDEX

| | |
|---|---|
| シメチジン | 15 |
| 周産期心筋症 | 257 |
| 絨毛膜羊膜炎 | 53, 121, 125, 126 |
| 手根管症候群 | 19 |
| 出血性脳卒中 | 206 |
| 常位胎盤早期剝離 | 57, 61, 290, 291, 298 |
| 常位癒着胎盤 | 180, 184 |
| 上室頻拍 | 83 |
| 上腹部痛 | 214 |
| 静脈血栓塞栓症 | 67, 69, 71 |
| 静脈瘤 | 19 |
| ショック | 21, 130 |
| 徐脈性不整脈 | 90 |
| 心窩部痛 | 214 |
| 心筋症 | 259 |
| 人工破膜 | 164 |
| 心室細動 | 88, 89, 310 |
| 心室頻拍 | 89, 310 |
| 新生児アシドーシス | 327 |
| 新生児仮死 | 151 |
| 新生児骨折 | 151 |
| 新生児GBS感染症 | 271 |
| 新生児神経損傷 | 152 |
| 新生児蘇生法 | 268, 302 |
| 新生児低酸素性虚血性脳症 | 64 |
| 新生児迷走神経反射 | 264 |
| 心臓刺激伝導系 | 85 |
| 陣痛強度分類 | 163 |
| 陣痛持続時間 | 163 |
| 陣痛周期 | 163 |
| 心停止 | 265 |
| 深部静脈血栓症 | 69 |
| 心不全 | 258 |
| 心房期外収縮 | 88, 307, 308 |
| 心房細動 | 87, 88, 309 |
| 心房粗動 | 87, 309 |

## す・せ・そ

| | |
|---|---|
| 頭痛 | 10, 12, 27, 32, 202 |
| 性器出血 | 48, 57, 244 |
| 制酸薬 | 13 |
| 精神疾患 | 97, 102 |

| | |
|---|---|
| 精神的不安定 | 16 |
| 精神病性障害 | 98 |
| 楔入胎盤 | 182 |
| 切迫早産 | 51, 52 |
| セフェム系抗菌薬 | 136 |
| 遷延一過性徐脈 | 313, 314, 315 |
| 遷延分娩 | 162 |
| 前期破水 | 126 |
| 前胸部痛 | 215 |
| 前置癒着胎盤 | 183 |
| 穿通胎盤 | 182 |
| 先天性血液凝固異常 | 248 |
| 全腕神経叢麻痺 | 154 |
| 双極性障害 | 98 |
| 早産 | 48, 49, 51 |
| 早産ハイリスク群 | 53 |
| 続発性微弱陣痛 | 158 |

## た・ち

| | |
|---|---|
| 帯下増加 | 18 |
| 胎児機能不全 | 34 |
| 胎児健常性（well-being）の評価法 | 36 |
| 胎児採血 | 118 |
| 胎児徐脈 | 106, 290, 297, 313 |
| 胎児心拍数基線 | 280 |
| 胎児心拍数陣痛図 | 280 |
| 胎児心拍数波形の分類に基づく分娩時 | |
| 　胎児管理の指針 | 284 |
| 胎児頻脈 | 121, 123 |
| 胎児不整脈 | 305, 308 |
| 胎動 | 35 |
| 胎動カウント | 36 |
| 胎動減少 | 34, 36, 57, 112, 116 |
| 胎動増加 | 10 |
| 胎盤遺残 | 249 |
| 胎盤ポリープ | 249 |
| 大量出血 | 180 |
| 立ちくらみ | 16 |
| 脱水 | 10 |
| 単一臍帯動脈 | 40 |
| 弾性ストッキング | 19, 71 |
| 蛋白尿 | 42 |

**331**

| | |
|---|---|
| 蛋白尿スクリーニング | 44 |
| 恥骨結合上縁部圧迫法 | 150, 152 |
| 腟会陰裂傷 | 187 |
| 腟壁裂傷 | 189 |

### つ・て・と

| | |
|---|---|
| ツボ刺激療法 | 10, 18 |
| 帝王切開術 | 109, 167 |
| 低用量オキシトシン投与法 | 166 |
| 適応障害 | 93, 98 |
| 動悸 | 15, 83, 84, 257 |
| 統合失調症 | 98 |
| 洞性頻脈 | 83 |
| 洞不全症候群 | 88, 90, 310 |
| 特発性血小板減少性紫斑病 | 78 |
| トランスデューサの誤認 | 324 |

### に

| | |
|---|---|
| 尿失禁 | 254 |
| 尿蛋白半定量検査 | 227 |
| 尿閉 | 252, 253 |
| 妊産婦死亡 | 22, 69, 96, 142, 255 |
| 妊産婦メンタルヘルスケア | 101 |
| 妊娠うつ | 16 |
| 妊娠悪阻 | 14 |
| 妊娠高血圧症候群（HDP） | 43, 45, 218, 223, 225 |
| 妊娠性血小板減少症 | 77 |
| 妊娠性搔痒 | 16 |
| 妊娠蛋白尿 | 42, 43 |

### の

| | |
|---|---|
| 脳血管障害 | 30 |
| 脳梗塞 | 30, 209, 212 |
| 脳出血 | 30, 201, 209, 211 |
| 脳静脈洞血栓症 | 30, 209, 212 |
| 脳卒中 | 29, 30, 198, 201, 206, 209, 220 |
| 脳動静脈奇形 | 30, 209 |

### は

| | |
|---|---|
| パーソナリティ障害 | 98 |
| 敗血症 | 22 |

| | |
|---|---|
| 肺血栓塞栓症 | 69, 71 |
| 排尿障害 | 251, 255 |
| 白衣高血圧 | 44 |
| 波形分類 | 283, 286 |
| 破水診断 | 127 |
| 発熱 | 21, 121, 122, 125 |
| パニック障害 | 98 |

### ひ

| | |
|---|---|
| 微弱陣痛 | 163 |
| 肥大型心筋症 | 259 |
| 腓腹筋けいれん | 18 |
| 皮膚搔痒感 | 16 |
| 頻尿 | 10, 16 |
| 頻脈性不整脈 | 87, 89, 309, 310 |

### ふ

| | |
|---|---|
| 不安 | 10 |
| 不安障害 | 98 |
| ファモチジン | 15 |
| 不快症状 | 11 |
| 副交感神経反射 | 266 |
| 副腎皮質ステロイド | 79, 80 |
| 副腎皮質ホルモン | 136 |
| 腹水 | 215 |
| 腹痛 | 57 |
| 浮腫 | 257 |
| 不整脈 | 83, 84, 88 |
| 不眠 | 10, 18 |
| プレドニゾロン | 79, 80 |
| プロゲステロン | 17 |
| プロテインC欠乏症 | 206 |
| プロトンポンプ阻害薬 | 15 |
| プロピルチオウラシル | 15 |
| 分娩時子癇 | 194 |
| 分娩時発症型HDP | 223 |
| 分娩時発症高血圧 | 198, 220 |
| 分娩時母体損傷 | 188 |
| 分娩遷延 | 158 |
| 分娩停止 | 158 |

# INDEX

## へ・ほ

| | |
|---|---|
| ヘパリン | 72 |
| 片頭痛 | 12, 29 |
| 便秘 | 10, 13 |
| 膀胱炎 | 16 |
| 房室ブロック | 90, 310 |
| 母児間輸血症候群 | 112 |
| 母体心拍混入（CTG, 胎児心拍への） | 321 |
| 発作性上室頻拍 | 87, 309 |
| ポリエチレングリコール | 13 |

## ま・み・む・め

| | |
|---|---|
| マイナートラブル | 10, 11 |
| マグネシウム | 18 |
| 無症候性尿閉 | 253 |
| 胸焼け | 15 |
| 迷走神経反射 | 265, 296, 297, 300 |
| 目まい | 15 |
| 免疫グロブリン大量療法 | 79, 80 |
| もやもや病 | 204, 209, 211 |

## ゆ・よ

| | |
|---|---|
| 癒着胎盤 | 182 |
| 指のしびれ | 10 |
| 腰背部痛 | 17 |
| 抑うつ気分 | 16 |

## ら・り・ろ・わ

| | |
|---|---|
| ラテックスアレルギー | 134 |
| リトドリン塩酸塩 | 52 |
| 硫酸マグネシウム | 53 |
| ロキソプロフェンナトリウム水和物 | 13 |
| ワルファリン | 72 |
| 腕神経叢損傷 | 152 |

## 欧文

| | |
|---|---|
| 「AICHI DATA」 | 45, 207, 220 |
| AVM；arteriovenous malformation | 248 |
| Blanc 分類 | 125 |
| brain sparing effect | 40 |
| BTB 溶液 | 127 |
| CTG；cardiotocography | 280 |
| DVT；deep venous thrombosis | 69 |
| EPDS；Edinburgh Postnatal Depression Scale | 11, 99 |
| Erb 麻痺 | 153, 154 |
| Friedman（分娩進行）曲線 | 161, 162 |
| GAS；group A *Streptococcus* | 22 |
| GAS-TSS | 22, 23 |
| HDP；hypertensive disorders of pregnancy | 43, 45, 218, 223, 225 |
| HELLP 症候群 | 214, 216 |
| ITP；idiopathic thrombocytopenic purpura | 77, 78 |
| KB 試験 | 117 |
| Klumpke 麻痺 | 153, 154 |
| Lencki の診断基準 | 125 |
| maternal heart rate ambiguity | 324 |
| maternal heart rate artifact | 324 |
| McRoberts 体位 | 150, 151 |
| NCPR アルゴリズム | 269 |
| NRFS；non-reassuring fetal status | 34 |
| NST；non-stress test | 34, 37 |
| PIH；pregnancy induced hypertension | 43 |
| PTE；pulmonary thromboembolism | 69 |
| RPOC；retained products of conception | 244, 248 |
| Schwartz 法 | 150, 152 |
| TSS；toxic shock syndrome | 22 |
| UAP；Uterine artery pseudoaneurysm | 248 |
| VTE；venous thromboembolism | 69 |
| Woods スクリュー法 | 150, 152 |
| WPW 症候群 | 88 |
| Zhang（分娩進行）曲線 | 161, 162 |

## あとがき

　私たち医療従事者がスキルアップをする時に重要なことは、「何処で学ぶかではなく如何に学ぶか」に尽きると思います。重症症例にぶち当たった時に、その症例を深く追求するか否かによりスキルアップに大きな差が生じます。全症例を深く追求すれば、実は全ての医療施設で本書のようなオリジナルな教科書が作成できると思っています。

　最後に、本書の発刊にあたりご尽力いただいた里山圭子氏はじめメディカ出版担当者に深謝いたします。また、提示症例の対応に携わった当院スタッフ、母体搬送を応需し管理していただいた高次医療施設の先生方、一部症例を提供していただいた先生方、母体搬送時にともに闘ってくれた救急隊員、妊産婦メンタルヘルスケアに協力していただいた保健センタースタッフ、全ての関係各位に感謝いたします。

大野泰正

## 著者紹介

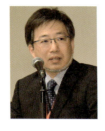

**大野泰正**（おおの やすまさ）
大野レディスクリニック院長

【学歴、職歴等】

| | |
|---|---|
| 1987年 | 金沢大学医学部医学科卒業 |
| 1994年 | 名古屋大学大学院卒業、医学博士取得 |
| 1994〜1998年 | 豊橋市民病院産婦人科医長 |
| 1998〜1999年 | フランス国立医学衛生研究機構招聘研究員 |
| 2000〜2003年 | 名古屋大学医学部附属病院周産母子センター助手、産科主任教官 |
| 2003年〜 | 愛知県岩倉市・大野レディスクリニック院長 |
| 2005年〜 | 名古屋大学大学院非常勤講師 |
| 2024年〜 | 藤田医科大学客員教授 |

【所属学会・活動等】

- 日本産科婦人科学会　代議員、周産期委員会委員（2013〜2014年）
- 『産婦人科診療ガイドライン―産科編』作成委員（2014年版、2017年版、2020年版）
- 『産婦人科診療ガイドライン―産科編』評価委員（2023年版、2026年版）
- 日本妊娠高血圧学会　理事、代議員
- 日本産婦人科医会　医療安全部委員、同副委員長（2014〜2016年）
- 厚生労働省有識者会議「周産期医療と救急医療の確保と連携に関する懇談会」委員（2008年）
- 妊産婦脳卒中合同委員会委員（2013年〜）

本書は、小社刊行の専門誌『ペリネイタルケア』に掲載された連載「分娩時の臨床ビューポイント」の、Case 1（第39巻1号、2020年1月号）からCase 40（第42巻12号、2023年12月号）までをまとめて、大幅に加筆・修正し、単行本化したものです。

## 産婦人科医のための分娩ケースブック
### ー重要72症例に学ぶ臨床ビューポイント

2025年4月1日発行　第1版第1刷

著　者　大野　泰正

発行者　長谷川　翔

発行所　株式会社メディカ出版
　　　　〒532-8588
　　　　大阪市淀川区宮原3-4-30
　　　　ニッセイ新大阪ビル16F
　　　　https://www.medica.co.jp/

編集担当　里山　圭子
編集協力　光島やよい
装　幀　萩原　明
本文イラスト　中村　恵子／福井　典子
組　版　株式会社明昌堂
印刷・製本　株式会社シナノ パブリッシング プレス

© Yasumasa OHNO, 2025

本書の複製権・翻訳権・翻案権・上映権・譲渡権・公衆送信権
（送信可能化権を含む）は、（株）メディカ出版が保有します。

ISBN978-4-8404-8794-8　　　Printed and bound in Japan

当社出版物に関する各種お問い合わせ先（受付時間：平日9：00～17：00）
●編集内容については、編集局 06-6398-5048
●ご注文・不良品（乱丁・落丁）については、お客様センター 0120-276-115